全国中医药行业中等职业教育"十三五"规划教材

中医基础理论

（供中医、康复技术、中医康复保健等专业用）

主 编◎苏 萍

中国中医药出版社

·北 京·

图书在版编目（CIP）数据

中医基础理论 / 苏萍主编 . —北京：中国中医药
出版社，2018.6（2025.6 重印）
全国中医药行业中等职业教育"十三五"规划教材

ISBN 978 - 7 - 5132 - 4894 -5

Ⅰ . ①中… Ⅱ . ①苏… Ⅲ . ①中医医学基础—中等专
业学校—教材 Ⅳ . ① R22

中国版本图书馆 CIP 数据核字（2018）第 079882 号

中国中医药出版社出版
北京经济技术开发区科创十三街 31 号院二区 8 号楼
邮政编码　100176
传真　010-64405721
廊坊市祥丰印刷有限公司印刷
各地新华书店经销

开本 787×1092　1/16　印张 16.25　字数 330 千字
2018 年 6 月第 1 版　2025 年 6 月第 11 次印刷
书号　ISBN 978 - 7 - 5132 - 4894 - 5

定价　55.00 元
网址　www.cptcm.com

服 务 热 线　010-64405510
购 书 热 线　010-89535836
维 权 打 假　010-64405753

微信服务号　zgzyycbs
微商城网址　https://kdt.im/LIdUGr
官 方 微 博　http://e.weibo.com/cptcm
天猫旗舰店网址　https://zgzyycbs.tmall.com

如有印装质量问题请与本社出版部联系（010-64405510）

李伏君（千金药业有限公司技术副总经理）

李灿东（福建中医药大学校长）

李建民（黑龙江中医药大学佳木斯学院教授）

李景儒（黑龙江省计划生育科学研究院院长）

杨佳琦（杭州市拱墅区米市巷街道社区卫生服务中心主任）

吾布力·吐尔地（新疆维吾尔医学专科学校药学系主任）

吴　彬（广西中医药大学护理学院院长）

宋利华（连云港中医药高等职业技术学院教授）

迟江波（烟台渤海制药集团有限公司总裁）

张美林（成都中医药大学附属针灸学校党委书记）

张登山（邢台医学高等专科学校教授）

张震云（山西药科职业学院党委副书记、院长）

陈　燕（湖南中医药大学附属中西医结合医院院长）

陈玉奇（沈阳市中医药学校校长）

陈令轩（国家中医药管理局人事教育司综合协调处副主任科员）

周忠民（渭南职业技术学院教授）

胡志方（江西中医药高等专科学校校长）

徐家正（海口市中医药学校校长）

凌　娅（江苏康缘药业股份有限公司副董事长）

郭争鸣（湖南中医药高等专科学校校长）

郭桂明（北京中医医院药学部主任）

唐家奇（广东湛江中医学校教授）

曹世奎（长春中医药大学招生与就业处处长）

龚晋文（山西职工医学院 / 山西省中医学校党委副书记）

董维春（北京卫生职业学院党委书记）

谭　工（重庆三峡医药高等专科学校副校长）

潘年松（遵义医药高等专科学校副校长）

赵　剑（芜湖绿叶制药有限公司总经理）

梁小明（江西博雅生物制药股份有限公司常务副总经理）

龙　岩（德生堂医药集团董事长）

中医药职业教育是我国现代职业教育体系的重要组成部分，肩负着培养新时代中医药行业多样化人才、传承中医药技术技能、促进中医药服务健康中国建设的重要职责。为贯彻落实《国务院关于加快发展现代职业教育的决定》（国发〔2014〕19号）、《中医药健康服务发展规划（2015—2020年）》（国办发〔2015〕32号）和《中医药发展战略规划纲要（2016—2030年）》（国发〔2016〕15号）（简称《纲要》）等文件精神，尤其是实现《纲要》中"到2030年，基本形成一支由百名国医大师、万名中医名师、百万中医师、千万职业技能人员组成的中医药人才队伍"的发展目标，提升中医药职业教育对全民健康和地方经济的贡献度，提高职业技术院校学生的实际操作能力，实现职业教育与产业需求、岗位胜任能力严密对接，突出新时代中医药职业教育的特色，国家中医药管理局教材建设工作委员会办公室（以下简称"教材办"）、中国中医药出版社在国家中医药管理局领导下，在全国中医药职业教育教学指导委员会指导下，总结"全国中医药行业中等职业教育'十二五'规划教材"建设的经验，组织完成了"全国中医药行业中等职业教育'十三五'规划教材"建设工作。

中国中医药出版社是全国中医药行业规划教材唯一出版基地，为国家中医中西医结合执业（助理）医师资格考试大纲和细则、实践技能指导用书、全国中医药专业技术资格考试大纲和细则唯一授权出版单位，与国家中医药管理局中医师资格认证中心建立了良好的战略伙伴关系。

本套教材规划过程中，教材办认真听取了全国中医药职业教育教学指导委员会相关专家的意见，结合职业教育教学一线教师的反馈意见，加强顶层设计和组织管理，是全国唯一的中医药行业中等职业教育规划教材，于2016年启动了教材建设工作。通过广泛调研、全国范围遴选主编，又先后经过主编会议、编写会议、定稿会议等环节的质量管理和控制，在千余位编者的共同努力下，历时1年多时间，完成了50种规划教材的编写工作。

本套教材由50余所开展中医药中等职业教育院校的专家及相关医院、医药企业等单位联合编写，中国中医药出版社出版，供中等职业教育院校中医（针灸推拿）、中药、护理、农村医学、康复技术、中医康复保健6个专业使用。

本套教材具有以下特点：

1. 以教学指导意见为纲领，贴近新时代实际

注重体现新时代中医药中等职业教育的特点，以教育部新的教学指导意

见为纲领，注重针对性、适用性及实用性，贴近学生、贴近岗位、贴近社会，符合中医药中等职业教育教学实际。

2. 突出质量意识、精品意识，满足中医药人才培养的需求

注重强化质量意识、精品意识，从教材内容结构设计、知识点、规范化、标准化、编写技巧、语言文字等方面加以改革，具备"精品教材"特质，满足中医药事业发展对于技术技能型、应用型中医药人才的需求。

3. 以学生为中心，以促进就业为导向

坚持以学生为中心，强调以就业为导向、以能力为本位、以岗位需求为标准的原则，按照技术技能型、应用型中医药人才的培养目标进行编写，教材内容涵盖资格考试全部内容及所有考试要求的知识点，满足学生获得"双证书"及相关工作岗位需求，有利于促进学生就业。

4. 注重数字化融合创新，力求呈现形式多样化

努力按照融合教材编写的思路和要求，创新教材呈现形式，版式设计突出结构模块化，新颖、活泼，图文并茂，并注重配套多种数字化素材，以期在全国中医药行业院校教育平台"医开讲－医教在线"数字化平台上获取多种数字化教学资源，符合职业院校学生认知规律及特点，以利于增强学生的学习兴趣。

本套教材的建设，得到国家中医药管理局领导的指导与大力支持，凝聚了全国中医药行业职业教育工作者的集体智慧，体现了全国中医药行业齐心协力、求真务实的工作作风，代表了全国中医药行业为"十三五"期间中医药事业发展和人才培养所做的共同努力，谨此向有关单位和个人致以衷心的感谢！希望本套教材的出版，能够对全国中医药行业职业教育教学的发展和中医药人才的培养产生积极的推动作用。需要说明的是，尽管所有组织者与编写者竭尽心智，精益求精，本套教材仍有一定的提升空间，敬请各教学单位、教学人员及广大学生多提宝贵意见和建议，以便今后修订和提高。

国家中医药管理局教材建设工作委员会办公室

全国中医药职业教育教学指导委员会

2018 年 1 月

《中医基础理论》是由全国中医药职业教育教学指导委员会和国家中医药管理局教材建设工作委员会办公室统一规划、宏观指导，中国中医药出版社具体组织，供中医药职业教育中医、康复技术、中医康复保健等专业使用的规划教材。

本教材以中等卫生职业教育教学指导为依据，兼顾全国卫生技术资格考试大纲要求，以培养服务型技能型人才为目标，系统阐述中医学理论体系的形成和发展、中医学的基本特点、阴阳五行学说、藏象学说、精气血津液学说、经络学说、体质、病因病机等基础理论，以及疾病的防治原则与中医养生康复原则和方法等。通过本课程的学习，为其他中医基础课程和临床课程奠定坚实的基础。本教材编写以培养目标为依据，以专业教学标准和课程标准为纲领，注重思想性、科学性、启发性和适用性相结合，是"教－学－练"一体化的全国中医药行业中等职业教育规划教材。

本教材的编写得到了中国中医药出版社和全国中、高职院校（卫生类）广大同仁的大力支持。模块一绪论由苏萍编写；模块二由巫奕丽编写；模块三的项目一由张晓慧编写；模块三的项目二、三、四由刘爱军编写；模块四由李晓辉编写；模块五由尹丽颖编写；模块六和模块九由赵娜编写；模块七的项目一、二由董明会编写；模块七的项目三、四和模块八的项目一由许照艳编写；模块八的项目二、三由赵欣编写。

本教材不仅可以为中医药中等职业学校中医、康复技术、中医康复保健专业师生使用，而且可以作为参考书供广大中医爱好者使用。由于编写时间和水平有限，若有不足之处，敬请各位专家和广大师生提出宝贵意见，以便今后修订完善。

《中医基础理论》编委会

2018 年 1 月

目

录

模 块 一

绪　论

扫一扫，看课件

【学习目标】

掌握中医学的基本特点：整体观念、辨证论治。

熟悉中医学理论体系形成与发展的大体过程。

了解中医学中的唯物辩证观及常用思维方法。

　　中医药学的发展有着几千年的历史，是我国劳动人民在长期的生活实践中与自然灾害和疾病做斗争，逐步形成的一整套理论体系和方法。

　　远古时期，人类过着野蛮人的生活，无法避免病邪的侵害。在人类进化发展的历程中，人们通过劳动来改善生活，为治疗疾病发现药物、创造医疗手段也就成了必然。因此，医药的起源与人类的生产活动紧密相关。

　　中医药学是在充分汲取我国民族传统医药学理论及对疾病防治经验系统总结的基础上发展起来的东方医药学体系，也是迄今为止世界上医学理论最系统、内涵最丰富、应用最广泛、保留最完整的突出代表，是我国人民长期同疾病抗争的极为丰富的经验总结。中医药学具有悠久的历史，众多医书中记载着多种多样的治疗方法，通过不断总结，中医药学积累了丰富的经验，在预防、治疗、保健和康复等方面都发挥了重要作用。

知 识 链 接

　　《史记·补三皇本纪》说："神农氏以赭鞭鞭草木，始尝百草，始有医药。"

　　相传，神农通过用赤色鞭子鞭打各种草木、亲身尝试各种草药，促进了中医药学的诞生及发展。

1

一、中医学理论体系的形成与发展

中医学是研究人体生理、病理及疾病诊断和防治等的一门科学。它以自然科学知识与人文社会科学为基础，并具有独特的理论体系、丰富的临床经验和科学的思维方法。中医学属于自然科学范畴，具有社会科学属性，并受古代哲学的深刻影响，是多学科相互渗透的医学科学。中医学理论体系是包括理、法、方、药在内的整体，是关于中医学的基本概念、基本原理和基本方法的科学知识体系。它的形成与发展受古代唯物论、辩证法思想的深刻影响，是以整体观念为主导思想，以脏腑经络及精气血津液为生理、病理学基础，以辨证论治为诊疗特点的医学理论体系。

中医学理论体系的形成与发展，可以分为以下5个时期。

（一）春秋战国、秦、汉时期

春秋以前的医学发展只是处于初期的萌芽阶段，没有形成系统的理论体系。从春秋战国开始到两汉时期，物质文化和科学技术有了较快的发展，而医学更是发生了质的飞越，中医学的理论体系在春秋战国至秦汉时期便已初步形成。在这一时期，社会急剧变化，学术思想比较活跃，特别是古代唯物辩证法思想之一的阴阳五行学说，对医学的发展更是影响深远。在这种有利的条件下，中医学的发展从以往的实践经验积累阶段进入了理论总结阶段，为中医学理论体系的形成奠定了基础，形成了较系统、较完整的医学理论体系。尤其是具有代表性的四部经典著作的出现，标志着中医学理论体系的初步形成。

知 识 链 接

《黄帝内经》采用黄帝问、岐伯答的形式表述医学见解，故后世亦多称医学为岐黄家言、称医术为岐黄之术，进而将岐黄作为中医的代称。

1.《黄帝内经》 《黄帝内经》（简称《内经》）成书于战国至秦汉时期，非一人一时之作，是由众多医家搜集、整理、综合而成。它是一部以医学为主、涉及多学科的中国古代百科全书，是我国现存最早的一部医学文献。《内经》分为《素问》81篇和《灵枢》81篇，共162篇。《内经》的内容非常丰富，全面论述了人与自然的关系，人体的生理、病理，疾病的诊断、治疗及预防等。《素问》所论包括脏腑、经络、病因、病机、诊法及治则等内容，《灵枢》则着重介绍经络腧穴、针刺法及治疗原则等。《内经》为中医学理论体系奠定了基础，标志着中医学理论体系的初步形成。其基本特点包括以下几方面。

（1）注重整体观念 《内经》提出，人体结构的各个部分都不是孤立的，而是彼此相属、互相联系的，这种联系表现在生理、病理、脏腑和经络等各个方面。

（2）运用阴阳五行学说 阴阳五行学说是古代的哲学思想。《内经》真正系统地将阴阳五行学说引入医学，用阴阳五行来分析人体的生理、病理，对疾病进行辨证治疗。因此，阴阳五行学说是中医学理论体系的重要组成部分。

（3）重视脏腑经络 《内经》十分重视脏腑经络学说，研究人体五脏六腑、十二经脉、奇经八脉等的生理功能、病理变化及相互关系。其中关于人体骨骼、血脉的长度，内脏器官的大小和容量等的记载，许多内容已超过了当时的世界水平。例如，在生理学方面，《内经》提出"心主血脉"，认识到血液在脉管内是循环运行的，对动静脉也有一定的认识。这些关于血液循环的认识比英国哈维于1628年（明崇祯元年）所发现的血液循环要早1000多年。

知 识 链 接

《素问·举痛论》曰："经脉流行不止，环周不休。"这说明了血液循环的方式。

（4）强调精神与社会因素 《内经》中强调，社会地位的变化势必引起情志的变化，最终影响人的健康，要保持"恬淡虚无"。

（5）注重疾病预防 《内经》十分重视疾病的预防，认为好的医生应当做到见微知著，防患于未然。《素问·四气调神大论》中提出："是故圣人不治已病治未病，不治已乱治未乱，此之谓也。夫病已成而后药之，乱已成而后治之，譬犹渴而穿井，斗而铸锥，不亦晚乎？"这是关于"治未病"最早的记载。

《内经》以医学内容为中心，将自然科学与哲学理论有意识地结合起来，其中许多理论观点已经具有较高的水平，为当时的世界医学做出了重要贡献。它标志着中医学由单纯的经验积累阶段，发展到了系统的理论总结阶段，直至今天仍有其重要的研究价值。

2.《难经》 原名《黄帝八十一难经》，作者不详，相传为战国时秦越人所著，成书于汉以前。本书以问答、解释疑难的方式编撰而成，讲述了包括生理、病理、诊断及治疗等各方面的内容，补充了《内经》的不足，在三焦学说、命门学说、奇经八脉理论等方面均有所创见，成为后世指导临床实践的理论基础。

3.《伤寒杂病论》 成书于东汉末年，是著名医家张机（张仲景）在《内经》《难经》的基础上，进一步总结前人的医学成就，并结合自己的临证经验所著，为我国第一部临床医学专著。

知 识 链 接

张机，字仲景，东汉时期著名医学家，曾任长沙太守，被后世奉为"医圣"。

《伤寒杂病论》是中医学中成功运用辨证论治的第一部专书，为辨证论治奠定了基础。该书后经晋代医家王叔和编纂整理及宋代林亿等校订而成《伤寒论》与《金匮要略》两书。《伤寒论》确立了六经辨证纲领，提出了六经证候和分经辨证治疗的原则，从而确立了中医学的辨证论治体系，为中医学的发展奠定了坚实基础。

《伤寒论》载方113首，《金匮要略》载方262首，除去重复，两书实载方剂269首，使用药物214种。这些方剂一直被后世医家沿用，故《伤寒杂病论》为方剂学的发展做出了重要的贡献，被誉为"方书之祖"。

4.《神农本草经》 成书于汉代，由众多医家搜集整理而成，托名神农所著，是我国现存最早的一部药物学专著，也是我国早期临床用药经验的第一次系统总结，为中药学经典著作。全书分为3卷，载药365种（植物药252种，动物药67种，矿物药46种），根据药物性能功效分上、中、下三品，这是我国药物学最早的分类方法。

本书对每一味药的产地、性质、采集时间、入药部位和主治病证都有详细记载，对各种药物怎样相互配合应用及简单的制剂也做了概述。更可贵的是，早在两千年前，我们的祖先通过大量的医疗实践，已经发现了许多特效药物，如麻黄平喘、黄连治痢、黄芩清热等。

考点链接

确立辨证论治体系的是（ 　　 ）

A.《黄帝内经》　　　　　B.《伤寒杂病论》　　　　　C.《神农本草经》

D.《难经》　　　　　E.《脉经》

答案：B

解析：《伤寒杂病论》提出了六经证候和分经辨证治疗的原则。

（二）晋、隋、唐时期

晋、隋、唐时期，医学得到了全面发展，中医学理论和医疗实践均有显著进步。

这一时期的成就，一方面是继承整理前人医著，特别是继承整理《内经》和《伤寒杂病论》。晋代王叔和将当时零散不全的《伤寒杂病论》整理并重新编次为《伤寒论》，使其能流传下来。对《内经》整理并注释最有影响的是唐代王冰的《重广补注黄帝内经素问》。

知 识 链 接

孙思邈认为，"人命至重，有贵千金"，故其所著医书以"千金"命名。《备急千金要方》成书较早，而《千金翼方》成书较迟，两书互为"羽翼"，故将后者取名为《千金翼方》。

另一方面，众多医家重视总结临床经验，所写医著对后世影响深远。如晋代王叔和所著的《脉经》，集汉以前脉学成就，全面、系统地论述了诊脉的理论方法，确立了寸口诊脉法，首创"三部九候"及脏腑分配原则，是我国第一部脉学专著。晋代著名医家皇甫谧所著的《针灸甲乙经》，是我国现存最早的一部针灸学专著。它结合秦、汉、三国时期的针灸学成就，对经络学说进行了深入探讨，系统地论述了十二经脉和奇经八脉的循行、主病及骨度分寸，从而为后世针灸学的发展奠定了良好基础。隋代著名医家巢元方所著的《诸病源候论》，是中医学第一部病因、病机及证候学专著。该书详尽论述了各科疾病的病源与症状，继承和发展了病因病机学理论。唐代孙思邈所著的《备急千金要方》（简称《千金要方》）和《千金翼方》，是两本以记载处方和其他各种治疗手段为主的方书，是唐初最有代表性、对后世影响较大的医学巨著。659年，由唐政府组织编写、苏敬主持编撰的《新修本草》（又称《唐本草》）是世界上最早的一部由国家权力机关颁布、具有法律效力的药学专著，被认为是世界上最早出现的国家药典。

（三）宋、金、元时期

宋、金、元时期的医家在前人的理论和实践基础上进行深入研究，提出了许多独特的见解，出现了中医药学百家争鸣的景象。宋代医家钱乙的《小儿药证直诀》是最早的一部儿科专著，它开创了脏腑证治先河，对小儿生理、病理特点进行论述，对后世有较大影响。陈无择在其所著《三因极一病证方论》中提出了著名的"三因学说"，对发病原因进行了较为具体的分类概括，对中医病因学的发展影响深远。宋慈的《洗冤集录》系统总结了法医学检验、鉴别中毒和急救措施，被认为是法医学方面的经典，是我国也是世界历史上第一部法医学专著。

知 识 链 接

陈无择的"三因学说"，即六淫邪气外感为外因，五脏七情所伤为内因，饮食劳倦、跌仆、金刃及虫兽所伤为不内外因。

宋代医政机构逐步健全，强化了医事管理。北宋政府专设"校正医书局"，集中众多著名医学家和学者对历代重要医籍进行整理、校勘。《太平圣惠方》《太平惠民和剂局方》《圣济总录》等就是由北宋政府组织编著的。《太平圣惠方》是北宋政府刊行的一部大型方书，由翰林医官王怀隐等收集前人方书及民间验方，集体编撰而成，载方16834首。《太平惠民和剂局方》是我国医学史上第一部由国家颁行的成药专书和配方手册，共10卷，载方788首，所载方剂均来源于实践，有较高的临床价值。《圣济总录》分60余门，包括内、外、妇、儿、五官、针灸、正骨等各科疾病，内容十分丰富，并载有历代方剂及民间验方两万余首。

金元时期，许多医家深入研究古代的医学经典，结合各自的临床经验来解释前人的理论，逐渐形成了不同的流派，最具代表性的医家是刘完素、张从正、李杲、朱震亨，后世称为"金元四大家"。

知 识 链 接

"补土派"的"土"指脾胃，因在五行学说中土具有承载、受纳、生化的特点，五脏依据功能特点与五行对应，脾胃具有运化水谷、促进食物消化吸收的功能，故脾胃的五行属性为土。

刘完素，字守真，金代河间（河北河间县）人。他认为伤寒各种证候的出现与火热有关，强调"六气皆从火化"，在伤寒病证的治疗中以清热通利为主，善用寒凉药，后世称"寒凉派"。他提出了以"降心火，益肾水"为主的治疗火热病的方法，给后世温病学派以很大启示。其代表著作有《素问玄机原病式》《宣明论方》等。

张从正，字子和。他认为"治病应着重祛邪，邪去则正安，不可畏攻而养病"，理论上力倡攻邪，发展和丰富了"汗、吐、下"三法的应用，世称"攻邪派"。其代表著作有《儒门事亲》。

李杲，字明之，晚号东垣老人。他结合《内经》中"人以水谷为本"和"有胃气则生，无胃气则死"的观点，提出"人以胃气为本"及"内伤脾胃，百病由生"的主张，首创内伤学说理论。他采取以"调理脾胃""升举清阳"为主的治疗方法，善于应用温补脾胃之法，后世称"补土派"。他所创立的著名方剂，如升阳益胃汤、补中益气汤、调中益气汤等为后世广泛应用。其代表著作有《内外伤辨惑论》《脾胃论》等。

朱震亨，字彦修，世居丹溪之边，故以丹溪为号。他充分研究《内经》以来各家学说关于"相火"的见解，创造性地阐明了"相火"有常有变的规律，提出了著名的"阳常有余，阴常不足"的观点，临证治疗上提倡滋阴降火之法，善用大补阴丸等滋阴降火之剂，后世称"滋阴派"。他的学说丰富了中医学的内容，在国内有很大的影响，被誉为"集医之大成者"；在国外，日本于 15 世纪曾成立过"丹溪学社"，专门研究朱氏学说。

金元时期，金元四大家及其不同学术主张的问世，推动了中医学理论的发展，并且对后来的中医学发展产生了深刻影响，改变了过去因循守旧、一味崇古的局面，开创了中医学术的讨论、交流与争鸣。

（四）明、清时期

明、清时期，医药学的发展出现了新的趋势，产生了《本草纲目》等影响深远的重要著作，并形成了温病学派。

在中国医学史上，《本草纲目》是一部内容丰富、影响深远的医药学巨著，由明代医药学家李时珍历时 27 年编著完成。其中收载药物 1892 种，附方 1 万多个，对我国药物学进行了相当全面的总结，并纠正了以往本草书中的某些错误，提出了当时最先进的药物分类法，为中国和世界药物学的发展做出了杰出的贡献。此外，李时珍还著有《濒湖脉学》和《奇经八脉考》，丰富了脉学与经络学说的内容。

这一时期突出的成就还在于对温病学的深入研究和温病学派的形成。温热病学是研究四时温热疾病的发生、发展规律及其诊治方法的学科，以明代医家吴有性的贡献最为突出。

吴有性，字又可，在其所著《温疫论》一书中，首次提出了"戾气"学说，认为："夫温疫之为病，非风、非寒、非暑、非湿，乃天地间别有一种异气所感。"其传染途径是从口鼻侵犯人体，而不是从肌表侵袭。吴有性在温病学中提出的理论及诊治经验，为后世温病学说的形成和发展奠定了基础。

📝 考点链接

明清时期温病学派的医家和学者中创立"卫气营血"辨证体系的是（　　　　）

　　A. 叶桂　　　　　　　　B. 王清任　　　　　　　　C. 吴瑭

　　D. 薛雪　　　　　　　　E. 吴又可

答案：A

解析：叶桂将外感温热病分为 4 个阶段，创立卫气营血辨证。

中医学发展至清代，出现了一批专门研究温病的医家和学者，各以自己的主张和经验著书立说，温病学说逐渐形成，贡献较大的有叶桂、薛雪、吴瑭、王士雄等。叶桂，字天士，著《温热论》，在总结前人成就及临床实践的基础上，提出了温病发展的 4 个阶段，创立了"卫气营血辨证"。薛雪，字生白，擅治湿热病，著《湿热条辨》，对湿热病的病因、证候、发展变化的特点及诊治原则作了论述。吴瑭，字鞠通，著《温病条辨》，以三焦为纲、病名为目，创立了"三焦辨证"，创制了清营汤、增液汤等有效方剂。王士雄，字孟英，著《温热经纬》，系统地总结了温病的病源、症状、诊断与治疗，突破了"温病不越伤寒"的传统观念，创立了以卫气营血和三焦为核心的温热病辨证论治法则，从而使温病学在病因、病机及脉证论治等方面形成了较为完整的理论体系。温病学说的形成，标志着中医学在热性病（包括急性传染病）的认识和治法上的创新，丰富了中医学的内容。

此外，清代医家王清任重视解剖，著有《医林改错》一书，发现了过去医书中没有提到的组织结构，如会厌、幽门括约肌等，改正了古医书在人体解剖方面的错误，并发展了瘀血致病的理论及瘀血病证的治疗方法，至今仍有很大的临床及研究价值。

知识链接

《医林改错》发展了瘀血学说，确立了补气逐瘀的治则，创立了活血化瘀的有效方剂，如血府逐瘀汤、补阳还五汤等。

（五）近代和现代

鸦片战争之后，中国进入半殖民地半封建社会，西方医学传入中国。由于旧政府实行歧视、限制、消灭中医的政策，中医学的发展受到了阻碍。在这种形势下，当时的医家将中医学与西医学加以汇通，形成了中西汇通学派。张锡纯的《医学衷中参西录》是临床医学上中西汇通的代表。

中华人民共和国成立后，中医基础理论的整理和继承及中医药学的研究取得了很大的成绩。特别是近些年来，中医基础理论已经发展成为一门独立的基础学科，无论在文献的系统整理还是理论的实验研究方面，都取得了一定成果，在阴阳、脏腑、经络、气血及临床医学等方面也取得了许多新进展，使中医学的发展进入了新的历史阶段。

中医药学是一个伟大的宝库，已经成为中华民族灿烂文化和中国医疗卫生事业的重要组成部分，几千年来为中华民族的繁荣昌盛做出了卓越的贡献，并以显著的疗效、独特的诊疗方法、系统的理论体系，成为人类医学宝库的共同财富。

二、中医学的基本特点

中医学在其发展过程中形成了独特的理论体系，这一理论体系有两个基本特点：一是整体观念，二是辨证论治。

（一）整体观念

整体，是指事物的统一性和完整性。中医学认为，人体是一个有机的整体，构成人体的各个组成部分之间，在结构上互相联系、不可分割，在功能上相互协调、彼此为用，在病理上亦相互影响，而且与自然环境、社会环境相互关联。这种关于人与自然、社会环境的统一性和人体自身完整性的理论，称为整体观念。整体观念是中国古代唯物论和辩证法思想在中医学中的体现，它贯穿于中医生理、病理、诊法、辨证和治疗等各个方面。

1. 人体是一个有机的整体 人体是由若干脏腑、组织和器官所组成的，每个脏腑、组织或器官都有着各自不同的生理功能，而这些不同的功能又构成了人体整体活动的组成部分。人体是以五脏为中心，通过经络系统"内属于脏腑，外络于肢节"的作用，把六腑、五体、五官、九窍、四肢百骸等全身组织器官联系成有机的整体，并通过精、气、血、津液的作用，完成统一的功能活动。

✎ 考点链接

中医学整体观念的内涵是（　　　　）

　A. 人体是一个有机整体　　B. 自然界是一个整体　　　C. 时令晨昏对人体有影响

　D. 五脏与六腑是一个整体　E. 人体是一个整体，人与自然界相统一

答案：E

解析：整体观念既考虑到机体的整体性，也认识到人与外界环境的关系。

（1）在生理上，中医学认为，人体是以心为主宰、五脏为中心的有机整体。

人体是由心、肝、脾、肺、肾五脏，胃、小肠、大肠、膀胱、三焦、胆六腑，皮、脉、肉、筋、骨五体，以及眼、耳、鼻、口、舌、前阴和肛门等诸窍共同组成的有机整体。每一个组成部分都有其独特的功能，成为独立的器官，但所有的器官又都通过全身经络相互联系起来，并且这种联系具有相应的规律，即一脏、一腑、一体、一窍构成一个系统。如"心、小肠、脉、舌"构成心系统，"肝、胆、筋、目"构成肝系统，"脾、胃、肉、口"构成脾系统，"肺、大肠、皮、鼻"构成肺系统，"肾、膀胱、骨、耳和二阴"构成肾系统等。每一个系统均以脏为首，形成了五脏为中心的有机整体，而五脏之中又以心为主宰，故称"心为五脏六腑之大主"。在整体观念指导下，中医学认为，人体正常的生理活动一方面依赖各脏腑组织发挥自己的功能，另一方面又要依赖脏腑组织之间相辅相成的协同作用，才能维持其生理上的平衡。每个脏腑都有其各自不同的功能，但又是在整体活动下的分工合作、有机配合，这就是人体局部与整体的统一。

（2）在病理上，中医学仍然十分重视机体的整体性。在认识疾病的过程中，首先着眼于整体，重视人体某一部分的病变对其他部分的影响，并预测病情的演变。

脏腑发生病变时，可通过经络反映在体表、组织或官窍，而体表、组织、官窍有病理

改变也可通过经络影响相应脏腑，脏腑之间亦可相互影响。如"肾虚"可出现听力减退、耳鸣、耳聋等，固摄无力影响膀胱出现遗尿、小便失禁等，小儿可见生长发育迟缓、骨软无力变形等，老人可见骨质变脆易折等。如发生"肝火"，可影响心，心肝火旺可见烦躁易怒；如果肝火犯胃，可见脘痛泛酸，甚至呕血等。

（3）在诊断疾病时，中医学也是从整体出发，采用"察外知内"的方法，通过观察五官、形体、舌脉等外在变化，了解分析内在病变，并把局部病理变化与整体病理反应统一起来。

人体某一局部的病理变化，往往与全身的脏腑、气血、阴阳的盛衰有关。由于脏腑、组织和器官在生理、病理上的相互联系和相互影响，因而决定了在诊断疾病时，可以通过面色、形体、舌象、脉象等外在的变化，来了解和判断其内在的病变，以做出正确的诊断，从而进行适当治疗。如心脉瘀阻的患者，可见到面色灰暗、舌色青紫或见瘀斑、脉涩或结代等。

（4）在治疗疾病时，中医学更加强调整体观念的运用，注意五脏之间的影响，也重视脏腑、形体、官窍之间的联系。

知 识 链 接

"从阴引阳，从阳引阴，以右治左，以左治右"（《素问·阴阳应象大论》），"病在上者下取之，病在下者高取之"（《灵枢·终始》）等，都是在整体观念指导下确定的治疗原则。

中医学通过诊法来探求病源，治疗时也必然从整体出发，采取适当的措施。如见到口舌糜烂，因心开窍于舌，心与小肠相表里，所以可用清心热、泻小肠火的方法治疗。

2. 人与外界环境具有统一性 人生活在天地之间、自然环境之中，是整个物质世界的一部分，当自然环境发生变化，人体也会发生相应变化；同时，人又是社会整体中的一部分，所以社会环境的改变，也必然会对人体产生影响。人与外界环境紧密联系，相互影响，二者是不可分割的整体。

（1）人与自然环境相统一 自然界存在着人类赖以生存的必要条件，人类依赖自然界中的物质才能维持生命。同时，自然界的变化又可以直接或间接地影响人体，使机体产生相应的反应，属于生理范围内即生理的适应性，超越了这个范围即是病理性反应，故曰："人与天地相应也。"（《灵枢·邪客》）这种人与自然相统一的特点被中国古代学者称为"天人合一"。

①季节气候对人体的影响：春温、夏热、长夏湿、秋燥、冬寒表示一年中气候变化的

一般规律。在这种气候变化的影响下，就会发生春生、夏长、长夏化、秋收、冬藏等相应的适应性变化。人体也与之相适应，如"天暑衣厚则腠理开，故汗出……天寒则腠理闭，气湿不行，水下留于膀胱，则为溺与气"（《灵枢·五癃津液别》）。说明春夏天气逐渐炎热，气血趋向于体表，人体表现为皮肤松弛、腠理开、汗多以适应；而秋冬气候渐寒，阳气收藏，气血趋向于里，为了保暖则表现为皮肤致密、少汗多尿。人体四时脉象也有春弦、夏洪、秋浮、冬沉的不同。许多疾病的发生、发展和变化也与季节变化密切相关，如慢性咳嗽、哮喘、痹证等，可因气候剧变或季节更替发作或加重。

知 识 链 接

《素问·生气通天论》中的"故阳气者，一日而主外，平旦人气生，日中而阳气隆，日西而阳气已虚，气门乃闭"，说明昼夜晨昏的变化对人体也有明显的影响。

②昼夜晨昏对人体的影响：白昼为阳，夜晚为阴，昼夜晨昏阴阳消长，人体也与其相应。机体在早晨阳气初生，中午阳气隆盛，到了夜晚则阳气内敛便于休息、恢复精力。昼夜的变化也影响疾病的变化，一般病证多为白天病情较轻、傍晚加重、夜间最重，因人体阳气在一天当中有生、长、衰、入的变化，影响邪正斗争，病情也就呈现起伏变化。

③地域差异对人体的影响：不同地区的气候、水土不同，会对人体产生不同的影响。如江南气候温暖湿润，人体腠理多疏松；北方气候寒冷干燥，人体腠理多致密。人们在习惯的环境中生活，一旦居住地发生改变，就会感到不适，一般称为"水土不服"，但经过一段时间后会逐渐适应。由于地域不同，部分地区也各有其特殊的地方病，与地理环境的关系较为密切。因此，在诊治疾病时，应考虑地域特点，遵循因地制宜的原则。

由于人与自然界之间存在着既对立又统一的关系，人体的生理、病理受到自然界的制约和影响，因此，对待疾病时，因时、因地、因人制宜就成为中医治疗学上的重要原则。在对患者进行诊断和确定治疗方案时，必须注意分析和考虑外在环境与人体的有机联系，以及人体局部病变与全身情况的有机联系。

（2）人与社会环境相统一 社会的安定与动乱，直接影响着人们的身心健康。社会安定，人们生活稳定有规律，患病较少，有利于身心健康，寿命也长；而社会动乱，发生战争，人们生活困苦，民不聊生，抗病能力下降，容易发生各种疾病及疫病流行，危害身心健康，寿命缩短。

知 识 链 接

　　《论衡》中提到："太平之世多长寿人。"

　　因此，在预防和治疗疾病时，应尽量避免不利的社会因素对机体的影响，以维持身心健康，预防疾病的发生。随着社会经济的发展，人们物质水平的提高及养生保健知识的推广，使得人类的寿命随着社会的进步而延长。但同时，环境污染、工作压力等负面因素也影响着人类健康，导致疾病的发生。

（二）辨证论治

　　辨证论治是中医诊断和治疗疾病的基本原则，是中医学对疾病进行辨析判断及处理的一种特殊方法，也是中医学的基本特点之一。

　　辨证论治不同于辨病论治和对症治疗，首先要区别病、症、证的概念，并且要明确三者之间的关系。

　　1. 病、症、证的概念　病，即疾病，是指有特定病因、病机、发病形式、发展规律及转归的完整病理过程。如感冒、痢疾、哮喘等。

　　症，是疾病的临床表现，包括症状和体征。症状是患者异常的主观感觉或病态变化，如感冒的症状有恶寒、发热、咳嗽、咽喉疼痛等，消渴的症状有多饮、多食、多尿、消瘦等。体征是指能被觉察到的客观表现，如面红、苔黄、脉数等。

　　证，即证候，是指在疾病发展过程中，对某一阶段的病理概括。它包括病变的部位、原因、性质及邪正关系，反映出疾病发展过程中某一阶段病理变化的本质，因而比症状更全面、更深刻、更正确地揭示疾病的本质。

　　2. 病、症、证的联系与区别　病与证，虽然都是对疾病本质的认识，但病的重点是全过程，证的重点在现阶段；症（症状和体征）是病和证的基本要素，疾病和证候都由症状和体征构成；有内在联系的症状和体征经总结、概括即形成证候，反映疾病某一阶段或某一类型的病变本质，各个阶段或类型的证候贯穿并叠合起来，可成为疾病的全过程；某种疾病在发展的不同阶段，或由于感邪的不同，可以有不同的证候，而相同证候又可见于不同疾病过程中。

　　3. 辨证和论治　辨证论治分为辨证和论治两个阶段。辨证就是把四诊（望诊、闻诊、问诊、切诊）所收集的资料、症状和体征，通过分析、综合，辨清疾病的病因、性质、部位及邪正关系，概括、判断为某种性质的证。论治即根据辨证的结果，确定相应的治疗方法。

　　辨证和论治是诊治疾病过程中相互联系、不可分割的两个方面，体现理论与实践相结合。辨证是决定治疗的前提和依据，论治是辨证的目的。通过辨证论治的效果可以检验其正确与否。辨证论治的过程，就是认识疾病和解决疾病的过程。

知 识 链 接

辨证论治的过程

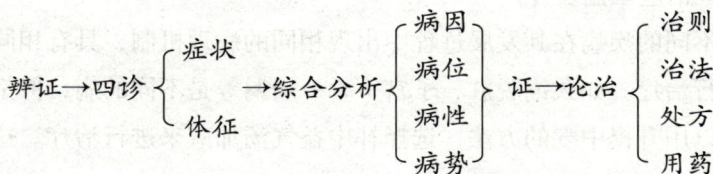

辨证→四诊 { 症状 体征 } →综合分析 { 病因 病位 病性 病势 } 证→论治 { 治则 治法 处方 用药 }

4. 辨证与辨病　中医临床认识和治疗疾病，既辨病又辨证，但主要不是着眼于"病"的异同，而是将重点放在"证"的区别上，通过辨证进一步认识疾病。例如，感冒在临床可见恶寒、发热、头身疼痛等症状，但由于引发疾病的原因和机体反应性有所不同，又表现为风寒感冒、风热感冒、暑湿感冒等不同证型。只有辨清感冒的"证"，才能正确选择不同的治疗原则。辨证与见热退热、头痛医头、脚痛医脚的针对某一症状采取具体对策的对症治疗完全不同，也有别于用同样方药治疗同一疾病的一方一病的辨病治疗。

知 识 链 接

记忆歌诀

辨是鉴别和分析，症状归类为证言，论是讨论和探讨，治含治则方药煎。

5. 病治异同　辨证论治作为指导临床诊治疾病的基本法则，能辩证地看待病和证的关系：既可看到一种病常可体现出多种不同的"证"，又注意不同的病在其发展过程中可以出现相同的"证"。因此，在临床治疗时，应根据辨证结果，分别采取"同病异治"或"异病同治"的方法。

✎ 考点链接

同病异治的实质是（　　　　）

A. 证同治异　　　　　　　B. 证异治同　　　　　　　C. 病同治异

D. 证异治异　　　　　　　E. 病同治同

答案：D

解析：证相同则治相同，证不同则治不同，在进行治疗时要着眼于本质的异同。

同病异治，是指同一种疾病，由于发病的时间、地区及患者机体反应性不同，或者疾病处于不同的发展阶段，其本质特点有所不同，"证"就有差异，因此治法也应该不同。例如同是感冒患者，有风热表证和风寒表证等不同的证候，治疗也不相同。风热表证治应辛凉解表，而风寒表证治应辛温发汗。

异病同治，是指不同的疾病在其发展过程中出现相同的病理机制，具有相同的"证"，可采用相同的方法进行治疗。如久痢脱肛、子宫下垂、崩漏等是不同的病，但都是中气下陷的表现。这时皆可以用升提中气的方法，选择补中益气汤加减来进行治疗。这些均体现了"异病同治"。

由于"证"实质上包含着病机特点，故"同病异治""异病同治"的关键在于病机之异同。这种针对疾病发展过程中不同的机理和不同的本质，用不同的方法加以治疗的法则，是辨证论治的精神实质。

三、中医学中的唯物辩证观及常用思维方法

中医学是在长期的医疗实践基础上形成和发展起来的，其理论体系的形成和发展受到古代唯物论和辩证法思想的深刻影响，因而在它的理论体系中，始终贯穿着唯物辩证的观点。在此基础上，中医学对人体的结构、生理功能和病理变化进行仔细观察分析，并在医疗实践中不断探索验证，因此形成了其所特有的理论体系。

（一）中医学的唯物辩证观

1.唯物论 中医学在古代唯物辩证法思想的指导下，对生命的起源、形体和精神的关系及疾病的发生等问题进行了探讨与论证。主要体现在以下几方面。

首先，中医学认为，人类是物质世界的产物。生命形成后，又必须依赖物质世界而生存。生命现象是自然界物质发展的产物，是人体脏腑组织功能活动的综合。

知 识 链 接

先天之精，指禀受于父母的生殖之精，与生俱来。

后天之精，指机体从饮食物中吸收的营养精华和脏腑代谢化生的精微物质。

其次，精气是构成人体的原始物质。在《素问·金匮真言论》中提到"夫精者，身之

本也"。这种精气禀受于父母,称为"先天之精"。先天之精要靠"后天之精"的不断充养,生命才得以延续。

第三,形与神俱,不可分离。形,指形体;神,指精神。中医学中对于形神关系的描述,实际就是物质与精神的关系。"形乃神之宅,神乃形之主",有形体才有生命,有生命才产生精神活动及生理功能。二者相互依存,不可分离。形神统一,相辅相成,以维持人的生命活动。

2. 辩证观 中医学认为,阴阳的对立统一是自然界运动发展的根本规律。生命的形成则是自然界物质运动发展的结果,机体内部存在阴阳矛盾,机体与周围环境也存在矛盾统一。中医学认为,机体是一个有机的对立统一体,在生理情况下,人体的内与外、气与血、脏与腑、物质与功能等存在阴阳之间相互促进又相互制约的关系,处于"阴平阳秘,精神乃治"的健康状态。

疾病发生与否,与人体正气的强弱密切相关。中医学认为,病邪侵犯人体,使机体阴阳失调而发病,但发病与否的关键在于人体正气的强弱,即"正气存内,邪不可干""邪之所凑,其气必虚"。

中医学包含着丰富的辩证法思想,贯穿于生理、病理、诊断和防治的各个方面。

(二)中医学的常用思维方法

中医学的思维方法,是中医学理论体系形成过程中理性的认识方法,运用比较、判断、推理等思维形式,分析人体内外的本质联系及其规律。因此,了解并掌握中医学所特有的思维方法,对学习和理解中医基本理论具有良好的引导作用。中医学常用思维方法包括以下几种

1. 比较 比较,就是依据一定的标准,对两种或两种以上有某种联系的事物进行考查,找出不同与相同之处。

课堂互动

请比较一下辨证论治、辨病论治、对症治疗,并简要说明你认为中医临床中最合理的方式是什么?

中医学在实践过程中普遍采用了比较的方法,其应用主要表现在两个方面:一是通过比较,发现事物具有相同或类似的性质和特点,可以将这些事物进行归类。如心、肺、脾、肝、肾为实体性器官,对人体的物质精微均有贮藏的作用,将其归为一类,称为"脏"。二是通过比较,发现事物具有不同的性质和特点,进而对事物进行鉴别。如诊断疾病时,正常脉象应为一呼一吸四至(平脉),太过和不及都可能为病脉;中国人的面色为

红黄隐隐，故面青、面赤、面白、面黑为病色。另外，病证的寒热、虚实、表里及药物的性质、功能等通过比较才能进行区别。

2. 以表知里　以表知里，是指通过观察事物外在表象来分析判断其内在状况和变化的一种思维方法。

中医学中，以表知里法的运用较多。事物的内部和外部相互间有着密切联系，"有诸内者，必形诸外"。内在的变化，可通过某种方式在外部表现出来，通过观察表象，可在一定程度上认识内在的变化机理。藏象学说就是以此方法来揣测、分析、判断脏腑生理、病理表现的内涵。例如，通过对脉象、舌象、面色及心胸部感觉等外在征象和症状的观察分析，可以了解心主血脉功能的正常与否；肺是在内的脏腑，而呼吸是表现于外的生理功能，咳嗽、气喘则是表现于外的病理现象等。

3. 取象比类　取象比类，也可称为类比，是将两个特殊的事物进行比较，根据两者有一系列的共同点，推论和证明它们在另一些特性和规律上也是相同的。

《素问·示从容论》说："援物比类，化之冥冥。"所以，中医学又常把这种方法称为援物比类法或比照类推法。此方法是根据被研究对象与已知对象在某些方面的相似或类同（援物、取象），从而认为它们在其他方面也可能是相似或类同的（比类），由此推导出被研究对象的其他性状。例如，对自然界的观察可以看到，树叶或树枝的摆动是由于风吹动，风猛烈时还会将整棵树推倒。由此推论，人体出现不自主的震颤、摇动，甚或突然昏仆、半身不遂等亦是由内风引起。

4. 试探和反证　试探，即对研究对象先做一番考查，尝试性地提出初步设想，并采取相应的措施，然后根据实践结果，再对原设想做适当调整，以决定下一步措施的一种思维方法。

古代医家在诊治疾病的过程中，充分利用已有的知识和经验，对临床上疑难病症用试探来审视病因，进行辨证并加以治疗。因此，试探又常被称作"审病法"。东汉张机在《伤寒论》中用小承气汤试探体内有无燥屎的情况，并对辨证论治过程进行了精彩论述："……若不大便六七日，恐有燥屎。欲知之法，少与小承气汤，汤入腹中，转矢气者，此有燥屎也，乃可攻之；若不转矢气者，此但初头硬，后必溏，不可攻之，攻之必胀满，不能食也。"

反证，是从结果来证明已有的结论，或追溯并推测原因，并加以证实的一种逆向认知方法。如中医学认为肾主骨，临床上骨折的患者使用补肾的方法来治疗，能促进骨痂的形成，可反证肾主骨理论的正确性。试探与反证两种方法既有联系，又有区别，它们都是从结果进行反推，不同之处是试探事先要采取一定措施，然后观察其结果；而反证则无需这一环节。

5. 演绎　演绎，即从一般原理推导出个别的推理思维方法。以人们归纳得出的一般共性结论为依据，去研究尚未深入研究的对象或新事物，可得出新的结论或结果。这种方法在中医学中得到了广泛应用。如心在五行属火、主血脉、主神志、在窍为舌，而火具有温热、上升的特性。因此，当心火旺时则会出现烦躁失眠、口舌生疮等火热上炎的症状，此时，使用清心泻火的方法治疗，心火被清则证候自消。

复习思考

【A 型题】

1. 确立中医学理论体系的著作是（　　）
    A.《伤寒杂病论》　　　　B.《黄帝内经》　　　　C.《难经》
    D.《类经》　　　　　　　E.《神农本草经》

2. 中医学整体观念的内涵是（　　）
    A. 人体是一个有机的整体
    B. 时令对人体的影响
    C. 自然界是一个整体
    D. 五脏六腑、奇恒之腑是一个整体
    E. 人体是一个整体，人与社会、自然环境相统一

3. 第一部病因病机证候学专著是（　　）
    A.《灵枢》　　　　　　　B.《脉经》　　　　　　C.《诸病源候论》
    D.《备急千金要方》　　　E.《金匮要略》

4. 中医诊治疾病主要着眼于（　　）
    A. 疾病　　　　　　　　B. 症状　　　　　　　C. 体征
    D. 证候　　　　　　　　E. 以上都不是

5. 我国第一部临床学专著是（　　）
    A.《灵枢》　　　　　　　B.《脉经》　　　　　　C.《诸病源候论》
    D.《备急千金要方》　　　E.《伤寒杂病论》

6. 我国第一部脉学专著是（　　）
    A.《脉望》　　　　　　　B.《脉经》　　　　　　C.《文魁脉学》
    D.《濒湖脉学》　　　　　E.《一指禅》

7. 我国现存最早的针灸学专著是（　　）
    A.《针灸甲乙经》　　　　B.《针灸大成》　　　　C.《针经》
    D.《针道》　　　　　　　E. 以上都不是

17

8.堪称我国第一部医学百科全书的是（　　）

A.《备急千金要方》和《千金翼方》　　　　　B.《本草纲目》

C.《景岳全书》　　　D.《黄帝内经》　　　　　E. 以上都不是

9.被称为"补土派"的医家是（　　）

A. 李东垣　　　　　B. 张景岳　　　　　C. 刘完素

D. 孙思邈　　　　　E. 张子和

10. 中医学创新发展的鼎盛时期是（　　）

A. 明清时期　　　　　B. 汉朝　　　　　C.宋金元时期

D. 魏晋时期　　　　　E. 以上都不是

11. 创建了温热病卫气营血辨证理论的是（　　）

A. 吴有性　　　　　B. 吴鞠通　　　　　C.叶桂

D. 李时珍　　　　　E. 张子和

12. 中医学关于"证"的概念是（　　）

A. 阴阳失调的表现

B. 对疾病症状与体征的分析过程

C. 对疾病所表现症状的综合认识

D. 对疾病发展过程中某一阶段的病理概况

E. 对疾病症状与体征的调查过程

13. 提出"阳常有余，阴常不足"的医家是（　　）

A. 朱丹溪　　　　　B. 吴鞠通　　　　　C. 张景岳

D. 李时珍　　　　　E. 张子和

扫一扫，看答案

扫一扫，看课件

模块二
中医学的哲学基础

【学习目标】

　　掌握阴阳五行的概念；阴阳学说、五行学说的基本内容。

　　熟悉精气的概念；精气学说的基本内容；阴阳学说、五行学说在中医学中的应用。

　　了解精气学说在中医学中的应用。

　　精气学说、阴阳学说和五行学说，是中国古代认识自然、解释世界的宇宙观和方法论，是对中医学理论体系的形成和发展具有重大影响的古典哲学思想。古代医家在长期医疗实践的基础上，将精气学说、阴阳学说和五行学说的基本观点和方法运用于医学领域，与长期积累的解剖、生理知识和疾病的防治经验相融合，借以阐释生命现象的基本矛盾和生命活动的客观规律，并贯穿于中医临床诊断、治疗用药等各个环节，成为中医学理论体系的重要组成部分。因此，要学习中医基础理论，就必须对中国古代的哲学思想有一个大体的认识，并了解这些哲学思想在中医学中的具体运用。

项目一　精气学说

　　精气学说，是研究和探讨物质世界生成本原、相互关系及发展变化的古代哲学理论，是古代哲学范畴的本原论和中介说。其主要观点是精气为宇宙万物生成的共同物质基础，又是宇宙万物的中介物质。正是由于精气的渗透和沟通，才使宇宙成为一个万物相通、天地一统的有机整体。人为宇宙万物之一，亦由精气所构成。

一、古代哲学精与气的基本概念

　　精与气的概念，在古代哲学范畴中基本上是同一的，都是指存在于宇宙中运行不息的无形可见的极细微物质，是构成宇宙万物的共同本原，也是推动宇宙万物发生、发展与变化的动力源泉。但其内涵的形成和发展还是有细微区别的。

（一）精的基本概念

精，又称精气，首见于《周易·系辞上》与《管子》。在《吕氏春秋》、《黄帝内经》、《淮南子》及《论衡》中也有所记述。在诸子百家的论述中，精的基本含义主要有以下几种。

1. 精是指宇宙的本原之气 《周易·系辞上》说："精气为物。"认为宇宙万物由精气构成。《管子·心术下》说："一气能变曰精。"认为精即精微的、能运动变化的气。因此该观点认为精是宇宙万物的本原，与气的内涵是同一的。

2. 精气概念的产生，源于"水地说" 《管子·水地》说："地者，万物之本原，诸生之根菀也。"又说："水者，何也？万物之本原也，诸生之宗室也。"古人在观察自然界的过程中认识到，自然界万物由水中或土地中产生，并依靠水、地的滋养、培育而成长、变化，因此把水、地并列为万物生成之本原。在此基础上引申出"精"的概念，嬗变为精是万物之源。

3. 精是气中的精华部分 《淮南子·精神训》说："烦气为虫，精气为人。"认为精是气中的精华部分，人类禀受精气而生，动物禀受烦气而生。人与动物不仅形体有异，而且人的精神、情感、智慧也为动物所不及。《论衡》认为，精气是元气的最精微部分，是构成人体及其道德精神的精微之气。

4. 精是人体的生殖之精 这是精的本始意义，《素问·上古天真论》说："丈夫……二八，精气溢泻，阴阳和，故能有子。"

综合古人的论述，精一般泛指气，是充塞于宇宙之间的无形而运动不息的极细微物质，是构成宇宙万物的本原。而在某些情况下，精气则又专指"气"中的精粹部分，是构成人类的本质。

（二）气的基本概念

气在中国古代哲学中是一个有复杂含义的概念，大致可以归纳为以下三类。

1. 气的概念源于"云气说" 云气是气的本始意义，如《说文》说："气，云气也。"古人将直接观察到的云气、风气、水气及呼吸之气等加以概括、提炼、抽象出气的一般概念。

2. 客观存在的精微物质 古人在日常对自然现象的观察与体验中，发现了天空中的白云，体验到了风的流动，还发现蒸煮食物会冒出蒸气、草木燃烧可冒出烟气等，从这些现象中推想出有形之物中存在着无形之物。水气升空而化为云，风吹云动，云聚成雨，和风细雨滋润养育万物，从而产生诸多联想与推理，认识到自然界有形之物皆由风、云之类的无形无状而又变化多端、运行不息之物所造就，即所谓"有生于无"。同时，在对人体生命现象的观察中，也体悟和感受到气的存在，认识到呼吸之气、人活动时身体散发的"热气"等对人体生命活动至关重要。由此从常识的气的概念引申抽象成哲学的气的概念：气是无形而运动不息的极细微物质，是宇宙万物生成的本质。如《易经·系辞》说："天地氤氲，万物化生。"《庄子·知北游》说："通天下一气耳。"

3. 一切可感的现象和状态 在上述两种含义的基础上，推而广之，气泛指一切可感的现象和状态。如勇气、骨气、和气、怒气、神气等，均属于这种气的概念范畴。

综合上述，气的本义是指存在于宇宙之中的不断运动且无形可见的极细微物质，是宇宙万物的共同构成本原。气的泛义是指任何现象，包括物质现象和精神现象。

二、精气学说的基本内容

精气学说是有关宇宙生成及发展变化的一种古代哲学思想，其内涵丰富，主要有以下几点。

（一）精气是构成宇宙万物的本原

精气学说认为，宇宙自然界的一切事物都是由精或气构成的，世界万物的生成皆为精或气自身运动的结果，所以精或气是构成天地万物包括人类在内的共同的原始物质。

精气的存在形式有"无形"和"有形"两种状态。所谓"无形"，即精气处于弥散而运动的状态，极细微而分散，一般用肉眼难以看到。《正蒙·太和》（宋·张载）说："太虚无形，气之本体。"所谓"有形"，即精气处于凝聚而稳定的状态，是由细小分散的气凝集形成看得见、摸得着的实体，《素问·六节藏象论》有"气合而有形"之说。但习惯上仍把弥散状态的气称为"气"，而将有形质的实体称为"形"。无形之气凝聚而成有质之形，形散质溃又复归于无形之气，以气为本原，"无形"与"有形"之间处于不断的转化之中。

（二）精气的运动与变化

精气，是活力很强、运行不息的精微物质。精气始终处于运动变化中，或动静、聚散，或氤氲、清浊，或升降、屈伸，方使得由精气所构成的宇宙自然界处于不停的运动变化之中。自然界一切纷繁变化，如动物之生长壮老已，植物的生长化收藏等，都是精气运动的结果。

（三）精气是天地万物相互联系的中介

气充斥于天、地、万物之间，成为物体与物体之间的中介。气环流贯通于有形与无形之间，浸入潜出地进行升降出入、凝聚发散等更迭与交换活动，借此，大千世界一气牵系，相互贯通，相互影响，天、地和万物联系成一个有机的整体，人也是这个整体的一部分。乐器共振、磁石吸铁、月之盈亏引起潮汐等，都是以气为中介而相互感应的自然现象。日月、昼夜、季节、气候变化对人体生理、病理的影响，也是通过气的中介而实现的。

（四）天地精气化生为人

人为宇宙万物之一，宇宙万物皆由精气构成，那么人类也由天地阴阳精气交感聚合而化生。《管子·内业》说："人之生也，天出其精，地出其形，合此以为人。"《素问·宝命全形论》说："天地合气，命之曰人。"人类不仅有生命，还有精神活动，均由"精气"，即气中的精粹部分所化生。《淮南子·精神训》说："烦气为虫，精气为人。"

人由天地阴阳精气凝聚而生，人死又复散为气。如《庄子·知北游》说："人之生，气之聚也。聚则为生，散则为死。"《论衡·论死》说："阴阳之气，凝而为人；年终寿尽，死还为气。"人的生死过程，也就是精气的聚散过程。

三、精气学说在中医学中的应用

精气学说渗透于中医学，对中医学理论体系的形成与发展产生了深刻的影响。

（一）对精气生命理论构建的影响

古代哲学中的精气学说中关于精或气是宇宙万物本原的认识，对中医学理论体系中精是人体生命之本原，气是人体生命之维持，人体诸脏腑、形体、官窍均由精所化生，人体的各种功能活动均由气所推动和调控等理论的产生，具有极为重要的影响。精气学说作为一种哲学思维，与中医学固有的精气理论和实践相融合，从而创立了独特的中医学精气生命理论。

（二）对中医学整体观念构建的影响

作为哲学思想的精气学说渗透于中医学，促使中医学形成了同源性思维和相互联系的观点，构建成为表达人体自身完整性及人与自然社会环境统一性的整体观念，强调从宏观上、从自然与社会的不同角度，全方位地研究人体的生理、病理及疾病的防治。

项目二 阴阳学说

阴阳是中国古代哲学的一对范畴。阴阳学说是研究阴阳概念的基本内涵及运动规律，以阐释宇宙万物发生、发展、变化的中国古代哲学理论方法，是中医学理论中不可分割的组成部分，被广泛用于说明人体的生理活动和病理变化，以及指导疾病的诊断和防治。

一、阴阳的基本概念和属性

（一）阴阳的基本概念

阴阳，是对自然界相互关联的事物或现象对立双方属性的概括。它们代表事物的属性，不指具体事物，是抽象的概念。阴阳既可代表相互对立的两种事物，也可代表同一事物内部相互对立的两个方面。《类经·阴阳类》说："阴阳者，一分为二也。"

知 识 链 接

《灵枢·阴阳系日月》说："阴阳者，有名而无形。"形象地说明了阴阳是抽象的概念。

阴阳概念的起源很早，在《周易》中就有了论述。而阴阳的最初含义是很朴素的，仅指日光的向背，向日为阳，背日为阴。向阳的地方光明、温暖；背阳的地方黑暗、寒冷，于是就以光明与黑暗、温暖与寒冷分阴阳。古人在长期的生活实践中，遇到种种两极现象，于是不断地引申其义，对阴阳概念的认识逐步深化，将天地、日月、寒暑、上下、昼夜、水火、升降、动静、内外、雌雄等相对立的事物和现象，都用阴阳加以概括，形成了古代的对立统一观。

古人通过长期的观察发现，水与火这一对事物的矛盾最为突出，水为阴，火为阳，水火反映了阴阳的基本特性。水性寒凉而趋下，火性热而炎上；水性凝而静，火性散而动。寒热、动静、上下、聚散……如此推演下去，便可以用来说明事物或现象的阴阳属性。故《素问·阴阳应象大论》说："水火者，阴阳之征兆也。"

考点链接

自然界用来区分阴阳属性的最主要标志是（　　　）

A. 内与外　　　　　　B. 明与暗　　　　　　C. 上与下

D. 左与右　　　　　　E. 水与火

答案：E

解析：水与火是阴阳的典型代表。

（二）事物的阴阳属性

一切事物或现象对立双方所具有的阴阳属性，必须遵循一定的原则来划分。凡是具有温热的、运动的、兴奋的、明亮的、轻扬的、上升的、向外的、无形的等特性的物质均归属于阳；反之，与此相对，具有寒冷的、静止的、抑制的、昏暗的、沉重的、下降的、向内的、有形的等特性的物质均归属于阴（表2-1）。

表2-1 事物和现象阴阳属性归类

	方位		时间		温度	亮度	重量	运动状态		功能	人体
阳	上	天	春夏	白昼	温暖	明亮	轻	运动	上升	兴奋	气
阴	下	地	秋冬	黑夜	寒冷	晦暗	重	静止	下降	抑制	血

（三）阴阳的特性

1. 普遍性 阴阳的普遍性，也就是广泛性。其大到天和地，小到人体性别男女及体内的气血；从抽象的方位之上下、左右、内外，到具体的水火、药物的四性五味等。宇宙万物的发展与联系，无一不是阴阳的体现。阴阳是天地万物运动变化的总规律，宇宙间的任何事物都可以用阴阳来概括。

知 识 链 接

《素问·阴阳应象大论》中提到："阴阳者，天地之道也，万物之纲纪，变化之父母，生杀之本始，神明之府也。"

2. 相关性 阴阳的相关性，是指阴阳之间的相互关联性。用阴阳所解释或分析的事物或现象必须具有互相关联的属性，或属同一范畴、同一层面，或是一个事物内部的两个方面，才具有实际意义。如方位的上与下、天与地，温度的冷与热等均为同一层面的事物，不能把上与冷、下与热这样不在同一范畴的事物进行阴阳定性。

3. 相对性 阴阳的相对性，是指事物或现象的阴阳属性是有条件的、可变的，而不是绝对的、不可变的。阴阳的相对性，主要表现在以下两个方面。

（1）比较对象不同 事物的阴阳属性往往是通过比较而划分的。若比较的对象发生改变，那么事物的阴阳属性也可以发生改变。如一年四季中的春天，与冬天比较，其气温而属阳；若与夏天比较，则其气凉而属阴。

（2）阴阳之中复有阴阳 在属阴或属阳的事物中，还可再分为阴和阳两个方面，即所谓阴中有阳、阳中有阴。以昼夜言，白昼为阳，黑夜为阴。属阳的白昼又有上午、下午之分，上午为阳中之阳，下午为阳中之阴；属阴的黑夜亦可再分阴阳，前半夜为阴中之阴，后半夜为阴中之阳。故《素问·阴阳离合论》说："阴阳者，数之可十，推之可百，数之可千，推之可万，万之大不可胜数，然其要一也。"

📝 **考点链接**

属于阴中之阳的时间是（　　　）

  A.上午   B.下午   C.前半夜

  D.后半夜   E.以上都不是

答案：D

解析：根据昼夜的特点，对其不同时间段的阴阳属性进行了划分，则前半夜为阴中之阴、后半夜为阴中之阳。

二、阴阳学说的主要内容

阴阳学说的主要内容包括阴阳的对立制约、互根互用、消长平衡和相互转化四个方面。

（一）对立制约

阴阳对立，即阴阳相反。自然界的一切事物和现象都存在着相互对立、属性相反的阴和阳两个方面，如上与下、左与右、天与地、动与静、出与入、升与降、寒与热、水与火等，都具有相反的属性。凡阴阳，其属性都是对立相反的，没有两相对立的双方便构不成阴阳。阴阳制约，是指属性相反的阴阳双方，同时还存在着相互争搏、相互制约的趋势，两者呈现你强我弱的态势。如热与寒、动与静、兴奋与抑制、阳气与阴邪等都存在相互抗争、相互制约的关系。以季节气温的更替为例，其主要取决于寒暖气流之间的阴阳相反相搏的结果。上半年从冬至春及夏，气温由寒转温变热，这是自然界属阳的温热之气制约了属阴的寒凉之气；下半年从夏至秋及冬，气温由热转凉变寒，这是属阴的寒凉之气制约了属阳的温热之气。如此循环，年复一年。正是由于阴阳的对立制约、相反相搏，才推动了事物的发展和变化，并维持着事物发展的动态平衡。

🔷 **知识链接**

  "动极者镇之以静，阴亢者胜之以阳"出自明代张景岳的《类经附翼·医易》，意思是说，动与静、阴与阳彼此之间存在着相互制约的关系。

阴阳双方的对立制约是有一定限度的。如果阴阳双方中的一方过于亢盛或不及，都会导致对另一方的"制约太过"或"制约不足"，使两者之间的动态平衡遭到破坏，在人体则会发生疾病。

中医学将阴阳相反相搏的理性认识，广泛用于解释人体的生理、病理过程。如人体的正常生理功能，兴奋为阳，抑制为阴，兴奋与抑制相互制约，从而维持人体功能的动态平衡，即所谓"阴平阳秘"。疾病过程中，阴阳双方中的任何一方过于强盛，则过度抑制对方，使之衰弱。如人体感受阴邪，体内阴偏盛，对阳的制约太过，必然造成阳气耗损，导致"阴胜则阳病"。同理，感受阳邪，可致"阳胜则阴病"。阴阳双方中的任何一方过于虚弱，无力抑制另一方而致其相对偏盛，即通常所说的"阳虚则阴胜""阴虚则阳亢"，或"阳虚则寒""阴虚则热"。

（二）互根互用

阴阳互根，是指一切事物或现象中相互对立着的阴阳两个方面，具有相互依存，互为根本的关系。阴和阳任何一方都不能脱离另一方而单独存在，每一方都以另一方的存在作为自己存在的前提和条件，即"无阳则阴无以生，无阴则阳无以化"（《医贯砭·阴阳论》）。如以方位论，上为阳，下为阴，没有上也就无所谓下，没有下也就无所谓上，上与下互为前提而存在；以功能而言，兴奋属阳，抑制属阴，无兴奋就无所谓抑制，无抑制也就无所谓兴奋。所以说，阳依存于阴，阴依存于阳，中医学把阴阳这种相互依存的关系称为"互根"。

阴阳互用，是指在相互依存的基础上，阴阳双方会出现相互促进和相互资助的关系。天为阳，地为阴，天气与地气的往复循环过程，就是阴阳相互促进、相互资助的过程。

阴阳互根互用的关系，在人体生理病理过程中的体现极为普遍。如气主动属阳，血主静属阴，气能生血、行血、摄血，血能载气、养气，故有"气为血之帅，血为气之母"之说。当阴血虚至一定程度时，"无阴则阳无以化"，导致"阴损及阳"；同样阳气虚至一定程度时，"无阳则阴无以生"，导致"阳损及阴"。《素问·阴阳应象大论》说："阴在内，阳之守也；阳在外，阴之使也。"这是对阴阳互根互用关系的高度概括，说明了机体的功能活动与脏器组织之间的相互依存关系。

📝 考点链接

下列哪一项不属于阴阳互根的关系（　　　）

A.阳在外，阴之使也　　　B.孤阴不生，独阳不长　　　C.阴在内，阳之守也

D.重阴必阳，重阳必阴　　　E.阴损及阳，阳损及阴

答案：D

解析：阴阳互根以对方为存在的前提，而答案 D 说明的是阴阳转化。

如果由于某些原因，使阴阳双方这种互根互用的关系遭到破坏，就会导致"孤阴不生，独阳不长"（《春秋繁露·顺命》）。就人体而言，物质与功能之间的互根互用关系失

常，机体生生不息的功能也就遭到破坏，甚则"阴阳离决，精气乃绝"而死亡。

（三）消长平衡

阴阳的消长平衡，是指阴阳之间在一定时间、一定范围之内，处于彼此不断的相互消长运动之中，并维持其相对的动态平衡。消，即减少；长，即增多。消长是指事物的盛衰变化。平衡是指协调、相对稳定的状态。

1. 阴阳的相互消长　　指阴阳双方之间存在着量的增减和比例大小的变化，可归纳为两类四型。

（1）阴阳对立制约关系的彼此消长　　阴或阳给予对方的制约力量加强或者减弱所导致的阴阳变化。

此长彼消：阴阳中的任何一方处于增长、强盛的态势，给予对方的约束力必然上升，会削弱对方的力量，导致对方相对不足，即"此长彼消"。

此消彼长：阴阳中的任何一方力量减弱，不能有效制约对方，导致对方相对亢盛，即"此消彼长"。例如以四时气候变化而言，由春到夏，热气（阳）日增，寒气（阴）渐减，是"阳长阴消"的过程；由秋到冬，热气（阳）递减，寒气（阴）渐增，是"阳消阴长"的过程。

（2）阴阳互根互用关系的彼此消长　　阴阳之间相互促进、相互为用的作用增强或减弱所产生的阴阳变化。

此长彼长：阴阳中的任何一方旺盛或增强时，可以促进另一方也随之增长。如人在进食后，由于补充了营养物质（阴长），于是产生了能量，增长了力气（阳长）。

此消彼消：阴阳双方的任何一方减少或者虚弱不足，无力资助对方，会使对方也随之减少或虚弱。如人在饥饿时疲乏无力，少气懒言，这是由于体内的营养物质已经匮乏（阴消），不能释放充足的能量（阳消）的缘故。

2. 阴阳的协调平衡　　阴阳双方的消长稳定在一定限度内的和谐、匀平状态。这是万事万物自身正常运动所形成的最佳状态。

应当指出，阴阳的消长平衡，符合物质世界中运动是绝对的、静止是相对的这一哲学特点。所以说，消长是绝对的，平衡是相对的，而且是在一定的范围、一定的限度、一定的时间内进行的。这种消长运动变化不易被察觉或者表现不显著，故事物在总体上仍呈现出相对的稳定。中医学认为，在正常生理状态下，人体阴阳的消长是处于相对的动态平衡之中，即所谓"阴平阳秘，精神乃治"（《素问·生气通天论》）。由此可见，阴阳双方在一定的生理范围内消长，正是体现了人体动态平衡的生命活动过程。

知识链接

阴与阳相互制约、相互对抗、相互斗争和相互消长的结果，取得了统一，也就是取得了动态平衡，称之为"阴平阳秘"。

事物阴阳的消长平衡是普遍存在的。如果由于某些原因，阴阳的消长超出了一定限度，表现为阴阳某一方面的偏盛或偏衰，就破坏了阴阳的相对平衡，在自然界表现为异常的气候变化，在人体则表现为疾病的发生，形成"阳胜则热，阴胜则寒"的病理状态，故《素问·阴阳应象大论》说："阴胜则阳病，阳胜则阴病；阳胜则热，阴胜则寒。"

案例分析

李某，男，66岁，患高血压20多年，先以肾阴虚症状为主，去年又出现肾阳虚表现。根据阴阳学说，这属于什么变化？

辨析：本案判断为阴消阳消。阴阳有互根关系，当一方不足，日久则引起另一方化生也不足，故为阴消阳消。

课堂互动

思考一下，阴阳消长与对立制约、互根互用有什么关系？

（四）相互转化

阴阳的相互转化，是指对立的阴阳双方，在一定条件下彼此可以向各自相反的方向转化，即阴可以转化为阳、阳也可以转化为阴，从而使事物的性质发生根本性的改变。如昼夜的交替，寒暑的变化，疾病过程中寒证、热证的相互转化，都是阴阳转化的实例。需要指出的是，阴阳转化是阴阳消长运动发展到一定阶段，事物内部本质属性发生了改变。如果说阴阳消长是事物的量变过程，而阴阳转化则是事物的质变阶段。

阴阳转化有渐变、突变两种方式。如一年四季中寒暑交替、一天之中昼夜的转化属于渐变方式，夏天极热天气的骤冷和下冰雹属于突变形式。

阴阳转化必须具备特定的条件。古人通过观察，认识到事物阴阳属性的改变一般出现在发展变化的极期阶段，即所谓"物极必反"。《素问·阴阳应象大论》说"重阴必阳，重阳必阴""寒极生热，热极生寒"，这里的"重"或"极"都是事物内部阴阳转化的内在因素和必要条件。

阴阳转化是阴阳运动的又一基本形式。阴阳双方的消长运动发展到一定阶段，该事物的属性即发生改变，可以说，转化是消长的结果。如急性热病中，由于热毒极盛，正气大伤，在持续高热、大汗淋漓的情况下，突然出现体温下降、面色苍白、四肢厥冷、脉微欲绝等阳气暴脱的危象，即属于阳证转化为阴证。此时若抢救及时，处理得当，四肢转温，色脉转和，阳气恢复，病情又可转危为安。此病例中热毒极盛，致阳气随津液外泄就是阴阳转化的条件。

综上所述，阴阳的对立制约、互根互用、消长平衡及相互转化，是从不同角度来说明阴阳之间的相互关系及其运动规律的。阴阳的对立互根是阴阳最普遍的规律，说明了事物之间既相反又相成的关系，事物之间的阴阳两个方面通过对立制约而取得了平衡协调，通过互根互用而互相促进，不可分离。阴阳的消长和转化是阴阳运动的形式，阴阳消长是在阴阳对立制约、互根互用基础上表现出的量变过程，阴阳转化则是在量变基础上的质变，是阴阳消长的结果，从而维系阴阳的动态平衡。如果阴阳的这种动态平衡遭到了破坏，在自然界就会出现反常现象，在人体则会由生理状态进入病理状态，甚至死亡。

三、阴阳学说在中医学中的应用

阴阳学说对于中医理论体系的形成和发展起着十分重要的作用，贯穿各个方面，用来说明人体的组织结构、生理功能和病理现象，并有效地指导疾病的诊断、治疗、护理，指导预防和养生。

（一）说明人体的组织结构

人体是一个有机整体，组成人体的所有脏腑、经络、形体、组织，既是有机联系的，又都可以根据其所在部位、功能特点划分为相互对立的阴阳两部分。正如《素问·宝命全形论》所说："人生有形，不离阴阳。"

知 识 链 接

五脏"藏精气而不泻"与六腑"传化物而不藏"相对而言，则五脏属阴、六腑属阳。

1. 脏腑形体的阴阳属性　就人体的大体部位来说：上部为阳，下部为阴；体表为阳，体内为阴。就其腹背四肢内外侧来说：背为阳，腹为阴；四肢外侧为阳，四肢内侧为阴。以脏腑来分：六腑为阳，五脏为阴；五脏之中，心、肺为阳，肝、脾、肾为阴。而具体到每一个脏腑，则又有阴阳可分。如心有心阳、心阴；肾有肾阳、肾阴等。这些阴阳属性的划分，主要是由脏腑组织所在的位置、生理功能特点等决定的。

2.气血津液的阴阳属性 气血津液是构成人体和维持人体生命活动的基本物质。就气与血而言，则气为阳，血为阴；在气中，则卫气为阳，营气为阴。这些划分，是根据气是无形的物质，有推动、温煦的生理作用；血是有形的液态物质，有滋养、濡润的生理作用等确定的。对津与液进行区分，则津清稀而薄，故属阳；液则稠厚而浊，故属阴。同样也是根据其性质而定。

3.经络的阴阳属性 依据经络循行的部位，则循行于人体四肢外侧及背部者属阳（如手、足三阳经），而循行于人体四肢内侧及腹部者则属阴（如手、足三阴经）；依据经络与脏腑的络属关系，与五脏及心包联系者属阴（手、足三阴经），与六腑联系者属阳（手足三阳经）。

人体的上下、内外、表里组织结构之间，以及每一组织器官本身，无不包含着阴阳的对立统一，而阴阳属性的划分只是一般归类。

（二）说明人体的生理功能

中医学认为，人体正常的生理功能是阴阳双方对立统一、协调平衡的结果。如以物质与功能的关系为例，就是阴阳相互依存、相互消长的关系，人体生理活动的基本规律可概括为阴精（物质）和阳气（功能）的矛盾运动。阴精是阳气的物质基础，没有阴精无以化生阳气，即没有物质基础则不能产生能量；阳气是阴精的能量表现，没有阳气无以化生阴精，即没有功能活动就不能转化为营养物质。再就人体功能状态而言，推动、气化、兴奋、激发等功能属阳，滋润、濡养、宁静、抑制等功能属阴。人体阴阳相互对立制约、相互依存作用，推动着人体内物质与物质、物质与能量之间的相互转化，推动和调控着人体的生命进程，并维系其协调平衡，使生命活动及各种生理功能有序进行，并稳定发展。故说"阴平阳秘，精神乃治"，若"阴阳离决，精气乃绝"（《素问·生气通天论》）。

（三）说明人体的病理变化

疾病是致病因素作用于人体而引起体内阴阳协调平衡破坏的过程，因此，阴阳失调是疾病发生的基本病机之一。以阴阳学说来阐释人体的病理变化，主要表现在阴阳的偏盛偏衰和互损等方面。

知 识 链 接

正气，是指整个机体的结构与功能，包括人体对疾病的抵抗力等。邪气，指各种致病因素。

疾病的发生、发展关系到正气和邪气两个方面。正气分阴阳，包括阴精和阳气两部分；邪气（致病因素）也有阴邪（如寒邪、湿邪）和阳邪（如风邪、火热邪、暑邪、燥邪）之分。疾病发展的过程，就是邪正斗争的过程，无论其病理变化如何复杂，根本都在于阴阳的偏盛或偏衰。

1. 阴阳偏盛 盛指邪气盛。阴阳偏盛是指属于阴或阳的任何一方高于正常水平的病理状态。《素问·阴阳应象大论》概括为"阴胜则阳病，阳胜则阴病；阳胜则热，阴胜则寒"。

（1）阳偏盛

①阳胜则热：阳胜，是指阳邪侵犯人体，"邪并于阳"而使机体阳气亢盛所导致的一种病理状态，临床表现为一系列实热证，可见壮热、烦渴、面红、目赤、苔黄、脉数等症状。

②阳胜则阴病：由于阳能制约阴，阳邪偏盛必然要消耗和制约阴液，使之减少，导致阴液的损伤，即"阳长阴消"的过程。表现在疾病过程中，可见口唇干燥、口渴、尿少、尿黄、便干等症状。

（2）阴偏盛

①阴胜则寒：阴胜，是指阴邪侵犯人体，"邪并于阴"而使机体阴气亢盛所导致的一种病理状态，临床表现为一系列实寒证，可见形寒、肢冷、蜷卧、舌淡而润、脉迟等症状。

②阴胜则阳病：由于阴能制约阳，阴邪偏盛必然会损耗和制约阳气，导致其虚衰，即"阴长阳消"的过程。表现在疾病过程中，可见面色白、小便清长、大便溏薄等症状。

知 识 链 接

阴阳对比有虚实，阳胜则热为实热，阴胜则寒为实寒，阳虚则寒为虚寒，阴虚则热为虚热。

2. 阴阳偏衰 衰指衰弱和不足。阴阳偏衰是指人体阴或阳的任何一方低于正常水平的病理状态。《素问·阴阳应象大论》中提到："阳虚生外寒，阴虚生内热。"

（1）阳偏衰，阳虚则寒 是指机体阳气虚损，功能减退，阳虚不能制阴，则阴气相对偏亢而出现虚寒证。临床既可见到喜静蜷卧、小便清长、下利清谷、脉微细等阳气不足之虚象，又可见畏寒肢冷、脘腹冷痛、舌淡、脉迟等寒象。

阳虚则寒与阴胜则寒的性质不同：前者是虚寒，后者是实寒。

（2）阴偏衰，阴虚则热 是指机体阴精不足，阴虚不能制阳，则阳气相对偏盛，功能虚性亢奋而表现出的虚热证。临床可见潮热盗汗、两颧红赤、五心烦热、咽干口燥、舌红少苔、脉细数等虚热之象。

阴虚则热与阳胜则热的性质不同：前者是虚热，后者是实热。

课堂互动

思考一下，阴阳两虚是阴阳对立双方的平衡状态吗？

3.阴阳互损 是指阴或阳任何一方虚损到一定程度时，必然导致另一方逐渐不足的病理变化。

（1）阳损及阴 阳虚至一定程度时，因不能生化阴液而同时出现阴虚的现象，称"阳损及阴"。临证中常见先有阳虚表现，继之又出现阴虚的症状。

（2）阴损及阳 阴虚至一定程度时，因不能化生阳气而同时出现阳虚的现象，称"阴损及阳"。临证中常见先有阴虚表现，继之又出现阳虚的症状。

由于阴阳互根互用，当阳或阴虚衰不足时，就会发生"阳消阴亦消"的"阳损及阴"，以及"阴消阳亦消"的"阴损及阳"的病理过程，最终可导致"阴阳两虚"。

（四）指导疾病的诊断

任何疾病，尽管临床表现千变万化，错综复杂，究其根本是阴阳失调。因此可以用阴阳来概括疾病的病变部位、性质及各种证候的基本属性，有助于分析疾病的本质。故《素问·阴阳应象大论》说："善诊者，察色按脉，先别阴阳。"

1.分析症状、体征的阴阳属性 可按照阴阳特征来辨别，为辨证提供依据（表2-2）。

表2-2 症状、体征的阴阳属性

	望诊		闻诊		脉诊		
	颜色	光泽	语音	呼吸	部位	至数	形势
阳	赤黄	鲜明	高亢洪亮	声高气粗	寸部	一息五至以上	浮大洪滑
阴	青白黑	晦暗	低微无力	声低气怯	尺部	一息不足四至	沉小细涩

2.辨别证候的阴阳属性 临床上常用的八纲辨证是各种辨证的纲领，而八纲辨证中阴阳辨证又是八纲辨证的总纲，以统领表里、寒热、虚实，即表证、热证、实证属阳，里证、寒证、虚证属阴（表2-3）。正确的诊断，首先要分清阴阳，才能抓住疾病的本质。

表2-3 病证的阴阳属性归纳表

	表里	寒热	虚实
阳证	表证	热证	实证
阴证	里证	寒证	虚证

（五）指导疾病的治疗

疾病发生、发展的根本原因是阴阳失调，调整阴阳，补其不足，泻其有余，以恢复阴阳的相对平衡状态，即治疗的基本原则。用阴阳学说指导疾病的治疗，主要表现在两个方面：一是确定治疗原则，二是归纳药物的性能。

📝 考点链接

"热者寒之"的治疗方法，最适于治疗的是（　　　　）

　　A. 实寒证　　　　　　　　B. 实热证　　　　　　　　C. 虚寒证

　　D. 虚热证　　　　　　　　E. 表实证

答案：B

解析：热者寒之，依据阴阳对立制约的关系，疾病性质为热，可用寒凉药物来治疗，应用于实热证。

1. 确定治疗原则

（1）阴阳偏盛的治疗原则　阴阳偏盛，即阴或阳过盛有余，为邪气有余的实证。治疗时采用"损其有余"的方法。阳胜则热属实热证，宜用寒凉药以制其阳，以寒治热，即"热者寒之"；阴胜则寒属实寒证，宜用温热药以制其阴，以热治寒，即"寒者热之"。因二者均为实证，所以称这种治疗原则为"损其有余"，即"实则泻之"。在调整阴阳的偏盛时，应注意是否出现相应的阴或阳偏衰的情况。若其相对一方出现偏衰时，则当兼顾其不足，配合以扶阳或益阴之法。

（2）阴阳偏衰的治疗原则　阴阳偏衰，即阴或阳虚损、不足的虚证。阴虚不能制阳而致阳亢者，属虚热证，一般不能用寒凉药直折其热，须用"壮水之主，以制阳光"的方法，即滋阴壮水之法，以抑制阳亢火盛，这种治疗原则称为"阳病治阴"。阳虚不能制阴而造成阴偏盛者，属虚寒证，不宜用辛温发散药以散阴寒，须用"益火之源，以消阴翳"的方法，即扶阳益火之法，以消退阴盛，这种治疗原则称为"阴病治阳"。因二者均为虚证，所以称这种治疗原则为"补其不足"，即"虚则补之"。

知 识 链 接

《景岳全书·新方八阵》中说："善补阳者，必于阴中求阳，则阳得阴助而生化无穷；善补阴者，必于阳中求阴，则阴得阳升而泉源不竭。"

对阴阳偏衰之证，也可根据阴阳互根互用理论确立治疗方法，张景岳提出了阴中求阳、阳中求阴的治法，即指在用补阳药时须兼用补阴药，在用补阴药时，须加用补阳药，以发挥其互根互用的生化作用。

（3）阴阳互损的治疗原则　阴阳互损导致阴阳两虚，故宜采用阴阳双补的治疗原则。但应分清主次先后。对阳损及阴导致的以阳虚为主的阴阳两虚证，当在补阳的基础上兼以补阴；对阴损及阳导致的以阴虚为主的阴阳两虚证，当在补阴的基础上兼以补阳。

总之，治疗的基本原则是泻其有余，补其不足。阳偏盛者泻热，阴偏盛者祛寒，阳虚者扶阳，阴虚者补阴，以使阴阳偏盛或偏衰的异常现象，复归于平衡协调的正常状态。

2. 归纳药物的性能　临床诊治不但要有正确的诊断和确切的治疗方法，同时还必须熟练掌握药物的性能，并根据治疗方法，遣方用药，才能收到良好的疗效。

（1）药性　主要是寒、热、温、凉四种药性，又称"四气"。其中寒凉属阴（凉次于寒），温热属阳（温次于热）。一般来说，能减轻或消除热证的药物，属于寒性或凉性，如黄芩、黄柏等；能减轻或消除寒证的药物，属于温性或热性，如附子、干姜等。

知 识 链 接

药物的五味分别代表不同的功能：辛能发散、行气活血，甘能补益、和中、缓急，酸能收敛、固涩，苦能燥湿、清泄、坚阴，咸能软坚、散结及泻下。此外，淡味能渗湿利水。

（2）五味　即指辛、甘、酸、苦、咸五味。有些药物具有淡味或涩味，故实际上不止五种，但习惯上仍称为五味。其中辛、甘、淡属阳，酸、苦、咸属阴。

（3）升降浮沉　指药物在体内发挥作用的趋向，升是上升，降是下降，浮为浮散，沉为重镇等。具有升阳发表、祛风、散寒、涌吐、开窍等功效的药物，多上行向外，其性升浮，升浮者为阳；具有泻下、清热、利尿、重镇安神、潜阳息风、消导积滞、降逆、收敛等功效的药物，多下行向内，其性皆沉降，沉降者为阴。

在临床治疗中，可根据疾病阴阳盛衰的情况，结合药物的阴阳属性来调整阴阳，恢复其平衡，从而达到治愈疾病的目的。

项目三　五行学说

五行学说和阴阳学说一样，也是我国古代的哲学思想。五行学说是研究木、火、土、金、水五种物质的特性及其"相生"和"相克"的规律，以解释自然界万事万物发生、发展、变化及相互联系的的世界观和方法论，亦是中医学理论体系的重要组成部分，并贯穿于中医学领域的各方面。

《左传》中提到："天生五材，民并用之，废一不可。"《尚书·洪范》中记载："水火者，百姓之所饮食也；金木者，百姓之所兴作也；土者，万物之所资生也，是为人用。"

五行学说的产生，一般认为是从"五方说"和"五材说"等演化而来。早在殷商时期，人们已经具备了"五方"的观念，已经用东、西、南、北、中五方确定空间方位。"五材"是指木、火、土、金、水，是人类生活和生产劳动所必需的不可缺少的基本物质。后来，人们把这五种物质的属性加以抽象推演，用来说明整个物质世界，并认为这五种物质具有相互资生、相互制约的关系，而且不断运动变化，故称为"五行"。

至战国邹衍依金、木、土、水、火之序，排出了"五行相克"论，即金克木、木克土、土克水、水克火、火克金，循环相克，没有止境。西汉董仲舒以木为首，排出了"五行相生序"，为木、火、土、金、水，并"播五行于四时"。《内经》将五行学说应用于医学，使哲学理论与医学知识有机结合，形成了中医学的五行学说，用来认识说明人体的脏腑、组织结构等。

一、五行的基本概念及特性

（一）五行的概念

五，指木、火、土、金、水五种物质；行，指它们的运动和变化。五行，就是指木、火、土、金、水五种基本物质及其运动变化。

五行学说认为，木、火、土、金、水是构成世界万物的基本元素，世界上所有事物和现象的发生、发展、变化都是这五种物质运动变化的结果。这五种物质各具特性，但都不是孤立存在的，而是紧密联系的。五行既相互资生，又相互制约，从而促进了自然界事物的发生和发展，维持着它们之间的协调和平衡。

这里需要指出的是，五行学说中的五行不再特指木、火、土、金、水五种物质本身，而是一个抽象的哲学概念，是将事物的性质和作用与五行的特性相类比而得出的。所以，不要将五行当成五种物质实体，要运用五行的抽象特性来归纳自然界中的各种事物和现象。

（二）五行的特性

人们通过长期的生活和生产实践，对木、火、土、金、水五种物质进行观察与体会，在积累了大量直观的朴素认识基础上，进行抽象引申而逐渐形成了五行特性的基本概念。《尚书·洪范》中提到："水曰润下，火曰炎上，木曰曲直，金曰从革，土爰稼穑。"这是对五行特性的经典概括。

1. 木的特性 "木曰曲直"。"曲直"实际是指树木的生长形态，树干曲直，向上向外周舒展。引申为具有生长、升发、条达、舒畅等作用或性质的事物和现象，其属性均归属于木。

2. 火的特性 "火曰炎上"。"炎上"是指火具有温热、上升的特性。引申为具有温热、升腾作用的事物和现象，其属性均归属于火。

3. 土的特性 "土爰稼穑"。"稼穑"是指土有种植和收获农作物的作用，引申为具有生化、承载、受纳作用的事物和现象，其属性均归属于土。

4. 金的特性 "金曰从革"。"从革"是"变革"的意思，用以说明金属要通过对矿石的冶炼，顺从变革，去除杂质，从而纯净的变化过程。金之质地沉重，且常用于杀戮，因而引申为具有清洁、肃杀、收敛等作用的事物和现象，其属性均归属于金。

5. 水的特性 "水曰润下"。"润下"是指水具有滋润和向下的特性。引申为具有寒凉、滋润、向下运行的事物和现象，其属性均归属于水。

（三）事物属性的五行归类

中医学五行学说将自然界各种事物和现象及人体的脏腑、组织、官窍、生理病理现象等，进行了广泛的联系，并以"取象比类"和"推演络绎"的方法，按照事物的不同形态性质和作用，分别归属于五行之中，用以说明人体脏腑组织之间在生理、病理方面的复杂联系，以及人体与外在环境之间的相互关系。

考点链接

根据五行学说，五季中的"春季"归属于（　　　）

A. 木　　　　　　　B. 火　　　　　　　C. 土

D. 金　　　　　　　E. 水

答案：A

解析：春季万物复苏，植物生长、升发，与五行中木的特性相似，故春季属木。

1. 取象比类法 "取象"，即是从事物的象（性质、作用、形态等）中找出能反映其本质的特有征象；"比类"，即将事物的特有征象与五行各自的特性相比较，以确定其五行的归属。以方位配五行为例，旭日东升，与木的升发特性相类，故东方属木；南方炎热，与火的炎上特性相类，故南方属火；日落于西，与金的肃降特性相类，故西方属金；北方寒冷，与水的寒凉特性相类，故北方属水；中央地带土地肥沃，万物繁茂，与土的生化特性相类，故中央属土。又如五脏配属五行，肝主升发疏泄故属木，心主行血暖身故属火，脾主运化精微故属土，肺主清肃之性故属金，肾主闭藏精气故属水。

2. 推演络绎法 所谓"推演络绎"，即根据已知的某些事物的五行属性，推演与此事物相关的其他事物的五行属性的认知方法。如秋季万物萧条，类似于金之肃降，故属金，而秋季气候干燥，故燥也就归属于金。再以人体为例，已知肝属木（大前提），由于肝合胆、主筋、其华在爪，开窍于目（小前提），故经推演络绎，胆、筋、爪、目皆随之属于木。同理，心属火，小肠、脉、面、舌等均与心有密切生理联系，亦属于火。脾属土，胃、肌肉、唇、口与脾相关，故亦属于土。肺属金，大肠、皮肤、毛发、鼻与肺相关，故亦属于金；肾属水，膀胱、骨、发、耳及二阴与肾相关，故亦属于水。

五行学说以五行特性为依据，运用取象比类和推演络绎的方法，将自然界千姿百态、千变万化的各种事物和现象，归结为木、火、土、金、水的五行结构系统。就人体自身而言，中医学也是根据五行特性，运用上述方法，将人体的各种组织器官和功能，分别归属以五脏为中心的五个生理、病理系统（表2-4）。

表2-4 事物属性的五行分类

自然界								五行	人体						
五音	五时	五味	五色	五化	五气	五方	五季		五脏	五腑	五官	五体	五志	五液	五脉
角	平旦	酸	青	生	风	东	春	木	肝	胆	目	筋	怒	泪	弦
徵	日中	苦	赤	长	暑	南	夏	火	心	小肠	舌	脉	喜	汗	洪
宫	日西	甘	黄	化	湿	中	长夏	土	脾	胃	口	肉	思	涎	缓
商	日入	辛	白	收	燥	西	秋	金	肺	大肠	鼻	皮毛	悲	涕	浮
羽	夜半	咸	黑	藏	寒	北	冬	水	肾	膀胱	耳	骨	恐	唾	沉

《素问·阴阳应象大论》说："东方生风，风生木，木生酸，酸生肝，肝生筋……"将东方、风气、酸味等与肝联系起来，由此构建了人与自然环境的统一体。在这个统一体中，以五行属性为桥梁，对自然界的方位、气候、五味与人体的五脏进行了广泛联系和沟通，使人体的生命活动与自然环境有机地联系在一起，用以说明人体与自然环境的统一。

二、五行学说的基本内容

五行学说的基本内容，包括五行相生、相克、制化、相乘、相侮和母子相及。其中五行的相生相克，代表自然界事物或现象之间的正常关系。五行制化，是相生与相克结合，以维持自然界事物或现象之间的协调平衡状态的机制。五行的相乘、相侮及母子相及是五行之间异常的生克变化，主要用于阐释自然界事物或现象之间协调平衡状态失调的异常现象。

（一）五行的正常关系

五行生克是事物运动变化的正常规律，在自然界属于正常情况，在人体则属于生理现象。

课堂互动

请尝试描述每一行的"生我""我生"和"克我""我克"4个方面的联系。

1. 相生 生，即资生、助长、促进之意。五行相生，指五行之间存在着有序的依次递相资生、助长、促进的关系。其说明了事物之间正常的资生关系。

五行相生的次序：木生火，火生土，土生金，金生水，水生木。

在五行相生关系中，任何一行都具有"生我"和"我生"两方面的关系。《难经》将此关系比喻为母子关系："生我"者为母，"我生"者为子。因此，五行相生，实际上是指五行中的某一行对其子行的资生、促进和助长。以火为例：由于木生火，故"生我"者为木，木为火之"母"；由于火生土，故"我生"者为土，土为火之"子"。木与火是母子关系，火与土也是母子关系。

2. 相克 克，即克制、制约、抑制之意。五行相克，指五行之间存在着有序的间隔递相克制、制约的关系。其说明了事物之间正常的制约关系（图2-1）。

五行相克的次序：木克土，土克水，水克火，火克金，金克木。

在五行的相克关系中，任何一行都具有"克我"和"我克"两方面的关系。《内经》称之为"所不胜"和"所胜"关系；"克我"者，为我的"所不胜"；"我克"者是我的"所胜"。因此，五行相克，实际上是指五行中的某一行对其所胜行的克制和制约。以木为例：由于金克木，故"克我"者为金，金是木的"所不胜"；由于木克土，故"我克"者为土，土是木的"所胜"。

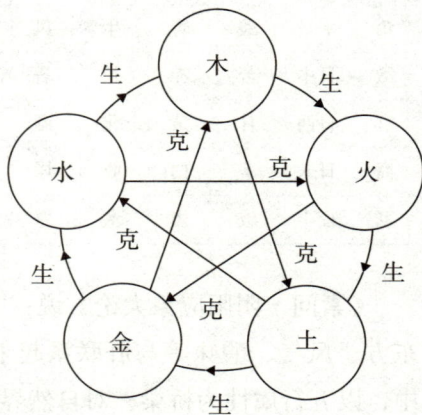

图2-1 五行生克图

3. 制化

（1）五行制化的概念 制，即制约、克制；化，即化生、变化。五行制化，是指五行之间既有资助、促进，又存在着制约、拮抗的对立统一关系，从而维持事物间平衡协调，推动事物间稳定有序的变化和发展。

（2）五行制化的意义　五行制化，源于《素问·六微旨大论》"亢则害，承乃制，制则生化"之论。制化属五行相生相克结合的自我调节，是五行的相生和相克两种关系协调并存的状态，是维持五行之间动态平衡不可缺少的两种方式。没有生则没有事物的发生发展；没有克则事物就过分亢奋而为害、为病。只有生中有克、克中有生，相反相成，协调平衡，事物才能生化不息，生命功能才能正常维持。正如张介宾《类经图翼》所说："造化之机，不可无生，亦不可无制。无生则发育无由，无制则亢而为害。"

由于五行中每一行都存在着"生我""我生"和"克我""我克"4个方面的联系，因此，对每一行来说都是克中有生、生中有克，形成五行间既相互生化，又相互制约的"制化"关系。

考点链接

下列说法中，不符合五行相生规律的是（　　　）

A.木为水之子　　　　B.水为木之母　　　　C.火为土之母

D.土为金之子　　　　E.火为木之子

答案：D

解析：五行相生关系中"土生金"，故土为金之母。

（3）五行制化的规律　五行之中某一行过亢之时，必然随之有制约，以防止"亢而为害"。即在相生中有克制，在克制中求发展，维持事物的生化不息。以木为例，木能克土，但土能生金，金又克木，通过这种调节，使木既不能过度克土，又不能过度被金所克。其余类推。也就是说，五行之中只要有一行过分亢盛，必然接着有另一行来克制它，从而实现五行之间新的协调和稳定。再以火为例：在正常情况下，水克火，但是火能生土，而土有克制水的作用，从而使水对火的克制不致太过而造成火的偏衰；同时，水生木，火生土，而土克水，削弱水对木的资生，从而使木对火的促进不会太过，以保证火不会发生偏亢。其他四行，依次类推。可见，五行学说是以生和克的关系来说明各子系统之间的复杂关系，从而防止任何一方太过或不及，以维持五行整体系统的动态平衡。

（二）五行的异常关系

五行的异常关系有相乘、相侮、母子相及，相乘和相侮是五行之间的相克关系异常，母子相及是五行之间的相生关系异常。

1.五行相乘　乘，凌也，即欺负，是以强凌弱的意思。五行相乘是指五行中某一行对其所胜一行过度克制。

相乘的次序与相克的次序相同，即木乘土，土乘水，水乘火，火乘金，金乘木。

引起相乘的原因有"太过"与"不及"两个方面。

太过导致的相乘，是指五行中的某一行过于亢盛，可对其所胜一行进行超过正常限度的克制，引起被克的一行虚弱，从而引起五行之间的协调关系异常。以木克土为例：若木气过于亢盛，则对土克制太过，可致土的不足。这种由于木的亢盛而引起的相乘，称为"木旺乘土"。

考点链接

下列属于相乘传变的是（　　　　）

A. 肺病及肾　　　　　B. 肺病及心　　　　　C. 心病及肝

D. 肝病及肾　　　　　E. 脾病及肾

答案：E

解析：脾属土，肾属水，五行相克关系为"土克水"，其发生相乘的次序与相克次序一致。

不及导致的相乘，是指五行中的某一行过于虚弱，难以抵御其所不胜一行正常限度的克制，使其本身更显虚弱。例如，由于土本身的不足，木虽然处于正常水平，土仍难以承受木的克制，因而造成木乘虚侵袭，使土更加虚弱。这种由于土的不足而引起的相乘，称为"土虚木乘"。

相乘与相克虽然在次序上相同，但本质上是有区别的。相克是五行之间的正常克制关系，而相乘是五行之间的异常制约现象。在人体，相克表示生理现象，相乘表示病理现象。

2. 五行相侮 侮，为欺侮、欺凌之意。五行相侮指五行中某一行对其所不胜一行的反向制约和克制，又称为"反克"或"反侮"。

五行相侮的次序与相克、相乘的方向相反，即木侮金、金侮火、火侮水、水侮土、土侮木。

导致相侮的原因，也有"太过"和"不及"两个方面。

太过所致的相侮，是指五行中的某一行过于强盛，使原来克制它的一行不仅不能克制它，反而受它的反向克制。例如，木行特别强盛，不仅不受金行的克制，反而对金行进行克制（即反克），这种现象称为"木旺侮金"。

不及所致的相侮，是指五行中的某一行过于虚弱，不仅不能制约其所胜的一行，反而受到其所胜一行的反克。例如，当金行过度虚弱时，则金行不仅不能克制木行，反而被木行所克，称为"金虚木侮"。

知 识 链 接

比较乘侮的异同及联系

同：皆是相克异常的表现，形成原因都有太过和不及两个方面。

异：次序不同，相乘次序与相克相同，相侮次序与相克相反。

联系：乘侮可同时发生。

相乘和相侮都是不正常的相克现象，两者之间既有区别又有联系。相乘与相侮的主要区别：前者是按五行的相克次序发生的过度克制；后者是与五行相克次序发生相反方向的克制现象。两者之间的联系：乘侮可以同时发生，即在其发生相乘时也可发生相侮，发生相侮时也可以发生相乘。例如，木过强时，既可以乘土，又可以侮金；金虚时，既可以受到木的反侮，又可以受到火乘。

3. 母子相及 五行的母子相及，包括母病及子和子病及母两种情况。

（1）母病及子 指五行中作为母的一行异常，波及子的一行，导致母子两行皆异常。其发生顺序和方向与相生次序一致。如水生木，水为母，木为子，水不足无力生木，则水竭木枯而母子皆衰。

（2）子病及母 指五行中作为子的一行异常，影响母的一行，导致母子两行皆异常。其发生顺序和方向与相生关系相反。如木生火，木为母，火为子，火过旺，耗木过多致木不足，生火无力，结果母子皆不足。

案例分析

李某，女，58岁，先有咳嗽、痰多、气喘、自汗等痰浊阻肺、肺气虚的症状，后又出现了不思饮食、便溏、脘腹胀满等脾胃失健的症状。分析这是发生了哪种传变？

辨析：这种传变次序为子病及母，肺五行属金，脾属土，土为母，金为子，肺病及脾是子病及母。

三、五行学说在中医学中的应用

五行学说在中医学领域中的应用，主要是运用五行的特性来研究分析人体的形体结构及其功能，总结外界环境各种要素的五行属性；运用五行的生克制化规律来阐述人体五脏系统之间局部与局部、局部与整体，以及人与外界环境的相互关系；用五行乘侮规律来说明疾病的发生发展规律和自然界五运六气的变化规律，它对指导临床诊断、治疗疾病和养生康复都有着实际意义。五行学说符合中医学关于人体及人与外界环境是一个统一整体的论证，使中医学的整体观念更进一步系统化。

（一）在生理方面的应用

五行学说在中医学领域中被广泛用于认识和解决生命健康和疾病问题，主要表现在如下几个方面。

1. 确立天人合一的五脏系统　运用五行学说，构建了以五脏为中心、内外联系的天人合一的五脏系统。把人体与外界环境四时、五气，以及饮食五味等联系为一个整体。这种天人合一的五脏系统，体现了天人相应的整体观念，说明人体与外在环境之间相互联系的统一性。

2. 说明五脏的生理功能　运用五行学说，将人体的内脏分别归属于五行，以五行的特性来说明五脏的生理功能。如木有生长、升发、舒畅、条达的特性，肝喜条达而恶抑郁，有疏通气血、调畅情志的功能，故肝属木。火有温热、向上、光明的特性，心阳有温煦之功，故心属火。土性敦厚，有生化万物的特性，脾主运化水谷，化生精微，以营养脏腑形体，为气血生化之源，故脾属土。金性清肃收敛，肺具清洁肃降之性，以清肃下降为顺，故肺属金。水具有滋润、下行、闭藏的特性，肾主闭藏，有藏精、主水等功能，故肾属水。

3. 说明五脏之间的相互关系　五脏的五行归属，不仅在一定程度上阐明了五脏的功能和特性，而且还可根据五行生克制化理论，说明五脏生理功能之间的某些相互资生和相互制约的关系。

✐ 考点链接

根据五行生克规律，肺的所不胜是（　　　　）

　　A. 脾　　　　　　　B. 心　　　　　　　C. 肾

　　D. 肝　　　　　　　E. 胆

答案：B

解析：五行相克《内经》称为"所胜"和"所不胜"，肺属金，火克金，心属火，故其"所不胜"为心。

五脏之间相互资生关系：木生火，即肝木生心火，如肝藏血的功能正常有助于心主血脉功能的正常发挥。火生土，即心火温脾土，如心主血脉功能正常，血能营脾，脾才能发挥主运化、生血、统血的功能。土生金，即脾土助肺金，如脾气健运，化生气血，转输精微以充肺，促进肺主气的功能，使之宣肃正常。金生水，即肺金养肾水，如肺气肃降有助肾藏精、纳气、主水之功。水生木，即肾水滋肝木，如肾之藏精可养肝之阴血，以助肝功能的正常发挥。

知 识 链 接

《难经经释》说，"邪扶生气而来，虽进而易退"（母病及子），"受我之气者，其力方旺，还而相克，来势必甚"（子病及母）。

五脏之间的相互制约关系：如肝属木，脾属土，木克土，即肝木能制约脾土，肝气条达可疏泄脾气之壅滞。脾属土，肾属水，土克水，即脾土能制约肾水，脾土的运化能防止肾水的泛滥。肾属水，心属火，水克火，即肾水能制约心火，肾水上济于心可以防止心火之亢烈。心属火，肺属金，火克金，即心火能制约肺金，心火之阳热可抑制肺气清肃之太过。肺属金，肝属木，金克木，即肺金能制约肝木，肺气清肃可抑制肝阳的上亢。

五脏中每一脏都具有生我、我生、克我、我克的关系。五脏之间的生克制化，说明每一脏在功能上有他脏的资助，不至于虚损，又能克制另外的脏器，使其不致过亢。本脏之气太盛，则有他脏之气制约；本脏之气虚损，则又可由他脏之气补充。如脾（土）之气，其虚则有心（火）生之，其亢则有肝木克之；肺（金）气不足，土可生之；肾（水）气过亢，土可克之。这种生克关系把五脏紧紧联系成一个整体，从而保证了人体内环境的对立统一。

（二）说明五脏病变的传变规律

由于人体是一个有机整体，五脏之间是相互资生、相互制约的，因而在病理上必然相互影响，本脏之病可以传至他脏，他脏之病也可以传至本脏，这种病理上的相互影响称为传变，可用五行学说母子相及、相乘、相侮等理论来阐释。

1. 母子相及的病理传变　母子相及的病理传变是指五脏之间的相生关系遭到破坏所导致的传变现象。临床上存在"母病及子"和"子病犯母"两种类型。

（1）母病及子　母病及子是指疾病从母脏波及子脏的传变，即先有母脏的病变后有子脏的病变。如脾属土，肺属金，土能生金，故脾为母脏，肺为子脏，脾病及肺，即属母病及子。临床上常见的脾胃（土）虚衰日久，患者在长期食欲不振、脘腹疼痛不适、便溏或泄泻的基础上，反复感冒，进而出现咳嗽、咳痰、气喘等肺（金）病，即属于母（脾土）病及子（肺金）的病传过程。由于相生的关系，病情虽有发展，但相互资生作用不绝，故病情较轻。

（2）子病犯母　子病犯母是指疾病从子脏波及母脏的传变，又称"子盗母气"或"子病累母"，即先有子脏的病变，后有母脏的病变。如肾属水，肝属木，水能生木，故肾为母脏，肝为子脏，肝病及肾，即为子病犯母。临床上肝病日久，累及于肾，出现腰膝酸软、头晕耳鸣、夜梦遗精或月经不调的肾虚之症，这一病理传变过程即属于子（肝木）病犯母（肾水）的病传过程。

疾病按相生规律传变有轻重之分："母病及子"为顺，其病轻；"子病犯母"为逆，其病重。

2. 相乘相侮的病理传变　相乘相侮的病理传变是指五脏之间相克关系失常时所导致的传变现象。临床可归纳为相乘传变和相侮传变两种类型。

（1）相乘传变　相乘是相克太过为病。引起五脏相乘的原因有二：一是某脏太盛，而使其所胜之脏受到过分的克伐；二是某脏过弱，不能耐受其所不胜之脏的正常克制，从而出现相对克伐太过。如以肝木和脾土两脏的相克关系来说，由于肝气郁结或肝气上逆，影响脾胃运化功能，临床表现既有眩晕头痛、烦躁易怒、胸胁苦满等肝气横逆症状，又有脘腹胀痛、厌食、大便溏泄或不调等脾虚之候，以及纳呆、嗳气、吞酸、呕吐等胃失和降症状，称之为"木旺乘土"，即肝木克伐脾胃，先有肝的病变，后有脾胃的病变。或者，先有脾胃虚弱，不能耐受肝气的克伐，出现头晕乏力、纳呆嗳气、胸胁胀满、腹痛腹泻时，称为"土虚木乘"。

（2）相侮传变　又称反侮，是反向克制为害。形成五脏相侮亦有两种情况：由于某脏过于强盛，导致其所不胜之脏无力克制而反被克制；或是由于某脏虚损，导致其所胜之脏对其的反克。如木火刑金，由于肝火偏旺，影响肺气清肃，临床表现既有胸胁疼痛、口苦、烦躁易怒、脉弦数等肝火过旺之症，又有咳嗽、咳痰，甚或痰中带血等肺失清肃之候。肝病在先，肺病在后，肝属木，肺属金，金能克木。今肝木太过，反侮肺金，其病由肝传肺。病邪从被克之脏传来，此属相侮规律传变。

一般认为，按相克规律传变时，相乘传变病情较重，而相侮传变病情较轻。

总之，五脏之间的传变规律，可以用五行生克乘侮规律来解释。如肝有病可以传心，称为母病及子；传肾，称为子病犯母。这是按相生规律传变，其病轻浅，《难经》称为"顺传"。若肝病传脾，称为木乘土；传肺，称为木侮金。这是按乘侮规律传变，其病深重，《难经》称为"逆传"。

需要指出的是，疾病的发生、发展与变化，与受邪的性质、患者的禀赋的强弱，以及各个疾病本身的发生发展规律之差异密切相关，所以疾病的五脏传变次序，并不完全符合五行的生克规律，临证切不可生搬硬套，应根据具体病情加以分析，灵活运用五行学说的原理。

（三）用于指导疾病的诊断

人体是一个有机整体，当脏腑有病时，人体内脏功能活动及相互关系的异常变化，可以反映到体表相应的组织器官，出现色泽、声音、形态、脉象等诸方面的异常变化。五行学说将人体五脏与自然界的五色、五音、五味等都做了相应的联系，构成了天人一体的五脏系统。因此，在临床诊断疾病时，就可以综合望、闻、问、切四诊所得的资料，根据事物属性的五行归类和五行生克乘侮的变化规律，来确定五脏病变的部位，推断病情进展和判断疾病的预后。

1. 确定五脏病变部位

（1）据本脏所主之色、味、脉来诊断本脏之病　如面见青色、喜食酸味、脉见弦象，可以诊断为肝病；面见赤色、口味苦、脉象洪，可以诊断为心火亢盛。

（2）据他脏所主之色、味、脉来推测脏腑相兼病变　如脾虚患者而面见青色，为木来乘土，是肝气犯脾；心病患者而面见黑色，为水来乘火等。

2. 推断病情的轻重顺逆

古人还从脉与色之间的生克关系来判断病情的顺逆。色脉相合，其病顺；若色脉不符，得克则死，得生则生。如肝病色青见弦脉，为色脉相合，其病顺；如果不得弦脉反见浮脉，则属相胜之脉，即克色之脉（金克木），其病为逆，预后差；若得沉脉则属相生之脉，即生色之脉（水生木），其病为顺，预后好。但是，在临床实际应用中，对于疾病的诊断及预后的推断，必须坚持"四诊合参"，而非单凭色脉，更不要拘泥于色脉之间的"相生"或"相克"，以免贻误正确的诊断和有效的治疗时机。

（四）用于指导疾病的防治

1. 控制疾病传变　根据五行生克乘侮理论，五脏中一脏有病，常会在不同程度上波及其他四脏而发生传变。因此在治疗时，除对所病的本脏进行治疗外，同时还应依据其传变规律，采取相应的阻断病传的措施，以控制疾病的传变，防止因病传使病情加重。如肝气太过，木旺则必克脾土，病将及脾，此时应在疏肝平肝的基础上预先培其脾气，使肝气得平，脾气得健，阻断来自肝的乘袭，脾胃不伤则病不传，易于痊愈。正如《金匮要略》所说："见肝之病，知肝传脾，当先实脾。"

在临床工作中，既要掌握疾病在发展传变过程中的生克乘侮规律，以根据这种规律及早控制传变和指导治疗，防患于未然，又要根据具体病情而辨证施治。

2. 确定治则治法　五行学说不仅用以说明人体的生理活动和病理现象，而且还可以根据五行相生和相克规律，确定治疗原则和治疗方法。

（1）根据相生规律确定治疗原则及方法

①基本原则：临床上运用相生规律来治疗疾病，主要针对五行之间属于母子关系两脏失常的病证。就疾病性质来而言，母子两脏关系失常，主要有虚证和实证两类。"虚则补其母，实则泻其子"（《难经·六十六难》）为其基本的治疗原则。

知 识 链 接

记忆歌诀

虚则补母可养子，实则泻子可保母；相克太过则抑强，相克不及则扶弱。

虚则补其母：所谓"补母"，是针对母子两脏关系失调中虚证的治疗原则，此时当以补母脏之虚为主。如肝阴虚，可通过补肾阴以生肝木。因为肾为肝母，肾水生肝木，所以补肾水以生肝木。又如肺气虚弱发展到一定程度，可影响脾之健运而导致脾虚。脾土为母，肺金为子，脾土生肺金，所以可用补脾气以益肺气的方法治疗。相生不及，补母则能令子实。

实则泻其子：所谓"泻子"，是针对母子两脏关系失常中实证的治疗原则，此时当以泻子脏之实为主。如肝火炽盛，有升无降，出现肝病实证，肝木是母，心火为子，治疗时可采用泻心法，泻心火有助于泻肝火。

临床上运用相生规律来治疗疾病，除母病及子、子盗母气外，还有单纯子病，均可用母子关系加强相生力量。所以相生治法的运用，主要是掌握母子关系，其原则是"虚则补其母，实则泻其子"。

②治疗方法：根据相生关系确定的治疗方法，常用的有以下几种。

滋水涵木法：是滋养肾阴以补养肝阴的治疗方法，又称滋养肝肾法、滋补肝肾法、乙癸同源法，适用于肝肾阴虚证或肝阳上亢证。表现为头目眩晕，眼干目涩，耳鸣颧红，口干，五心烦热，腰膝酸软，男子遗精，女子月经不调，舌红苔少，脉细弦数等。

知 识 链 接

在五脏配属五行中，火指心。但自命门学说兴起后，对机体的温煦作用多的命门之火的作用，即肾阳的作用。

益火补土法：是温肾阳而补脾阳的治疗方法，又称温肾健脾法、温补脾肾法，适用于肾阳衰微而致脾阳不振之证。表现为畏寒，四肢不温，纳减腹胀，泄泻，浮肿等。这里必须说明，就五行生克关系而言，心属火、脾属土。火不生土应当是心火不生脾土。但是，临床所说的"火不生土"多是指命门之火（肾阳）不能温煦脾土的脾肾阳虚之证，少指心火与脾阳的关系。

培土生金法：是健脾生气以补益肺气的治疗方法，又称补养脾肺法，适用于脾气虚衰，生气无源，以致肺气虚弱之候。表现为久咳不已，痰多清稀，或痰少而黏，食欲减退，大便溏薄，四肢乏力，舌淡脉弱等。若肺气虚衰，兼见脾运不健者，亦可应用。

金水相生法：是滋养肺肾之阴的治疗方法，又称补肺滋肾法。金水相生是肺肾同治的方法，有"金能生水，水能润金之妙"（《时病论·卷之四》）。适用于肺阴虚不能输布津液以滋肾阴，或肾阴不足，精气不能上滋于肺，而致肺肾阴虚者。表现为咳嗽气逆，干咳或咳血，喑哑，骨蒸潮热，口干，盗汗，遗精，腰酸腿软，身体消瘦，舌红苔少，脉细数等。

（2）根据相克规律确定治疗原则及方法

①基本原则：运用五行相克理论指导疾病的治疗，主要针对五行之间属于相克关系失常的病证。无论是相克关系失常中的"相乘"或者"相侮"，都有一方太盛或者一方太弱的情况。因此，在治疗上必须抑制太盛的一方，扶助太弱的一方，才能使其复归正常的相克关系，此即为"抑强、扶弱"的治疗原则。

抑强：用于相克太过引起的相乘和相侮。如肝气横逆，乘脾犯胃，出现肝脾不调、肝胃不和之证，称为木旺乘土，治疗应以疏肝、平肝为主。或者木本克土，若土气壅滞，脾胃湿热或寒湿壅脾，不但不受木克，反而侮木，致使肝气不得条达，称为土壅木郁，治疗当以运脾祛除湿邪为主。抑制其强者，则被克者的功能自然易于恢复。

扶弱：用于相克不及引起的相乘和相侮。如脾胃虚弱，肝气乘虚而入，导致肝脾不和，称为土虚木乘，治疗应以健脾益气为主。又如土本克水，但由于脾气虚弱，不仅不能制水，反遭肾水的反克，出现水湿泛滥之证，称为土虚水侮，治疗应以健脾为主。扶助弱者，加强其力量，可以恢复脏腑的正常功能。

②治疗方法：根据相克规律确定的治疗方法，常用的有以下几种。

抑木扶土法：是疏肝健脾或平肝和胃以治疗肝脾不和或肝气犯胃的方法，又称疏肝健脾法、平肝和胃法，适用于木旺乘土或土虚木乘之证。表现为胸闷胁胀，不思饮食，腹胀肠鸣，大便或秘或溏，或脘痞腹痛，嗳气，矢气等。临床应用时，应根据具体情况的不同而对抑木和扶土法有所侧重。

培土制水法：是用温运脾阳或温肾健脾以治疗水湿停聚为病的方法，又称温肾健脾法，适用于脾虚不运、水湿泛滥而致水肿胀满之候。

课堂互动

请运用五行学说将机体的脏腑组织、形体官窍、情志等进行归类。

佐金平木法：是滋肺阴清肝火以治疗肝火犯肺病证的方法，又称泻肝清肺法，适用于肝火偏盛，影响肺气清肃之证，又称"木火刑金"。表现为胁痛，口苦，咳嗽，痰中带血，急躁烦闷，脉弦数等。

泻南补北法：即泻心火滋肾水以治疗心肾不交病证的方法，又称泻火补水法、滋阴降火法。适用于肾阴不足，心火偏旺，水火不济，心肾不交之证。表现为腰膝酸痛，心烦失眠，遗精等。因心主火，火属南方，肾主水，水属北方，故称泻南补北法。但必须指出，肾为水火之脏，肾阴虚亦能使相火偏亢，出现梦遗、耳鸣、喉痛、咽干等，也称水不制火，这种属于一脏本身水火阴阳的偏盛偏衰，不能与五行生克中的水不克火混为一谈。

3. 指导脏腑用药　不同的药物，有不同的颜色与气味，色有青、赤、黄、白、黑"五色"，味有酸、苦、甘、辛、咸"五味"。五行学说理论认为，同一行的具有某种色、味的药物，常常与同一行的脏腑组织存在着某种"亲和"关系，并能调整同一行脏腑组织的功能失调状态。即：青色、酸味的药物属木，能归走并作用于肝，如芍药、山茱萸味酸可滋养肝血；赤色、苦味的药物属火，能归走并作用于心，如朱砂入心能安心神；黄色、甘味的药物属土，能归走并作用于脾，如黄芪、白术能健脾补气；白色、辛味的药物属金，能归走并作用于肺，如石膏入肺以清肺泄热；黑色、咸味的药物属水，能归走并作用于肾，如玄参、生地黄入肾以滋养肾阴等。需要指出的是，临床用药，除色味外，还必须结合药物的四气、升降浮沉等理论综合分析，辨证应用。

4. 指导针灸取穴　在针灸疗法上，将手足十二经四肢末端的穴位分属于五行，即井、荥、输、经、合五种穴位属于木、火、土、金、水五行。临床根据不同的病情以五行生克乘侮规律进行选穴治疗。

5. 指导情志疾病的治疗　根据五行学说的相克理论，运用"以情胜情"的精神疗法，治疗因情志内伤所致的某些慢性疾病。人的情志活动属五脏功能之一，而情志活动异常，又会损伤相应的内脏。由于五脏之间有着相克关系，所以人的情志变化也存在着相互抑制的，临床上可以运用不同情志变化的相互抑制关系来达到治疗目的，称为"五志相胜"。如"怒伤肝，悲胜怒……喜伤心，恐胜喜……思伤脾，怒胜思……忧伤肺，喜胜忧……恐伤肾，思胜恐"（《素问·阴阳应象大论》），即所谓以情胜情的精神疗法。

临床上依据五行生克规律治疗疾病，确有其一定的实用价值。但是，并非所有的疾病都适用五行生克规律，不要机械地生搬硬套。换言之，在临床上既要正确地掌握五行生克规律，又要根据具体病情进行辨证施治，灵活运用。

复习思考

【 A1 型题 】

1. 天气万物相互联系的中介是（　　　）

    A. 天气　　　　　　　　　B. 地气　　　　　　　　　C. 精气

    D. 阴阳　　　　　　　　　E. 阳气

2. 以下对阴阳概念的描述，最确切的是（　　　）

    A. 阴和阳是中国古代的两点论

    B. 阴和阳就是矛盾

    C. 阴和阳代表对立的事物

    D. 阴和阳代表既对立又相互关联的事物属性

    E. 阴和阳说明关联的事件

3. 《内经》中提到阴阳之"征兆"指的是（　　　）

    A. 上与下　　　　　　　　B. 内与外　　　　　　　　C. 动与静

    D. 寒与热　　　　　　　　E. 水与火

4. 昼夜分阴阳，则属于阴中之阴的时间是（　　　）

    A. 上午　　　　　　　　　B. 下午　　　　　　　　　C. 上半夜

    D. 下半夜　　　　　　　　E. 以上均不是

5. "阴在内，阳之守也；阳在外，阴之使也。"这说明阴阳之间的关系是（　　　）

    A. 对立制约　　　　　　　B. 互根互用　　　　　　　C. 消长平衡

    D. 相互转化　　　　　　　E. 以上都不是

6. "阴胜则阳病，阳胜则阴病"，这种阴阳消长现象属于（　　　）

    A. 此长彼消　　　　　　　B. 此消彼长　　　　　　　C. 此长彼长

    D. 此消彼消　　　　　　　E. 以上均不是

7. "孤阴不生，独阳不长"说明了阴阳之间的哪种关系（　　　）

    A. 对立制约　　　　　　　B. 互根互用　　　　　　　C. 消长平衡

    D. 相互转化　　　　　　　E. 以上都不是

8. 下列何项生理功能属于阳（　　　）

    A. 滋润　　　　　　　　　B. 收敛　　　　　　　　　C. 抑制

    D. 推动　　　　　　　　　E. 凝聚

9. "热者寒之"说明了阴阳之间的何种关系（　　　）

    A. 阴阳对立　　　　　　　B. 阴阳互根　　　　　　　C. 阴阳消长

    D. 阴阳转化　　　　　　　E. 以上都不是

10. "寒极生热"说明了阴阳之间的何种关系（　　　）

  A. 阴阳对立　　　　　　B. 阴阳互根　　　　　　C. 阴阳消长

  D. 阴阳转化　　　　　　E. 以上都不是

11. 下列不属于阳者的是（　　　）

  A. 色青、白　　　　　　B. 脉浮大　　　　　　C. 声高、粗

  D. 色鲜明　　　　　　E. 气粗

12. "阴阳离决，精气乃绝"指阴阳之间何种关系被破坏（　　　）

  A. 阴阳对立　　　　　　B. 阴阳互根　　　　　　C. 阴阳消长

  D. 阴阳转化　　　　　　E. 以上都不是

13. "益火之源，以消阴翳"治法适用于（　　　）

  A. 实热证　　　　　　B. 虚热证　　　　　　C. 实寒证

  D. 虚寒证　　　　　　E. 以上都不是

14. 引起虚热证的阴阳失调是（　　　）

  A. 阳偏盛　　　　　　B. 阳偏衰　　　　　　C. 阴偏盛

  D. 阴偏衰　　　　　　E. 阴胜则阳病

15. 对阴阳偏衰采用的治疗原则是（　　　）

  A. 损其有余　　　　　　B. 补其不足　　　　　　C. 寒者热之

  D. 热者寒之　　　　　　E. 调整阴阳

16. 五行中"木"的特性是（　　　）

  A. 曲直　　　　　　B. 炎上　　　　　　C. 稼穑

  D. 从革　　　　　　E. 润下

17. 下述说法，哪一项不是"金"的特性（　　　）

  A. 从革　　　　　　B. 沉降　　　　　　C. 肃杀

  D. 寒凉　　　　　　E. 收敛

18. 下列事物属于五行之"土"的是（　　　）

  A. 春季　　　　　　B. 夏季　　　　　　C. 长夏

  D. 秋季　　　　　　E. 冬季

19. 下列除哪项外，均属于五行中的"火"（　　　）

  A. 六腑之小肠　　　　　　B. 五化之长　　　　　　C. 五色之赤

  D. 五脉之洪　　　　　　E. 五志之恐

20. 下列不属于母子关系的是（　　　）

  A. 土和水　　　　　　B. 金和水　　　　　　C. 水和木

  D. 火和土　　　　　　E. 木和火

21. 五行中"木"的"母行"是（　　　）

    A. 水　　　　　　　　　　B. 火　　　　　　　　　　C. 土

    D. 金　　　　　　　　　　E. 以上均非

22. 下列错误的说法为（　　　）

    A. 木为水之子　　　　　　B. 水为金之子　　　　　　C. 金为木之所胜

    D. 土为水之所不胜　　　　E. 金为水之母

23. 五行中"金"的"所不胜"一行是（　　　）

    A. 火　　　　　　　　　　B. 水　　　　　　　　　　C. 土

    D. 木　　　　　　　　　　E. 以上均非

24. 土不足时，木对土的过度制约，属于（　　　）

    A. 相克　　　　　　　　　B. 相乘　　　　　　　　　C. 相侮

    D. 母病及子　　　　　　　E. 子病犯母

25. 以下不属于五行相克关系传变的是（　　　）

    A. 木旺乘土　　　　　　　B. 水不涵木　　　　　　　C. 土虚水侮

    D. 木火刑金　　　　　　　E. 土虚木乘

26. 培土生金法的理论基础是（　　　）

    A. 五行相生　　　　　　　B. 五行相克　　　　　　　C. 五行制化

    D. 五行相乘　　　　　　　E. 五行相侮

27. 属于子病及母的是（　　　）

    A. 肺病及肾　　　　　　　B. 肝病及肾　　　　　　　C. 心病及肾

    D. 脾病及肾　　　　　　　E. 肝病及脾

28. 下列各项中属于"实则泻其子"的是（　　　）

    A. 肝实泻肾　　　　　　　B. 肺实泻脾　　　　　　　C. 肝实泻肺

    D. 肝实泻心　　　　　　　E. 心实泻肝

29. 五行学说指导临床诊断，如面见青色、脉为弦脉，则病位在（　　　）

    A. 心　　　　　　　　　　B. 肝　　　　　　　　　　C. 脾

    D. 肺　　　　　　　　　　E. 肾

【A2 型题】

30. 患者久病咳喘，痰稀白，舌苔白腻，因过服温燥药，今咳喘加重，痰黄稠，舌苔黄腻。此病证变化属于（　　　）

    A. 阴虚阳亢　　　　　　　B. 阴损及阳　　　　　　　C. 阳消阴长

    D. 阳证转阴　　　　　　　E. 阴证转阳

31. 李某，男，47 岁，已患肺痨 10 余年，既出现肾阴虚症状又出现肺阴虚症状。应

采取哪种方法治疗（ ）

    A. 滋水涵木法　　　　　　B. 益火生土法　　　　　　C. 金水相生法

    D. 培土生金法　　　　　　E. 佐金平木法

【B 型题】

    A. 阴阳说　　　　　　　　B. 水地说　　　　　　　　C. 五行说

    D. 元气说　　　　　　　　E. 云气说

32. 古代哲学中，气的概念源自（ ）

33. 古代哲学中，精的概念源自（ ）

    A. 普遍性　　　　　　　　B. 可分性　　　　　　　　C. 相对性

    D. 相关性　　　　　　　　E. 统一性

34. "阴阳者，天地之道也"，是说明阴阳的（ ）

35. "阴阳者，数之可十，推之可百……"是说明阴阳的（ ）

36. 将上与左、寒与升等来分阴阳毫无意义，这说明阴阳的（ ）

    A. 阳中之阳　　　　　　　B. 阴中之阴　　　　　　　C. 阴中之阳

    D. 阳中之阴　　　　　　　E. 阴中之至阴

37. 在五脏部位的阴阳属性中，肝为（ ）

38. 在昼夜的阴阳属性中，下午属（ ）

    A. 酸　　　　　　　　　　B. 苦　　　　　　　　　　C. 甘

    D. 辛　　　　　　　　　　E. 咸

39. 五味中属于"水"的味是（ ）

40. 五味中属于"木"的味是（ ）

41. 五味中属于"火"的味是（ ）

    A. 益火补土法　　　　　　B. 金水相生法　　　　　　C. 抑木扶土法

    D. 培土制水法　　　　　　E. 泻南补北法

42. 肾阳虚不能温脾，以致脾阳不振，其治疗方法为（ ）

43. 肾阴不足，而心火偏亢，以致心肾不交，采取的治疗方法是（ ）

44. 肝旺脾虚的治疗方法是（ ）

    A. 相克　　　　　　　　　B. 相乘　　　　　　　　　C. 相侮

    D. 母病及子　　　　　　　E. 子病及母

45. 肝火犯肺，属于（ ）

46. 脾病传肾，属于（ ）

扫一扫，看答案

扫一扫，看课件

模　块　三

藏　　象

【学习目标】

　　掌握藏象的概念及脏腑的特点；五脏的生理功能；六腑的生理功能。

　　熟悉五脏、六腑、奇恒之腑的比较；五脏的生理特性，五脏与形、窍、态、液的联系。

　　了解藏象学说的形成；五脏的解剖形态，五脏主时理论，五脏的病理变化；奇恒之腑的生理功能。

　　"藏象"二字，首见于《素问·六节藏象论》。藏，是指藏于体内的内脏。《内经》曾明确而统一地将人体内脏区分为五脏、六腑和奇恒之腑三类。心、肝、脾、肺、肾合称五脏，胆、胃、大肠、小肠、三焦、膀胱统称六腑，脑、髓、骨、脉、胆和女子胞名之曰奇恒之腑。"象"其意义有二：一是指内脏的解剖形态，二是指表现于外的生理功能和病理现象。所谓藏象，是关于内脏的位置形态、生理功能、病理变化以及脏腑间关系、脏腑与外环境统一性的综合概念。

　　藏象学说是研究人体各个脏腑的生理功能、病理变化及其相互关系的学说。它是历代医家在医疗实践的基础上，在阴阳五行学说的指导下，概括总结而成的，是中医学理论体系中极其重要的组成部分。

　　藏象学说的形成，主要有三个方面：一是来源于古代的解剖知识。如《灵枢·经水》中说："夫八尺之士，皮肉在此，外可度量切循而得之，其死，可解剖而视之。其脏之坚脆，腑之大小，谷之多少，脉之长短，血之清浊……皆有大数。"二是源于长期对人体生理、病理现象的观察。例如因皮肤受凉而感冒，会出现鼻塞、流涕、咳嗽等症状，因而认识到皮毛、鼻窍和肺之间存在着密切联系。三是长期医疗经验的总结，如从一些补肾药能加速骨折愈合的认识中产生了"肾主骨"之说。

藏象学说中，"五脏"的主要生理特点是化生和贮藏精气；"六腑"的生理特点是受盛和传化水谷；"奇恒之腑"的共同生理特点是其不与水谷直接接触，而是一个相对密闭的组织器官，具有类似于脏的贮藏精气的作用。如《素问·五脏别论》说："所谓五脏者，藏精气而不泻也，故满而不能实。六腑者，传化物而不藏，故实而不能满也。"此即对五脏六腑功能的总概括（表3-1）。

表3-1 五脏、六腑、奇恒之腑比较表

	五脏	六腑	奇恒之腑
脏腑名称	心、肺、脾、肝、肾	胆、胃、大肠、小肠、膀胱、三焦	脑、髓、骨、脉、胆、女子胞
形态特点	实体性器官	管腔性器官	形多中空，类似于腑
功能特点	藏精气（化生和贮藏精气）	传化物（受纳和传导水谷）	内藏精气，类似于脏
活动特点	藏而不泻，满而不实	泻而不藏，实而不满	似脏非脏，似腑非腑

藏象学说的主要特点是以五脏为中心的整体观。这一整体观体现在：一是以脏腑分阴阳，一阴一阳相表里，脏与腑是一个整体，如心与小肠、肺与大肠、脾与胃、肝与胆、肾与膀胱互为表里。二是五脏与形体诸窍联结成一个整体。按照藏象学说的理论：心，其华在面，其充在血脉，开窍于舌；肺，其华在毛，其充在皮，开窍于鼻；脾，其华在唇，其充在肌，开窍于口；肝，其华在爪，其充在筋，开窍于目；肾，其华在发，其充在骨，开窍于耳和二阴。三是五脏的生理活动与精神情志密切相关。人的精神情志与意识思维活动是大脑的功能，这在《内经》等文献已有所记载。《素问·宣明五气》中"心藏神，肺藏魄，肝藏魂，脾藏意，肾藏志"，进一步把人的精神意识和思维活动加以科学分类，探讨其与各脏生理活动的关系。四是五脏生理功能之间的平衡协调，是维持机体内在环境相对恒定的重要环节；同时，通过五脏与形体诸窍的联系、五脏与精神情志活动的关系，来沟通内外环境之间的联系，维持着内外环境之间的相对平衡协调。

知 识 链 接

记忆歌诀

脏居于内形外见，取名藏象来体现。精华之气归五脏，藏而不泻为特点。
六腑专司传化物，泻而不藏是为权。脑髓骨脉胆胞宫，奇恒之腑有专篇。

另外，中医学每一个脏腑的含义，不单纯是一个解剖学概念，亦不单纯是指解剖学上的某一个具体脏器，而主要是一个生理学、病理学的概念。在藏象学说理论形成的初期，主要着眼点在于脏腑生理或病理表现于外的征象，而略于脏腑形态学的观察。因此，中医学所说的心、肺、脾、肝、肾等，虽然与西医解剖学脏器的名称相同，但在生理活动、病理表现方面却有很大的差别。中医学中某一个脏器的生理功能可能包含着解剖学中几个脏器的生理功能；而解剖学中的某一个脏器的生理功能，可能分散在藏象学说的某几个脏腑的生理功能中。故而，中医学所说的脏腑具有多功能的特点。例如，中医学所说的心，除了包括西医学所说的心脏功能外，还包括西医学所说的神经系统的部分生理功能；而西医学所说的中枢神经系统的功能，则与中医学所说的多个脏腑的功能有关，如心、肝、脾、肺、肾、胆等。这点是需要注意的。

项目一　五　脏

心、肺、脾、肝、肾称为五脏，加上心包络又称六脏。但习惯上把心包络附属于心，称五脏即概括了心包络。五脏具有化生和贮藏精气的共同生理功能，同时又各有专司，且与躯体官窍有着特殊的联系，形成了以五脏为中心的特殊系统。五脏共同的生理功能是化生和贮藏精气，以及藏神、主志。其中，心的生理功能又起着主宰作用。

五脏的生理功能，虽然各有所司，但有其共同点，主要体现于以下两个方面：一是五脏都与精神活动有关。如《灵枢·本脏》说："五脏者，所以藏精神血气魂魄也。"这就是说，心、肺、脾、肝、肾五脏都与精神活动有密切关系，这里所说的"精神血气魂魄"，即代表着不同的精神活动，并分别归属于五脏。如"心藏神""肺藏魄""脾藏意""肝藏魂""肾藏志"等。二是五脏是维持人体内部的生理功能恒定和维持体内外平衡的中心。

五脏的生理特性，是指五脏生理功能的特有性质，是根据每个脏的形质居位、生理功能、病理变化、治则用药及其与四时气候变化特点的关系等方面所做的综合的、高度的概括。其主要体现在以下三个方面：一是运用阴阳五行学说来概括其生理特性；二是以脏腑的气机升降出入特点来概括说明；三是基于对五脏生理功能的认识和对五脏病变的医疗经验的总结，以五脏苦欲或五脏喜恶来说明其特性。

五脏的生理功能和生理特性既有区别，又紧密联系。在临床应用上常把二者相结合，用以说明其病理特点，对五脏病证诊察、治疗及方药等的运用均有重要的指导意义。

一、心

心，五行属火，阴阳属性为"阳中之阳"，与自然界夏气相通应。心为神之居、血之主、脉之宗，具有主宰人体生命活动的功能，故《内经》称其为"君主之官""五脏六腑之大主""生之本"。

心的主要生理功能为主血脉、主神志。心与小肠相表里，在体合脉，其华在面，开窍于舌，在志为喜，在液为汗。

（一）心的解剖形态

心居于胸腔之内，两肺之间，膈膜之上，脊柱之前。其形圆而下尖，形如倒垂未开之莲蕊，有心包护卫于外。《类经图翼·经络》说："心居肺管之下，膈膜之上，附着脊之第五椎……心象尖圆形，如莲蕊……外有赤黄裹脂，是心包络。"说明中医对心的解剖位置及形态的认识与西医学基本一致。

（二）心的主要生理功能

知 识 链 接

记忆歌诀

心主神志血脉通，开窍于舌面为荣，在液为汗在志喜，君主之官主宰权。

1. 主血脉　主血脉是指心气有主管血脉和推动调控血液在脉道中循行的作用，包括主血和主脉两个方面。

（1）主血　心主血功能包括推动血液运行和参与血液生成两方面。

一是行血以输送营养物质。心气能推动血液运行，以输送营养物质于全身脏腑、形体、官窍，发挥其营养和滋润作用。人体各脏腑、形体、官窍及心脉自身皆有赖于血液的濡养，才能发挥其正常的生理功能，以维持生命活动。血液的正常运行虽与五脏密切相关，但心脏的搏动是血液运行的动力。而心脏的搏动，主要依赖心气的推动和调控作用。心气充沛，心阴与心阳协调，心脏搏动有力，频率适中，节律一致，血液才能正常输布全身，以发挥其濡养作用。

心脏的正常搏动，中医理论认为是依赖于心气。心气充沛，才能维持心力、心率和心律，血液才能在脉中正常运行，而见面色红润、脉象和缓有力。血液的正常运行，也有赖血液本身的充盈；如血液衰少，脉络空虚，同样会直接影响心脏的正常搏动。所以血液的正常运行，必须以心气充沛、血液充盈、脉道通利为前提。

二是心参与血液的生成。《素问·阴阳应象大论》所说的"心主血"，主要是饮食水谷经脾胃的运化，化为水谷之精，水谷之精再化为营气和津液，心属火，火色赤，营气和津液入脉中，经心火（即心阳）的"化赤"作用，变成红色的血液。

（2）主脉　脉即血脉，为血之府，是血液运行的通道。心主脉，是指心气推动和调控心脏的搏动和脉管的舒缩，使脉道通利，血液通畅。心与脉直接相连，互相沟通，形成一个密闭循环的管道系统。心气充沛，心脏有规律地搏动，脉管有规律地舒缩，血液则被输送到全身各脏腑形体官窍，发挥濡养作用，以维持人体正常的生命活动。

心、脉、血三者共同组成一个相对独立的循环于全身的系统，在这个系统中，心气起着主导作用，血液在心气的推动下，在心和脉中不停流动，周而复始，循环往复，如环无端。心气是血液运行的动力，血液是供给人体各脏腑形体官窍营养物质的载体，脉是血液运行的通道。由此可见，心气充沛、血液充盈、脉道通利是正常血液循环必备的三个条件。三者中任何一项发生异常，都会引起血液运行失常。

心主血脉的功能是否正常，可以从面色、舌色、脉象及胸部感觉四个方面反映出来。若心主血脉的功能正常，则面色红润有光泽，舌色淡红荣润，脉象和缓有力、节律均匀、胸部舒畅。若心血亏虚，则面色与舌色皆淡白无华、脉细无力、心悸、心慌。若心火亢盛，则面赤、舌红、舌尖起芒刺、脉数、心中烦热。若心脉瘀阻，则面色灰暗、舌色青紫或见瘀斑、脉涩或结代、胸部憋闷刺痛。

2. 主神志　又称心主神明或心藏神，是指心具有统率人体五脏六腑、形体官窍的一切生理活动和主司人体精神、意识、思维活动的功能。《素问·灵兰秘典论》说："心者，君主之官也，神明出焉。"

神有广义和狭义之分。广义的神，是指整个人体生命活动的外在表现，如面色表情、目光眼神、言语应答、肢体活动等。狭义的神，即心所主之神志，是指人的精神、意识、思维活动，是大脑对外界事物的反映。

心主神志的生理作用有二：一是主宰人体生命活动。人体的脏腑、经络、形体、官窍，各有不同的生理功能，但它们都必须在心神的主宰和协调下，分工合作，才能进行协调统一的正常生命活动，故《灵枢·邪客》称心为"五脏六腑之大主"。心藏神功能正常，人体各脏腑的功能互相协调，彼此合作，则全身安康。若心神不明，人体各脏腑组织功能得不到协调与统一，因而产生紊乱，甚至危及生命。二是主司精神、意识、思维。《灵枢·本神》说："所以任物者谓之心。"任，是接受、担任、负载之意；物，是外界客观事物。心主"任物"是心具有接受处理和反映外界客观事物或信息，从而进行意识、思维和情志活动的生理作用。

人的精神、意识、思维活动，是大脑的生理功能，但藏象学说中则将其归属于五脏，而且主要归属于心的生理功能。古人之所以将心称为"五脏六腑之大主"，是与心主神志的功能分不开的。因此，心主神志的生理功能正常，则精神振奋、神志清晰、思维敏捷；如心主神志的生理功能异常，则出现精神意识思维的异常，出现失眠、多梦、神志不宁或反应迟钝、健忘、精神萎靡等现象。

心主血脉和心主神志的功能是密切相关的。《灵枢·营卫生会》说："血者神气也。"

血液是神志活动的物质基础，心神必须得到心血的濡养才能正常工作。心主血脉的功能正常，心神得以濡养，人则精力充沛、神志清晰、思维敏捷；若心血不足，心神失养，则出现精神恍惚、注意力不集中、记忆力减退、失眠多梦等症状。另外，心主血脉的功能也受心神的主宰，心神清明，则能驭气调控心血的运行，使血液在脉中正常运行。所以心的这两种功能是相互影响的。

（三）心的生理联系

1. 在志为喜 是指心的生理功能和精神情志的"喜"有关。藏象学说认为，人对外界信息引起的情志变化，是由五脏所化生的，故把喜、怒、忧、思、恐称为五志，分属于五脏。喜属于良性刺激，有益于心主血脉等生理功能，但喜过度又会使心神受伤。心主神志的功能过亢，则使人笑不止；心主神志的功能不及，则使人悲伤。由于心为神明之主，不仅喜能伤心，而且五志过极均能损伤心神。

2. 在液为汗 汗液，是津液通过阳气的蒸腾气化后，通过玄府（汗孔）排出的液体。由于汗液为津液所化生，中医学认为血与津液同出一源，因此有"汗血同源"之说；而血又为心所主，故有"汗为心之液"之称。

3. 在体合脉、其华在面 脉是血脉，心合脉是指全身的血脉都归属于心，由心脏来支配。华，是光彩之义。其华在面，是指心的生理功能正常与否，可以通过显露于面部的色泽变化来判断。由于头面部的血管极为丰富，十二经脉之气血皆上行于头面。故心气旺盛，血脉充盈，面部红润有光泽；心气不足，血脉空虚则面色无华，血瘀则面色青紫。

在藏象学说中，心的生理功能不仅包括心、血、脉在内的完整的循环系统，而且还包括精神、意识和思维活动。"心者，生之本，神之变也，其华在面，其充在血脉"，就是对心的生理功能的高度概括。

4. 在窍为舌 在窍，即开窍。心开窍于舌，是指舌为心的外在表现，又称舌为"心之苗"。舌的生理功能是味觉和表达语言，其功能是否正常，均有赖于心的生理功能。如心的功能异常，可导致味觉的改变和舌强、语謇等。由于舌面无表皮覆盖，血管极其丰富，因此，从舌质的色泽可以直接察知气血运行和判断心的功能。心的功能正常，则舌体柔软灵活、味觉灵敏、语言流利；如心的阳气不足，则舌质淡白胖嫩；心的阴血不足，则舌质红绛瘦小；心火上炎则舌红，甚则生疮；心脉瘀阻，则舌质紫暗或有瘀点；心主神志功能异常，则舌强、言语错乱等。

5. 心气与夏气相通应 心应夏气，"通"即相互通应之意。人与自然是一个统一整体，自然界的四时阴阳消长变化，与人体五脏功能活动系统是通应联系着的。心与夏季、南方、热、火、苦味、赤色等有着内在联系。心为阳脏而主阳气。天人相应，自然界中在夏季以火热为主，在人体则与阳中之阳的心相通应，了解心的这一生理特性，有助于理解心的生理病理，特别是病理与季节气候的关系。心通于夏气，是说心阳在夏季最为旺盛、功能最强。

6.心合小肠 心与小肠以经络相互络属，构成表里关系。

（四）心的生理特性

心为阳脏而主阳气 心为阳中之太阳，以阳气为用。心的阳气能推动血液循环，维持人的生命活动，使之生机不息，故喻之为人身之"日"。"盖人与天地相合，天有日，人亦有日，君父之阳，日也"（《医学实在易》）。心脏阳热之气，不仅维持了心本身的生理功能，而且对全身又有温养作用。"心为火脏，烛照万物"（《血证论·脏腑病机论》），故凡脾胃之腐熟运化、肾阳之温煦蒸腾，以及全身的水液代谢、汗液的调节等，心阳皆起着重要作用。

医案选粹

潘某，男，42岁。

初诊：1965年11月20日初诊。

主诉及现病史：患者失眠已有3年，身体及饮食、行动一切如常。服镇静安眠西药无效。

诊查：舌淡红，脉缓。

辨证：不寐，营卫失调。

【按语】心藏神，神舍于血，神失血养，则出现失眠、多梦、神志不宁等症。

（《中国现代名中医医案精华》李翼龙医案）

【附】心包络

1.形态部位 心包络，简称心包，是心脏外面的包膜，为心脏的外围组织，其上附有脉络，是通行气血的经络，合称心包络。

2.生理功能 由于心包络是心的外围组织，故有保护心脏、代心受邪的作用。藏象学说认为，心为君主之官，邪不能犯，所以外邪侵袭于心时，首先侵犯心包络，故曰"诸邪之在于心者，皆在于心之包络"（《灵枢·邪客》）。其临床表现主要是心藏神的功能异常，如在外感热病中，因温热之邪内陷，出现高热神昏、谵语妄言等心神受扰的病态，称之为"热入心包"。由痰浊引起的神志异常，表现为神昏模糊、意识障碍等心神昏乱的病态，称之为"痰浊蒙蔽心包"。实际上，心包受邪所出现的病变与心是一致的，故在辨证和治疗上也大体相同。

二、肺

肺，五行属金，阴阳属性为"阳中之阴"，与自然界秋气相通应。肺与心同居膈上，位高近君，犹如宰相，故《素问·灵兰秘典论》称之为"相傅之官"。肺在五脏六腑之中，其位置最高，故称为"华盖"。肺一呼一吸，是气体交换出入的门户，也是人体脏腑重要的器官，维持生命活动的动力之源。

肺的主要生理功能是主气、司呼吸，主宣发肃降，通调水道，朝百脉、主治节，开窍于鼻，在体合皮，其华在毛，与大肠相表里。

（一）肺的解剖形态

肺位于胸腔，居横膈之上，上连气道，与喉、鼻相通，故称喉为肺之门户，鼻为肺之窍。肺有分叶，左二右三，共五叶。肺叶白莹，质地疏松，内含空气，"其虚如蜂窠"，故称其为"清虚之脏"。

知 识 链 接

记忆歌诀

肺主气而司呼吸，通调宣降百脉利，治理调节开窍鼻，志悲液涕华皮毛。

（二）肺的主要生理功能

1.主气，司呼吸 主要包括主呼吸之气和一身之气。

（1）主呼吸之气 肺主管呼吸，是体内外气体交换的场所。肺从自然界吸入清气（氧气），呼出体内浊气（二氧化碳），从而保证人体新陈代谢的正常进行。如肺的功能异常，会出现咳嗽、呼吸不利等症状。

（2）主一身之气 肺主一身之气是指肺有主持、调节全身各脏腑之气的作用，主要体现在两个方面：一是参与气的生成，特别是宗气的生成。宗气是由肺吸入的自然界清气（氧气）与由脾胃运化的水谷精气相结合而成，积于胸中，它既是营养人体的物质，又是人体功能活动的动力。宗气通过肺而布散全身，以维持脏腑功能活动。如肺主气功能失调，会出现咳嗽、气喘、呼吸无力等症状。二是调节全身气机。所谓气机，泛指气的运动变化，升降出入为其基本形式。肺的呼吸运动，就表现为气的升、降、出、入运动。通过肺有节律地、不停顿地一呼一吸，调节全身之气的升、降、出、入运动，使整体气机活动始终处于协调平衡的正常状态。

肺主一身之气的功能正常，则各脏腑之气旺盛；反之，其功能失常，会影响宗气的生成和全身之气的升降出入运动，表现为少气不足以息、声低气怯、肢倦乏力等气虚之候。

综上所述，肺主气主要取决于肺司呼吸的功能。肺的呼吸调匀是气的生成和气机调畅的根本条件。肺司呼吸功能正常，则肺主一身之气的功能也正常，全身各脏腑经络之气旺盛，气的升降出入运动协调通畅，全身的生命活动则正常。反之，肺的呼吸功能失常，影响一身之气的生成和运行。若清气不能吸入，浊气不能排出，新陈代谢则停止，人的生命活动也就终结。

2. 主宣发肃降 "宣发"即宣通、布散的意思，是指肺气具有向上升宣和向外周布散的作用；"肃降"，即清肃、下降之意，是指肺气具有向下、向内、清肃通降和使呼吸道保持洁净的作用。

肺气的宣发作用，主要体现在 4 个方面：一是排出体内代谢后产生的浊气，完成气体交换；二是将脾上输于肺的津液和水谷精微布散到全身，外达于皮毛；三是宣发卫气于体表，以防御外邪，温养肌表，调节汗孔开阖，控制汗液排泄，维持体温的恒定；四是通过肺气的向外运动，将会聚于肺的血液经清浊之气交换后布散至全身。如肺失于宣发，会出现呼气不利、胸闷、鼻塞和无汗等病理现象。

肺气的肃降作用，主要体现在 5 个方面：一是吸入自然界的清气，并向下布散；二是将脾转输于肺的津液和水谷精微向下布散，并把代谢后的水液下输至肾和膀胱；三是清除肺和呼吸道内的异物，保持其洁净和通畅；四是通过肺气的向内运动，使周身含有浊气的血液流经于肺并加以清除，使血液保持洁净；五是肺气的肃降还有利于大肠向下传导糟粕。若失肃降，则可发生肺气上逆而出现呼吸表浅或短促、咳喘气逆等症。

肺气的宣发和肃降是相反相成的矛盾运动，在生理情况下，相互依存、互相制约，在病理情况下又常常相互影响。所以，没有正常的宣发，就不能有很好的肃降；没有正常的肃降，也会影响正常的宣发。只有宣发肃降正常，才能使气能出能入，气道畅通，呼吸调匀，保持人体内外气体之交换；才能使各个脏腑组织得到气、血、津液的营养灌溉，又免除水湿痰浊停留之患；才能使肺气不致耗散太过，从而始终保持清肃正常状态。如果二者的功能失去协调，就会发生肺气失宣或肺失肃降的病变。前者以咳嗽为其特征，后者以喘咳气逆为其特征。

3. 主通调水道 又称肺主行水。通即疏通；调，即是调节；水道，是水液运行排泄的通道。肺主通调水道是指肺的宣发和肃降对体内水液的输布、运行和排泄起着疏通和调节的作用。

人体的水液代谢是由肺、脾、肾、胃、小肠、大肠、膀胱、三焦共同完成的。而肺主行水的功能是通过肺气的宣发和肃降作用来实现的。肺气宣发，一方面使水液向上、向外布散，上至头面诸窍，外达全身皮毛肌腠，以充养、润泽各组织器官；另一方面将输送至皮毛肌腠的水液在卫气的推动作用下化为汗液，并在卫气的调节作用下排出体外。肺气的肃降，一方面使水液向下、向内输布，以充养和滋润体内的各脏腑组织器官；另一方面将脏腑代谢后所产生的浊液（废水）下输至肾，经肾和膀胱的气化作用，生成尿液排出体外。

正因为肺气宣发和肃降能够推动水液的输布和排泄，维持水液代谢平衡，所以又称"肺主行水"。由于肺位最高，又为华盖，主肃降，不断地将上焦水液下输至肾和膀胱，以调节体内的水液代谢，故又有"肺为水之上源"之说。

病理情况下，若外邪袭肺，肺气失于宣肃，则肺不能正常通调水道，水液输布和排泄发生障碍，从而产生痰饮或水肿等病变。所以临床治疗水液输布失常的痰饮或水肿等病证，常用"宣肺化饮"或"宣肺利水"之法。宣肺利水法，《内经》称之为"开鬼门"，古人喻之为"提壶揭盖"法。

4. 朝百脉，主治节　朝，即朝向、聚会；百脉，泛指周身的血脉。肺朝百脉，是指肺与百脉相通，全身的血液都通过百脉而聚会于肺，通过肺的呼吸进行气体交换，然后输布全身。

肺朝百脉的生理作用是助心行血。全身的血脉虽统属于心，心气是血液在脉管中循环的基本动力，但血液的运行又赖肺气的推动和调节。首先，肺通过呼吸运动，调节全身气机，从而促进血液的运行；其次，肺吸入的自然界清气与脾胃运化的水谷精气相结合，生成宗气，而宗气有"贯心脉"以推动血液运行的作用。由此可见，肺通过上述两个方面达到助心行血的目的。肺气充沛，宗气旺盛，气机调畅，则血行正常。若肺气虚弱或壅塞，不能助心行血，则可导致心血运行不畅，甚至血脉瘀滞，出现心悸胸闷、唇青舌紫等症；反之，心气虚衰或心阳不振，心血运行不畅，也影响肺气的宣降，出现咳嗽、气喘等症。

治节，即治理、调节。肺主治节主要体现在以下方面：一是治理和调节呼吸运动。肺气的宣发与肃降运动协调，维持呼吸通畅均匀，使体内外气体得以正常交换。二是通过肺的呼吸运动，调节气的升降出入运动。三是辅助心脏，推动和调节血液的运行。四是肺的宣发和肃降，治理调节津液的输布、运行和排泄。因此，肺主治节，实际上是对肺的主要生理功能的高度概括。故《素问·灵兰秘典论》说："肺者，相傅之官，治节出焉。"

（三）肺的生理联系

1. 在志为忧（悲）　关于肺之志，《内经》中有二说，一说肺之志为悲，一说肺之志为忧。忧和悲的情志变化虽略有不同，但其对人体生理活动的影响大致相同，因而忧和悲同属于肺志。悲、忧均为人体正常的情绪变化或情感反应，但过度悲哀或过度忧伤，则属不良的情绪变化，有碍身体健康，最易消耗人体之气。如《素问·举痛论》说："悲则气消。"由于肺主一身之气，所以悲忧最易损伤肺气，使机体抗病能力下降，娇嫩之肺更易受外邪侵袭。反之，肺虚亦生悲忧而情绪低落。

2. 在液为涕　涕即鼻涕，是由鼻黏膜分泌的黏液，并有润泽鼻窍的作用。鼻为肺窍，故其分泌物亦属肺。鼻涕由肺津所化，靠肺气的宣发作用布散于鼻窍。因此肺的功能正常与否，亦能从涕的变化中得以反映。正常情况下，鼻涕润泽鼻窍而不外流。若寒邪袭肺，则鼻流清涕；热壅肺，则流涕黄浊；燥邪犯肺，则可见鼻干而痛。

3. 在体合皮、其华在毛　皮毛，包括皮肤、汗腺、毫毛等组织，是一身之表，为抵御外邪的屏障。肺主皮毛可以从三个方面来理解：一是肺气宣发，输精于皮毛。肺主气，肺气宣发，使卫气和气血津液输布全身，以温养皮毛。皮毛由肺得到卫气和气血津液的温养，便能发挥保卫机体、抵御外邪侵袭的屏障作用。肺的生理功能正常，则皮肤致密、毫毛光泽，抵御外邪侵袭的能力亦较强，故称肺主一身之皮毛。反之，肺气虚弱，其宣发卫气和输精于皮毛的生理功能减弱，则卫表不固，抵御外邪侵袭的能力低下，容易感冒，或出现毫毛憔悴枯槁等现象。二是皮毛和汗孔的开阖与肺司呼吸相关。《内经》把汗孔称为"玄府"，又叫"气门"，是说汗孔不仅是排泄汗液的门户，而且也是随着肺的宣发与肃降进行体内外气体交换的部位。肺司呼吸，而皮毛汗孔的开阖，有散气和闭气以调节体温、配合呼吸运动的作用。三是皮肤作为屏障以御护肺。肺为娇脏，易受邪侵，皮肤是抵御外邪的主要屏障。若皮肤肌表为邪所客，每易出现鼻塞、流涕、喷嚏、咳嗽等肺气失宣的症状。

4. 开窍于鼻，上系于喉　鼻是气体出入的通道，与肺直接相连，所以称鼻为肺之窍。鼻的通气和嗅觉功能，必须依赖肺气的和畅，呼吸才能调匀，嗅觉才能正常。《灵枢·脉度》说："肺气通于鼻，肺合则鼻能知臭香矣。"肺部的病变，常可影响鼻的功能，出现鼻塞流涕、不辨香臭等症状。

喉为肺之门户，清浊之气出入之要道，又是发音的主要器官。肺之经脉上系于喉，喉是主呼吸之气出入的通道，发音是由肺气鼓动喉之声带而产生，故肺与喉之通气及发音功能密切相关。生理情况下，肺气宣畅，肺阴充足，则呼吸通利，声音洪亮清晰。病理情况下，若风寒或风热之邪犯肺，可使肺气失宣，喉头不利，出现声音嘶哑或失音，或咽喉痒痛等；若肺气耗伤，肺阴不足，虚火内灼，可见声音低微或嘶哑、喉部干涩等症。

5. 肺气与秋气相通应　肺与秋同属五行之金。秋季气候清肃，万物收敛；肺性喜清肃，其气主降。肺气与秋气相通，是说肺金之气应秋而旺，肺的制约和收敛功能在秋季最为旺盛。秋令之时，燥气当令，燥邪易伤肺之津液，使肺失清肃而出现干咳、口鼻干燥等症状。秋季治疗肺病时，应顺其收敛之性，不可过分发散肺气。

6. 肺合大肠　肺与大肠通过经络相互络属，构成表里关系。

（四）肺的生理特性

肺为华盖、娇脏　肺为华盖，位于胸腔，位置最高，覆盖于五脏六腑之上，又能宣发卫气于体表，具有保护诸脏免受外邪侵袭的作用。肺为娇脏，是指肺为清虚之脏，轻清肃静，不容纤芥，不耐邪气之侵，故为娇嫩之脏。肺为邪侵，则应"治上焦如羽，非轻不举"，药以轻清、宣散为宜。

📖 医案选粹

郦某，男，68岁。

初诊：1991年11月25日。

主诉及现病史：患者咳喘20余年，加重3年，3天前又因感冒诱发。咳喘夜重，痰黏稠，咳吐不爽。曾被西医诊断为慢性喘息性支气管炎、肺气肿。

诊查：息急气短，动则喘甚，面暗，胸形如桶，膈下肿满，舌暗红苔黄，脉弦滑数。肺音低粗，两肺底有细湿啰音。X线片：肺透亮明显增加，横膈明显下降，肺纹理明显增粗。

辨证：外感引动伏痰，痰热瘀血互阻肺络，肺失宣降。

【按语】肺主呼吸之气，肺失宣降，肺气上逆，则出现咳嗽、气喘等症。

（《中国现代名中医医案精华》徐迪华医案）

三、脾

脾，五行属土，阴阳属性为"阴中之至阴"，与自然界长夏之气相通应，而旺于四时。脾胃同居中焦，是人体对饮食物进行消化、吸收并输布其精微的主要脏器，《素问·灵兰秘典论》称之为"仓廪之官"。人出生之后，生命活动的继续，以及精、气、血、津液的化生和充实，均赖于脾胃所运化的水谷精微，故称脾胃为"后天之本"。脾化生的水谷精微是生成气血的主要物质，故又称脾为"气血生化之源"。

脾的主要生理功能是主运化、主升清、主统血。脾与胃相表里，在体合肌肉而主四肢，开窍于口，其华在唇，在志为思，在液为涎。

（一）脾的解剖形态

脾位于腹腔上部，横膈之下，脾与胃以膜相连。中医文献对脾的形态描述有二：其一是"扁似马蹄"（《医学入门》），这里是指现代解剖学中的脾；其二是"其色如马肝紫赤，其形如刀镰"（《医贯》），"形如犬舌，状如鸡冠"（《医纲总枢》），这里是指现代解剖学中的胰。可见，藏象学说中的"脾"作为解剖单位包括了现代解剖学中的脾和胰，但其生理功能又远非二者所能囊括的。

🔵 知识链接

记忆歌诀

脾为仓廪运化先，统血升清赖功健，主司肌肉四肢实，志思窍口液为涎。

（二）脾的生理功能

1. 主运化　运，即转运、输送；化，即消化、吸收。脾主运化是指脾具有消化饮食、吸收水谷精微并将其转输至全身的功能。饮食物的消化吸收是一个十分复杂的生理过程，肝、胆、胃、肠均参与其中，但脾起着主导作用。水谷精微包括水谷精气和津液，故脾主运化体现在运化水谷和运化水液两个方面。

（1）运化水谷　是指脾对饮食物的消化吸收和转输精微物质的作用。脾对食物的运化过程分三个阶段：一是食物进入胃以后，通过胃的作用，将食物变成粥糜样，然后进入小肠。二是食糜进入小肠后，通过小肠的功能将食物分为有用的营养物质和无用的糟粕，这一过程一定要依赖脾的运化功能才能完成。三是在脾的运化功能下，将营养物质运输到全身发挥其营养作用。脾主运化的功能强健，称为"脾气健运"，则运化水谷的功能旺盛，精、气、血、津液的生化有源，常表现为精力充沛、肢体强壮有力、面色红润等生机旺盛状态。脾的运化水谷功能失常，称为"脾失健运"。若脾失健运，则消化吸收输布功能失常，气血生化不足，从而出现腹胀、便溏、食欲不振、倦怠、消瘦等症状。

（2）运化水液　是指脾在消化饮食物的基础上，对其中水液的吸收和输布的作用。脾一方面吸收水谷精微中的水液，气化为津液，输布至全身，以滋润脏腑组织器官；另一方面又将胃肠输送来的水液上输至肺，再通过肺的宣降和肾的气化作用，分别气化为汗和尿排出体外。因此脾气健运，既能使体内各脏腑组织得到水液的充分滋润；又能防止多余水液在体内停滞，从而维持体内水液代谢的平衡。脾运化水液的功能失常，水液不能正常布散，必然会导致水液在体内停聚而产生水、湿、痰、饮等病理产物。故《素问·至真要大论》说："诸湿肿满，皆属于脾。"

脾主运化水谷和运化水液两个方面的作用是相互联系、相互影响的，一方面的功能失常，可影响另一方面的功能，所以在临床上两方面的病证常常互见。

2. 主升清　升，即上升之意；清，是指水谷精微。脾主升清的作用主要体现在两个方面：一是指脾气上升，将水谷精微等营养物质吸收并上输于心肺及头面五官，通过心肺的布散作用化生为气血，营养全身；二是脾气升发，以升举内脏，维持内脏位置的相对恒定，防止其下垂。

脾的功能特点是以上升和升举为主，故说"脾气主升"。脾的升清功能正常，则水谷精微等营养物质才能被正常吸收和输布，气血充盛，人体生机盎然，内脏位置方可恒定。反之，脾的升清功能失常，则水谷不能运化，气血生化乏源，机体失养而出现神疲乏力、头目眩晕等症状；若脾气不升反而下陷，则可导致某些内脏的下垂，如胃下垂、肾下垂、子宫脱垂（阴挺）、脱肛等，此称为"脾气下陷"。临床上治疗内脏下垂的病证，常采用健脾益气升提的方法。

3. 主统血　统，即统摄、控制之意。脾具有统摄血液在血管中正常运行，防止逸出脉外的功能。脾主运化，为气血生化之源，气血并行，气行则血行。如脾功能正常则气血生化有源，气的固摄功能也正常，血液不致逸出脉外。如脾功能失常，气血生化无源，气的固摄功能低下，则出现便血、尿血、皮下出血、女子崩漏等各种出血现象，此称为"脾不统血"，临床上多采用健脾益气、摄血止血的方法治疗。

（三）脾的生理联系

1. 在志为思　思即思考，是人体思维活动的一种状态，由心、脾所主持。正常的思考对人体无不良影响，《素问·举痛论》说："思则气结。"若思虑过度就会影响机体的正常活动，最重要的是影响气的升降出入，出现气结、气滞，从而影响脾脏的升清功能，出现不思饮食、头目眩晕、脘腹胀满等症，故《内经》有"思伤脾"之说。

2. 在液为涎　涎是口津，是唾液中较清稀的部分，为脾所化生，上行于口，起润泽口腔、消化食物的作用。正常情况下，脾精、脾气充足，涎液化生适量，上行于口而不溢于口外。如脾胃功能失常，则见唾液分泌增多、流涎等。

3. 在体合肌肉、主四肢　肌肉有主司运动、保护内脏的作用。脾在体合肌肉，是指脾气的运化功能与肌肉的壮实及功能的发挥有密切的联系，即《素问·痿论》说的"脾主身之肌肉"。脾与肌肉的关系主要体现在两个方面：一是脾化生的精气以充养肌肉。全身的肌肉，都有赖于脾胃运化的水谷精微和津液的营养滋润，才能丰满壮实，并发挥其收缩运动的功能，所以脾的运化功能正常，肌肉营养供应充足，则肌肉发达，丰满健壮，活动有力。若脾的运化功能失常，水谷精微及津液的生成和转输障碍，肌肉失养，则瘦弱无力，甚至痿废不用。二是肌肉运动能促进脾胃纳运。适度地活动四肢肌肉，有促进脾胃受纳、运化的作用。若过度安逸，缺乏必要的运动，则脾胃功能呆滞，可见纳少、腹胀、虚胖等症。

四肢与躯干相对而言，为人体之末，故又称"四末"。四肢主要由肌肉、筋脉、骨骼等组成，故同样需要脾胃运化的水谷精微及津液的营养和滋润，以维持其正常的生理活动，故称"脾主肌肉四肢"。脾气健运，输送的营养充足，则四肢活动轻劲、灵活有力。若脾失健运，气血津液化生无源，四肢营养不足，则可见四肢倦怠无力，甚至痿弱不用。

4. 在窍为口、其华在唇　口，即口腔，为消化道的最上端，下连食道，具有进饮食、磨谷物、知五味、泌津液、助消化的功能。脾开窍于口，是指人的食欲、口味与脾的运化功能密切相关。食物经口咀嚼后，便于胃的受纳和腐熟。脾的经脉"连舌本，散舌下"。舌又主司味觉，因此，食欲和口味都反映脾的运化功能正常与否。脾气健旺，则食欲旺盛，口味正常，正如《灵枢·脉度》所说："脾气通于口，脾和则口能知五谷矣。"若脾失健运，则可见食欲不振、口淡乏味；脾虚生湿，则可见纳呆、口腻、口甜；脾经有热，则易生口疮、口糜之症。

5. 脾气与长夏之气相通应　五脏应四时，脾与长夏相通应。夏末秋初（夏至至处暑）为长夏，其时气候炎热，多雨而潮湿。长夏之时，湿气最盛，湿浊之邪最易侵袭机体，损伤脾之阳气，导致脾失健运而出现胸脘痞满、食少倦怠、大便溏薄、舌苔滑腻等症状。临床常采用藿香、佩兰等芳香化浊、醒脾祛湿药物进行治疗。

6. 脾合胃　脾与胃同属中焦，以膜相连，通过经络相互络属，构成表里关系。

（四）脾的生理特性

1. 脾以升为健　是指脾气的运动以上升为主，脾气以升为健。人体五脏的气机各有升降：心肺在上，在上者其气宜降；肝肾在下，在下者其气宜升；脾胃居中，脾气宜升，胃气宜降，升降相因，共为气机上下升降之枢纽。五脏之气升降相互为用、相互制约，从而维持人体气机升降出入的整体协调。脾气得升，运化健旺，水谷精微源源不断地生成，则气血生化有源，内脏位置保持相对稳定；反之，脾气不升，则运化失司，水谷精微下流，而致便溏、泄泻，导致气血生化无源而气血亏虚，甚至发生内脏下垂。所以说"脾宜升则健"（《临证指南医案》）

2. 脾喜燥恶湿　脾为太阴湿土之脏，胃为阳明燥土之腑。脾喜燥恶湿与胃喜润恶燥相对而言。此特性与脾主运化水液功能有关，脾为湿土，与自然界湿气相通，同气相感，故外感湿邪易伤于脾，使脾失健运，而见腹满、纳呆、体困、溏泄等症。脾运化水湿，无论是外湿困脾，还是脾气虚弱，都可引起水液代谢障碍，致内生湿邪，或湿留成饮，或聚湿生痰，或湿流皮下为水肿，或湿停肠间成泄泻。湿邪易伤脾，脾虚易生湿，故有"脾主湿而恶湿"之说。因燥可胜湿，所以脾病的临床用药常常以香燥之药健脾化湿，而慎用滋腻助湿之品；治疗湿病时，往往祛湿与理脾同用，即所谓"治湿不理脾，非其治也"（《医林绳墨·湿》）。

医案选粹

张某，女，40岁。

初诊：1979年4月7日。

主诉及现病史：腹泻月余，日四五行，饥不欲食，渴不欲饮，身倦无力，无腹部胀满窘迫之感。

诊查：面黄少泽，少气懒言，舌淡红苔薄糙，脉弦细。腹平软，肝脾不大，无压痛及反跳痛。

辨证：肾阳不足，脾虚不运。

【按语】 泄泻长期不愈，使脾阳受损，且久病及肾，阴津不足。

（《中国现代名中医医案精华》柴彭年医案）

四、肝

肝，五行属木，阴阳属性为"阴中之阳"，与自然界春气相通应。肝的生理特性是主升、主动，喜条达而恶抑郁，故称之为"刚脏"。《素问·灵兰秘典论》把肝喻之为"将军之官"。

肝的主要生理功能是主疏泄、主藏血。肝与胆相表里，在体合筋，其华在爪，开窍于目，在志为怒，在液为泪。

（一）肝的解剖形态

肝位于腹腔，横膈之下，右胁之内。肝分左右两叶，其色紫赤，下附有胆。《十四经发挥》说："肝之为脏……其脏在右胁，右肾之前，并胃贯之第九椎。"《难经》说："肝……左三叶，右四叶，凡七叶……胆在肝之短叶间。"可见，藏象学说中的肝与西医学的肝在解剖学方面是一致的。

关于肝的描述，古代文献中有"肝左肺右"之说。《素问·刺禁论》言："肝生于左，肺藏于右。"此并非指肝与肺的解剖部位，而是针对肝和肺的气机升降特点而言的。中医学认为，左右为阴阳之道路，人生之气，阳从左升，阴从右降。肝属木，应春，位居东方，为阳生之始，主生主升；肺属金，应秋，位居西方，为阴藏之初，主杀主降。左为阳升，右为阴降。因此，肝体居右，而其气自左而升；肺居膈上，而其气自右而降，故有"肝左肺右"之说。

（二）肝的主要生理功能

1. 主疏泄 所谓"疏泄"，即指疏通、畅达、宣散、流通、排泄等综合生理功能。古代医家以自然界树木之生发特性来类比肝的疏泄作用。自然界的树木，春天开始萌发，得春风暖和之气的资助，则无拘无束地生长，舒畅条达。肝就像春天的树木，条达舒畅，充满生机。其舒展之性，使人保持生机活泼。

肝主疏泄这一生理功能，涉及范围很广：一方面代表着肝本身柔和舒展的生理状态，另一方面主要关系着人体气机的调畅。人体各种复杂的物质代谢，均在气的"升降出入"过程中完成。肝的疏泄功能正常，则气机调畅，气血调和，经脉通利，所有脏腑器官的活动正常协调，各种富有营养的物质不断化生，水液和糟粕排出通畅。若肝失疏泄，气机不畅，不但会引起情志、消化、气血水液运行等多方面出现异常表现，还会出现肝郁、肝火、肝风等多种肝的病理变化。现将肝主疏泄在人体生理活动中的主要作用分述如下。

（1）调节情志活动 人的情志变化，是大脑对外界刺激的反映。在中医理论中，人的情志活动，除了为心所主宰外，还与肝的疏泄功能有密切关系。肝的疏泄功能正常，气机调畅，方能保持精神乐观、心情舒畅、气血和平、五脏协调。反之，若肝主疏泄功能障碍，气机失调，就会导致精神情志活动的异常，表现为如下两方面：一是肝的疏泄功能减退，导致人体气机阻滞不畅，不但出现胸胁、两乳胀闷疼痛，同时还可出现郁郁寡欢、闷闷不乐、情绪低落、多疑善虑等病理现象，中医学称之为"肝郁"或"肝气郁结"。二是肝的疏泄功能太过，情志亢奋，出现头胀头痛、面红目赤、急躁易怒，甚则不能卧寐等症状，中医学称之为"肝火亢盛"。

此外，肝调节情志与肝藏血密切相关。"肝藏血"，"血舍魂"，肝血充足，肝体得到肝血的滋养，则疏泄功能正常，方能很好地调节情志活动。若肝血亏损，疏泄无权，则出现种种情志活动异常的病症，如惊骇多梦、卧寐不安、梦游等。肝疏泄失职，可引起情志的异常；反之，也可因外界七情的刺激，特别是郁怒，或在长久反复的不良刺激下，引起肝的疏泄功能失常，产生肝气郁结或气滞血瘀的病理变化。因此，中医学又有"肝喜条达而恶抑郁"和"暴怒则伤肝"的说法。

（2）助消化吸收　人体的消化功能，包括对饮食物的受纳和腐熟、水谷精微的输布和吸收等生理、生化过程。这些生理活动，虽然主要由脾胃主管，但也需要得到肝主疏泄的促进作用，方能维持消化的过程顺利进行。归纳起来，肝助消化的作用，主要体现在下述两个方面：一是肝能促进胆汁的生成和排泄；二是维持脾胃气机的正常升降。

胆附于肝右叶之后，其内储藏胆汁，具有较强的消化饮食物的作用。胆汁的生成、排泄都依靠肝之余气，通过疏泄作用，溢入于胆，聚合而成。肝疏泄正常，气机调畅，胆道畅通，胆汁方能顺利排入消化道，起到帮助消化的作用。若疏泄失职，胆汁分泌和排泄异常，常出现黄疸、口苦、呕吐黄水、胁肋胀痛、食欲减退等症。以上说明胆汁的分泌和排泄代表了肝疏泄功能的一个重要方面。

另外，肝助消化作用还表现在协调脾胃的正常升降方面。脾与胃同居中焦，脾主升，胃主降，只有脾升胃降协调，饮食物的消化过程才能正常。而脾胃的正常升降不仅与脾胃本身的生理活动有关，而且还和肝主疏泄的功能活动有密切联系。所以肝的疏泄功能正常，是脾胃正常升降，维持消化功能旺盛的一个重要条件。若肝的疏泄功能异常，则不但影响胆汁的生成和排泄，而且还会导致脾胃的升降功能紊乱。如脾不升清，在上发为眩晕，在下发为飧泄；如胃不降浊，在上则发为呕逆嗳气，在中则为脘腹胀满疼痛，在下则为便秘。前者称为"肝脾不和"，后者称为"肝气犯胃"，二者可统称为"木旺乘土"。对此，临床常采用疏肝理气、调和脾胃的方法予以治疗。

（3）促进气、血、水的正常运行　气、血、水等物质在体内处于不停的流动状态。这种状态除了与心、肺、脾、肾等脏腑的生理活动有关外，还和肝的生理功能有密切的关系。例如，气的正常运行，要依靠肝的疏泄功能，因为疏泄功能直接影响气机的调畅。肝主疏泄，气的运行通利，气的升降出入才能正常。若肝的疏泄功能失职，气机不畅，气的运行则发生障碍，可出现气滞不行的病理变化，出现胸、胁、乳房胀痛等症状，对此，多采用疏肝、理气的方药治疗，常能获得满意的效果。

气是血的运行动力，气行则血行，气滞则血瘀。这里所说的气，除了与心气的推动、肺气助心行血、脾主统摄血行等作用有关外，还与肝主疏泄的功能有关。若疏泄正常，血液循环则保持通利状态。若疏泄失职，通利作用失常，则出现血瘀等各种病症，如胸胁刺痛、癥积肿块、月经不调等。

肝的疏泄通利作用在促进水液代谢、保持水液代谢平衡方面，也发挥着重要作用。肝调节水液代谢，主要体现在调畅三焦气机，维持三焦水道通畅，使水液易于流行等方面。如肝的疏泄失职，气机失调，不但影响三焦水道的通利，使水液的输布排泄障碍，而且气滞则血瘀，瘀血阻滞脉道，进一步阻遏气机，而致水湿停留于人体某些部位，留而为饮，凝而为痰，痰气互结，又可形成痰核、瘰疬。如水湿停留于胸腹腔，则形成胸水和腹水。

肝主疏泄的这三个方面相互之间是密切联系的。例如，情志障碍可影响胆汁的分泌和排泄，同样又可影响脾胃的消化功能。胆汁的分泌排泄功能障碍也可影响消化功能。情志不调，又可影响气血、水液的运行；反之，气血运行不利，也可影响情志活动。所以，这三个方面不能孤立地看待，只有互相结合，才能在临床实践中正确理解肝的疏泄功能（表3-2）。

表3-2　肝主疏泄功能

	调节情志活动	气机调畅，脏腑气血平和	心情开朗，不易郁怒
	促进消化吸收	调畅脾胃气机，分泌排泄胆汁	消化吸收正常
	维持血液运行	气机调畅，气行则血行	血液运行正常
肝主疏泄调畅气机	调节水液代谢	肺、脾、肾、三焦气机调畅	水液运行正常
	调节月经	血液充盈胞宫	月经正常，能孕育胎儿
	调节精液排泄	疏泄与封藏（肾）结合	精液排泄通畅、适度

2. 主藏血　是指肝有贮存血液、调节血量及防止出血的功能。

贮存血液是指肝可以将一定的血贮存于肝内，以供机体各部分活动时所需，故有"血之府库"之称。

知 识 链 接

《素问·五脏生成》曰："人卧血归于肝，肝受血而能视，足受血而能步，掌受血而能握，指受血而能摄。"

　　调节血量是指肝可以调节人体各部分血量的分配，特别是对外周血量的调节起着重要作用。在正常生理情况下，人体各部分的血量是相对恒定的。但当机体活动剧烈、情绪激动时，肝就把所贮存的血液向机体外周输布，以供机体活动之所需；当人体处于安静时，机体外周的血液需求量减少，相对多余的血液就归藏于肝。

　　肝藏血的另一含义是收摄血液，防止出血。肝藏血功能失职，易导致各种出血。其原因有二：一是肝气虚弱，收摄无力；二是肝火旺盛，灼伤脉络，迫血妄行。

（三）肝的生理联系

1. 在体合筋，其华在爪　筋即筋膜，包括肌腱、韧带，附着于骨而聚于关节，是连接关节、肌肉，主司关节运动的一种组织。筋的收缩、弛张，能使关节活动自如。肝之所以主筋，是因为全身筋膜的功能均赖肝血的濡养才能正常发挥，即《素问·阴阳应象大论》所称"肝主筋"。肝血充盈，筋膜得其濡养，则关节运动灵活有力。又因为肝血充足，则筋力强健，运动灵活，能耐受疲劳，并能较快地解除疲劳，故称肝为"罢极之本"。若肝血不足，筋膜失于濡养，则表现为筋力不足、动作迟缓、不耐疲劳等。肝血不足，血不养筋，还可出现手足震颤，肢体麻木、屈伸不利等症状，称之为"血虚生风"。若邪热过盛，燔灼肝之筋脉，耗伤肝之津血，使筋失滋养，则可出现手足震颤、抽搐，甚至角弓反张等症状，称之为"热极生风"。故《素问·至真要大论》说："诸风掉眩，皆属于肝。"

　　爪，即爪甲，包括指甲和趾甲，是筋的延续，故有"爪为筋之余"之说。爪甲亦有赖于肝血的濡养，因而肝血的盛衰，可影响爪甲的荣枯。故通过观察爪甲的荣枯，可以测知肝血的盛衰，所以说肝其华在爪。肝血充足，则爪甲坚韧明亮，红润而光泽；若肝血不足，则爪甲软薄，枯而色夭，甚则变形、脆裂。

2. 开窍于目　目，即眼睛。目为视觉器官，具有视觉功能，故又称"精明"。目之所以有视觉功能，全赖于肝血的濡养和肝气的疏泄。肝之经脉上连目系，《灵枢·经脉》说："肝足厥阴之脉……连目系。"肝之气血正是循此经脉上注于目，使其发挥视觉作用。正如《灵枢·脉度》所说："肝气通于目，肝和则目能辨五色矣。"肝血充足，肝气调和，则眼睛视物清楚，眼球活动灵活。在病理情况下，肝病往往反映于目。如肝血不足，目失所养，则可导致两目干涩、视物不清，甚至夜盲、目眩等症；肝经风热，则目赤痒痛；肝阳上亢，则头晕目眩；肝风内动，则可见目睛上吊、两目斜视等症。正是由于肝与目在生理、病理上有如此密切的联系，所以临床上治疗目疾，主要是以治肝为主，体现了整体与局部的统一。

3. 在志为怒　怒是人们在情绪激动时的一种情志变化，属于不良刺激。怒志活动以肝血为基础，并与肝之疏泄升发密切相关。适度有节之怒，往往有疏展肝气之效，但过怒属于一种不良的精神刺激，对健康有害。怒又分暴怒和郁怒，暴怒对机体的主要影响是"大怒伤肝""怒则气上"（《素问·举痛论》），导致肝气升发太过，临床表现为烦躁易怒、激动亢奋等，甚至血随气逆，发生呕血、咯血，或中风昏厥等。郁怒不解，则易导致肝气郁结，表现为心情抑郁、闷闷不乐等。反之，肝血不足，不能涵养怒志，或肝阴不足，肝阳偏亢，则稍有刺激，即易发怒。如《素问·脏气法时论》说："肝病者，两胁下痛引少腹，令人善怒。"临床辨证属暴怒者，当以平肝降逆为治；属郁怒者，当以疏肝解郁为治。

知 识 链 接

记忆歌诀

肝藏血禀疏泄权，开窍于目华甲颜，在液为泪体筋连，将军之官虑决全。

4. 在液为泪　肝开窍于目，泪从目出，故泪为肝之液。泪有濡养保护眼睛的功能，正常情况下，泪液的分泌，只是濡润而不外溢。当有异物侵入时，泪液大量分泌，起到清洁排除异物的作用。在病理状态下，则可见泪液分泌异常。如肝阴血不足，可见两目干涩；肝经风热时，可见目眵增多、迎风流泪等症。

5. 肝气与春气相通应　在自然界中，春季为四季之始，阳气生发之时，万物以荣，自然界生机勃勃。肝主疏泄，主升主动，肝气在春气最为旺盛，故肝气与春气相通应。在病理上，因春三月为肝木当令之时，而肝主调畅情志，与人的精神情志活动关系密切，故精神情志病变好发于春季。同时，春季温暖多风，人体之肝气亦应之而旺，故素体肝气偏旺、肝阳偏亢或脾胃虚弱之人，在春季最易发病。在养生方面，人的精神、饮食、起居都必须顺应春气的生发和肝气的条达之性，保持情志舒畅，力戒暴怒忧郁，注意体育锻炼，以舒展形体，从而保证机体内阳气生发，气血畅达。

6. 肝合胆　胆附于肝，通过经络相互络属，构成表里关系。

（四）肝的生理特性

1. 肝为刚脏，体阴而用阳　所谓"刚"，有刚强躁急之意。古人把肝比喻为"将军"，用将军刚强躁急、好动不静的性格来形容肝的生理特性。正由于肝为刚脏，所以肝有病变时，则其气易动易亢。因此，又有肝"体阴而用阳"之说。

所谓"体阴"，一是指肝为藏血之脏，血属阴；二是说肝属脏，位居于下，故属阴。肝的生理功能，依赖于肝的阴血滋养才能正常。肝为刚脏，非柔润不能正常。

所谓"用阳"，一是说在生理上，肝内寄相火，为风木之脏，其气主升主动，动者为阳；二是说在病理上，肝阴、肝血易虚，肝阳易亢。当肝有病时，常可见到阳气亢逆及动风之象，如眩晕、筋脉拘挛，甚则抽搐等。另外，肝失疏泄，又可引起气滞血瘀。肝气郁久化火，耗伤肝阴、肝血，肝之阴血虚损又可引起肝阳上亢。一般而言，在病理过程中，诸脏之阳气皆易偏于虚，唯有肝之阳气易亢，而肝阴和肝血又常偏虚，所以又有"肝气、肝阳常有余，肝阴、肝血常不足"的说法。

2. 肝喜条达而恶抑郁 肝属木，应自然界春生之气，宜保持柔和、舒畅、升发、条达，既不抑郁也不亢奋的充和之象，才能维持正常的疏泄功能。而暴怒或抑郁的精神状态、低沉的情绪，最易影响肝的疏泄功能。暴怒可致肝阳亢逆，出现面红目赤、头胀头痛；情绪低沉，则肝气郁结，气郁日久，又可化火生热，导致肝火、肝风等病变。

📚 医案选粹

刘某，男，36岁。

初诊：1988年5月7日。

主诉及现病史：患者右上腹部疼痛半年，加重2个月。半年来常感右胁下隐隐作痛，脘腹胀闷，嗳气纳呆，疲倦乏力。既往有慢性肝炎病史。

诊查：肝肋下一指半，脾肋下未及；舌苔白腻，边有紫斑；脉弦细。肝功能检查：谷丙转氨酶53U/L，乙肝表面抗原阳性。B超检查：肝上界位于第6肋，肝下界位于肋下3.6cm，提示肝大。

辨证：肝气郁久，气滞血瘀。

【按语】肝主疏泄，可以调畅气机和调节消化。气机不调则出现肝区疼痛、脘腹胀闷、嗳气等症；消化功能失于调节则出现纳呆、不思饮食等症。

（《中国现代名中医医案精华》谢兆风医案）

五、肾

肾，五行属水，阴阳属性为"阴中之阴"，与自然界冬气相通应。肾藏先天之精，主生殖，为生命之源，故称肾为"先天之本"。肾宅真阴真阳，能资助、促进、协调全身各脏腑之阴阳，故称肾为"五脏阴阳之本"。肾藏精，主蛰，故又称之为"封藏之本"。肾主司全身水液代谢，又被称为"水脏"。

肾的主要功能是藏精，主生长发育与生殖，主水，主纳气。肾与膀胱相表里，在体合骨，主骨，生髓，通于脑，其华在发，开窍于耳及二阴，在志为恐，在液为唾。

（一）肾的解剖形态

肾位于腰部，脊柱两侧，左右各一。故《素问·脉要精微论》说："腰者，肾之府。"肾外形椭圆弯曲，状如豇豆。其外有黄脂包裹。

（二）肾的主要生理功能

1.藏精，主生长发育与生殖 精是人体内宝贵的物质之一。在中医学理论中，精的运用甚为广泛，归纳起来，其含义主要包括两个方面：一是指构成人体的基本物质。也就是说，人体的各脏腑组织器官均由精这种物质构成，先有精，在此基础上才有胚胎的发育、生命的产生。故《灵枢·经脉》说："人始生，先成精。"二是指精为人体生长、发育及各种生命活动的物质基础。即是说，人出生后，由幼年、青年到壮年、老年，都不断地消耗精微物质，"精"即是对这些精微物质、营养成分的概括。

藏精，是肾的主要生理功能，即是说肾对于精气具有闭藏作用。肾所藏的精，包括"先天之精"和"后天之精"两部分。所谓"先天之精"，即禀受于父母的生殖之精，它是构成胚胎发育的原始物质，具有生殖、繁衍后代的基本功能，并决定着每个人的体质、生理、发育，在一定程度上还决定着寿命。在胎儿出生离开母体后，精就藏于肾，成为肾精的一部分，是代代相传、繁殖、生育的物质基础。所谓"后天之精"，即指脏腑之精，是饮食水谷所化生的各种精微物质。因为此精来源于出生后，依赖于脾胃所化生，故称之为"后天之精"。它是维持人体生命活动的营养物质，主要分布到五脏六腑、皮毛筋骨，以发挥其滋养濡润作用。其通过代谢平衡后所剩余的部分，则输注到肾脏，成为肾精的一部分。

知识链接

《素问·上古天真论》曰："女子七岁，肾气盛，齿更发长；二七而天癸至，任脉通，太冲脉盛，月事以时下，故有子；三七，肾气平均，故真牙生而长极；四七，筋骨坚，发长极，身体盛壮；五七，阳明脉衰，面始焦，发始堕；六七，三阳脉衰于上，面皆焦，发始白；七七，任脉虚，太冲脉衰少，天癸竭，地道不通，故形坏而无子也。

丈夫八岁，肾气实，发长齿更；二八，肾气盛，天癸至，精气溢泻，阴阳和，故能有子；三八，肾气平均，筋骨劲强，故真牙生而长极；四八，筋骨隆盛，肌肉满壮；五八，肾气衰，发堕齿槁；六八，阳气衰竭于上，面焦，发鬓颁白；七八，肝气衰，筋不能动，天癸竭，精少，肾脏衰，形体皆极；八八，则齿发去。肾者主水，受五脏六腑之精而藏之，故五脏盛，乃能泻。"

后天之精的化生依赖于先天之精的资助，先天之精亦依赖于后天之精的补充，才不致耗尽。先天之精与后天之精是相互依存、相互补充、相互促进的，二者相辅相成，从而保证了肾精的充盛。先天之精与后天之精的来源虽然有异，但均藏于肾，二者是不能截然分开的。所以肾精的盛衰，除了和先天条件有关外，还与后天营养是否充盛有密切关系。

藏精的生理功能十分重要，是生养身体的根本。而肾所藏之精属于物质，这种物质又可转化为功能，即肾精能化气。肾精所化之气，称为肾气。肾气保证了人体的健康功能。肾中精气的盛衰，决定着人体的生长、发育过程和生殖功能的旺盛与衰减。

人体的生殖功能包括两个方面，即性功能和生殖能力，是繁衍后代、代代相传的根本保证。中医学认为，人体的生殖功能主要与肾有关：一方面，肾藏精，肾精是人体胚胎发育的基本物质，是生命起源的物质基础；另一方面，肾精又能促进生殖器官发育，使生殖功能成熟并维持生殖功能旺盛不衰。肾主生长发育，人体的整个生长、发育过程，均与肾中精气的盛衰存在极其密切的内在联系。人从幼年开始，肾中精气开始充盛，人体生长、发育迅速，生机活泼。在七八岁时，由于肾中精气的逐渐充盛，出现了齿更发长的生理变化。到了青壮年，肾中精气更加充盛，不仅具备了生殖能力，而且身体强壮，筋骨坚强，精神饱满，牙齿坚固，头发黑亮，处于人生中身体最强壮的时期。进入老年，由于肾中精气开始衰减，人的形体逐渐衰老，不仅生殖功能丧失，而且头发斑白，牙齿动摇，弯腰驼背，步履不稳，耳聋失聪，面憔无华。

既然肾中精气的盛衰决定着人体的生长、发育，那么在肾中精气不足时，则往往出现生长、发育方面的异常。如在幼年时期，肾中精气不足，则可致生长、发育迟缓，智力低下，或"五迟"（立迟、行迟、齿迟、语迟、发迟）、"五软"（手足软、头软、颈软、肌肉软、口软）；在成年时期，如肾中精气亏损过度，则可未老先衰，表现为发脱齿摇、头晕耳鸣、记忆力减退、性功能衰弱。因此，临床上采用补肾精的方法治疗，能获得一定疗效。另外，在肾主生长发育这一理论的指导下，对于抗衰老的预防，历代医家都极为重视调补肾脏，目前研制的抗衰老药物，尤以补肾者为多。

肾藏精，肾精化生肾气。肾精充足，则肾气旺盛；肾精亏损，则肾气衰弱。肾精与肾气互为体用，故有时将二者合称为精气。肾中精气是机体生命活动的根本，对机体各种生理活动均起着极为重要的作用，故肾被看作"先天之本"。从阴阳属性来分，精属有形，为阴；气属无形，为阳。所以亦称肾精为肾阴，称肾气为肾阳，又称"元阴"和"元阳"。肾阴是一身阴液的本源，对机体各脏腑组织器官起着滋润、濡养作用。肾阳是一身阳气的根本，对机体各脏腑组织器官起着温煦和推动作用。肾之阴阳是人体各脏腑阴阳的根本。由于阴阳同居肾中，故肾又被称为"水火之宅"。

2. 主水　肾主水，主要是指肾脏具有主持和调节人体水液代谢的生理功能。人体水液代谢的调节，虽然与肺、脾、肝、肾等多个脏腑有关，但起主导作用的是肾。肾对水液代谢的调节作用，贯穿于水液代谢过程的始终。

肾主水的功能主要是通过肾的气化作用来实现的。所谓"气化"，是指肾中阳气的蒸化作用。肾阳蒸化水液，使水能气化，又能使气聚而为水，以利于水液在体内的升降出入、布散排泄，从而使水液代谢维持正常。具体来说，肾主水的功能主要表现在以下三个方面。

首先是升清降浊。在水液代谢过程中，水液有清浊之分。所谓"清者"，即指含有营养成分的部分水液；所谓"浊者"，即指含有各种代谢废物的水液。清者上升，浊者下降，是水液在体内气化的基本规律。水液代谢，首先是通过脾胃的受纳、消化和运化，其精微部分转输于肺，通过宣发肃降，使清者上升，浊者下降归于肾。归于肾的水液虽名为浊，但其中仍含有清的部分，故在肾阳蒸化作用下，浊中之清可进一步蒸腾气化，复上升于肺，再次布散周身，这种生理过程，称为"肾的升清"；而其中的浊中之浊，则注入膀胱为尿，这个生理过程称为"肾的降浊"。因此，在肾的气化作用下，清升浊降，促进着体液的代谢，维持着人体水液代谢的平衡。

其次是司膀胱开阖。膀胱的主要功能是贮尿、排尿，与肾的气化作用密切相关。贮尿要依靠肾气的固摄能力，排尿也要依靠其控制能力，故称此作用为肾司膀胱开阖。开则使尿液顺利排出体外，阖则使水津保留于体内，维持体内水液量的相对恒定。

第三是对肺、脾、肝、三焦等脏腑的功能活动有促进作用。肾阳为一身阳气的根本，是各脏腑功能活动的强大动力。只有在肾中阳气的温煦和蒸化作用下，脾运化水湿，肺通调水道，肝疏泄水液，三焦司水道之决渎，以及上述膀胱适度开阖等，方能并行不悖，各守其职，协调一致，维持水液代谢的平衡。若肾有病变，失去主水之功能，往往会影响水液代谢，使之发生紊乱，出现尿少、水肿等病理表现。若肾阳不足，失去温化蒸腾作用，则表现为小便清长或尿量明显增多等症。

3. 主纳气 肾主纳气，是指肾具有摄纳肺所吸入之清气而调节呼吸的功能，防止呼吸表浅，保证体内外气体的正常交换。

人体的呼吸虽然由肺来主司，但必须有肾的参与才能维持正常。具体来说，由肺吸入之清气必须下达于肾，由肾来摄纳，方能保持呼吸运动的深沉和平稳，从而保证体内外气体得以正常交换。只有肺肾协调一致，呼吸功能才会正常。实际上，肾主纳气是肾的封藏作用在呼吸运动中的具体体现。因此，肾的纳气功能正常，则呼吸均匀和调。如果肾的纳气功能减退，摄纳无权，则肺吸入之清气上逆而不能下行，即可出现呼吸表浅、动则气喘、呼多吸少，或呼吸困难等症。从临床实际来看，往往在慢性气管炎、肺气肿、肺心病等疾患中，可见到"肾不纳气"的征象，治疗常用补肾纳气的方法，多可获得较好的效果。

（三）肾的生理联系

1. 肾主骨、生髓、通于脑，齿为骨之余 肾主骨、生髓的生理功能，实际上是肾之精气具有促进机体生长发育功能的一个重要组成部分。中医学认为，肾藏精，精生髓，髓藏于骨腔之中，髓养骨，促其生长发育。因此，肾－精－髓－骨组成一个系统，有其内在联系。肾精充足，髓化生有源，骨质得养，则发育旺盛，骨质致密，坚固有力。反之，如肾精亏虚，骨髓化生无源，骨骼失其滋养，在小儿就会出现骨骼发育不良或生长迟缓、骨软无力、囟门迟闭等，在成人则可见腰膝酸软、步履蹒跚，甚则脚痿不能行动，在老年则见骨质脆弱、易于骨折等。

髓，有骨髓、脊髓、脑髓之分：藏于骨腔内之髓，称为骨髓；位于脊椎管内之髓，称为脊髓；位于颅腔中之髓，称为脑髓。这三种髓均由肾精所化生。因此，肾中精气的盛衰，不仅影响骨的生长与发育，而且也影响髓的充盈和发育。中医学认为"脑为髓之海"，因为脊髓上通于脑，聚而为脑髓。肾精充沛，髓海满盈，脑得其养，则精力充沛，思维敏捷，耳目聪明，记忆力强。反之，若肾精不足，髓海失充，在小儿则表现为大脑发育不全、智力低下或形成傻呆病，在成年人多表现为记忆力减退、精神萎靡、思维迟钝、头晕、眼花、耳鸣、失眠，严重者则可发展成为健忘症。

牙齿属骨的一部分，故称"齿为骨之余"。牙齿与骨同出一源，所以牙齿也依赖于肾中精气所充养。肾精充足，则牙齿坚固、齐全。若精髓不足，则牙齿松动，甚或脱落。对于牙齿松动等病症，临床上亦常采用补肾的方法治疗，多能获效。

2. 其华在发　"发"指头发。肾其华在发，是指肾的精气充盛，可以显露在头发上，即发为肾之外候。故《素问·五脏生成》说："肾之合骨也，其荣发也。"发的生长与脱落、荣润与枯槁，不仅与肾中精气的充盛程度有关，而且还和血液的濡养有关，所以又有"发为血之余"的说法。但头发的生长，根本在于肾，这是肾藏精，精能化血而充养头发的缘故。因此，头发的荣枯、黑白等变化常随着肾中精气盛衰的变化而变化。从幼年时期开始，肾的精气开始充盛，头发开始生长；青壮年时期，肾的精气旺盛，因而头发乌黑发亮；到了老年，肾中精气渐衰，故头发变白、枯槁少华，容易断落。这些都属于正常的生理变化。在临床所见，凡未老先衰，头发枯萎或早脱、早白者，多与肾中精气亏损有关。

知识链接

记忆歌诀

肾主纳气司水源，藏精主骨为作强，开窍于耳二阴兼，志恐液唾华发然。

3. 开窍于耳及二阴　肾窍和其余四脏之窍不同，有上窍和下窍之分，在上开窍于耳，在下开窍于二阴。

耳是听觉器官。听觉灵敏与否，与肾中精气的盛衰有密切关系。只有肾精充足，才能使听觉灵敏。故《灵枢·脉度》说："肾气通于耳，肾和则耳能闻五音矣。"若肾精不足，则可引起听力减退，甚或耳聋。至于老年人的耳聋等，则是由肾中精气生理性衰减所致。

二阴，包括前阴和后阴。前阴，指外生殖器，有排尿和生殖功能。尿液的排泄虽由膀胱所主，但仍靠肾的气化功能才能维持正常。因此，排尿异常的病症，如小便清长、尿频、遗尿、尿失禁、少尿、尿闭、尿余沥等，常责之于肾气虚。生殖系统功能也受肾功能影响，如肾虚则会出现阳痿、遗精、早泄等症。后阴，即肛门，主要排泄大便。粪便的排泄，虽然主要和大肠、脾等有关，但也与肾的气化、温煦、封藏功能有关。因此，肾病时常影响粪便的排泄。例如，肾阴虚可见大便秘结，肾阳虚则大便溏。

4. 在液为唾　唾，亦称口津，又有"玉液""金津"之称，是唾液中较稠厚的部分，为口腔所分泌，能润泽口腔，辅助食物下咽，并能滋养肾精。古代医家认为，唾为肾精所化，经肾气的推动作用，沿足少阴肾经，从肾向上经过肝、膈、肺、气管直达舌下金津、玉液两穴，分泌而出。故《素问·宣明五气》说："五脏化液……肾为唾。"由于唾源于肾精，应常咽而不吐，以回滋肾精。若多唾、久唾，必耗肾精。古代的导引家多主张以舌抵上颚，让舌下唾液缓缓泌出，待口中津满，然后徐徐咽下，以补肾精。

唾与涎，虽然都是口腔分泌的液体，但两者有所区别。涎为脾之液所化，出自口角，质地较清稀；唾为肾精所化生，出自舌下，质地较稠厚。临床口角流涎多从脾而论，而唾多频出则从肾论治。

5. 肾气与冬气相通应　冬季气候寒冷，多霜雪，冰凌凛冽，自然界万物归藏。人体中肾为水脏，藏精，主蛰而为封藏之本，同气相求，故肾气与冬气相通应。因冬季气候寒冷，水气当旺，故肾亏阳虚患者往往易在阴盛之冬季发病，即所谓"能夏不能冬"。

6. 肾合膀胱　肾下通于膀胱，通过经络相互络属，构成表里关系。

（四）肾的生理特性

肾性潜藏，为固摄之本　在五脏之中，肾的位置最低，而在生理功能方面主藏蓄阴精，又主命火。肾精宜藏，最忌耗泄损伤，命火宜潜于水中，不宜升腾。所以，在古代常以潜藏蛰伏之意比喻肾的生理特性。正是由于肾的封藏固摄作用，使体内精微物质得以保留，元阴、元阳得以闭藏，人的生命力才能旺盛，身体才能健康。若肾有病变，肾的封藏、固摄功能失职，就会引起阴精过度耗损妄泄，表现为遗精、带下、滑胎、尿浊、尿甜等。

📖 **医案选粹**

张某，女，39 岁。

初诊：1980 年 7 月 31 日。

主诉及现病史：患者近 1 年来经常面目浮肿，腰痛，小便短少，经服西药及中药补肾后，浮肿渐消，尿蛋白不减，劳累加重，肢困乏力，纳谷不香，月经正常，大便调。

诊查：面色少华，除目胞晨起浮肿外，并无明显浮肿；舌苔腻微黄，脉弦缓。尿常规检查示尿蛋白（+++）。

辨证：脾肾两虚，湿热内蕴，精微下渗。

【按语】本案为脾肾两虚。肾虚不能温通水气，脾虚不能制水，湿热内蕴。

（《中国现代名中医》谢兆丰医案）

五脏归纳见表3-3。

表3-3 五脏归纳表

		心	肺	脾	肝	肾
职能比喻		君主之官	相傅之官	仓廪之官	将军之官	作强之官
阴阳属性		阳中之阳	阳中之阴	阴中之至阴	阴中之阳	阴中之阴
五行属性		火	金	土	木	水
与季节相通		通于夏气	通于秋气	通于长夏之气	通于春气	通于冬气
生理特性		为阳脏而主阳气	1.肺为华盖 2.为娇脏	1.以升为健 2.喜燥恶湿	1.为刚脏，体阴而用阳 2.喜条达而恶抑郁	肾性潜藏，为固摄之本
生理功能		1.主血脉 2.主神志	1.主气，司呼吸 2.主宣发肃降 3.主行水 4.朝百脉，主治节	1.主运化 2.主升清 3.主统血	1.主疏泄 2.主藏血	1.主藏精，主生长发育与生殖 2.主水 3.主纳气
生理联系	在体	脉	皮	肉	筋	骨
	在窍	舌	鼻	口	目	耳、二阴
	在液	汗	涕	涎	泪	唾
	在志	喜	忧	思	怒	恐
	其华	面	毛	唇	爪	发
藏神		神	魄	意	魂	志
合腑		小肠	大肠	胃	胆	膀胱

79

项目二 六 腑

六腑，即胆、胃、小肠、大肠、膀胱、三焦的合称。从形态上看，六腑均属于中空有腔的器官，与饮食物的消化吸收、津液的输布、废物的排泄等密切相关。饮食物在消化吸收排泄过程中，要通过消化道的七个要冲，即"七冲门"，意为七个冲要门户，"唇为飞门，齿为户门，会厌为吸门，胃为贲门，太仓下口为幽门，大肠小肠会为阑门，下极为魄门，故曰七冲门也"（《难经·四十四难》）。

从生理功能上看，六腑是主"传化物"，即受纳和腐熟水谷，传化和排泄糟粕。饮食物入口，通过食道入胃，经胃之腐熟，下传于小肠，经小肠之分清泌浊，其清者（精微、津液）由脾吸收，转输于肺而布散全身，以供脏腑经络生命活动之需要；其浊者（糟粕）下达于大肠，经大肠之传导，形成大便排出体外；而废液则经肾之气化而形成尿液，渗入膀胱而排出体外。其特点，正如《素问·五脏别论》所谓："六腑，传化物而不藏，故实而不能满也。"即六腑传导、消化饮食物，经常充盈水谷，而不贮藏精气。因传化不藏，故虽有积实而不能充满。因此，六腑以通为用，以降为和。若其通降太过或不及，则影响饮食水谷之受盛、传化与排泄，甚则影响全身气机之升降，机体从而出现各种病理变化。

一、六腑的生理功能

（一）胆

胆位于腹腔内右胁部肝下，附着于肝之短叶间，与肝紧密相连。胆属阳属木，足少阳胆经与足厥阴肝经相互络属而构成表里关系。胆为中空的囊状器官，若悬瓠，内藏胆汁，故又称之为"中精之府""清净之府"。胆居六腑之首，又隶属于奇恒之腑。胆的主要生理功能是贮存和排泄胆汁，主决断，调节脏腑气机。

1. 贮存和排泄胆汁 胆汁，为一种精纯、清净、味苦而呈黄绿色的精汁，具有促进食物消化吸收的作用。《脉经》曰："肝之余气，泄于胆，聚而成精。"说明胆汁由肝脏形成和分泌，并进入胆腑贮存、浓缩，再通过胆的疏泄作用而排泄于小肠。胆汁"感肝木之气化而成，入食后小肠饱满，肠头上逼胆囊，使其汁流入小肠之中，以融化食物，而利传渣滓。若胆汁不足，则精粗不分，粪色白洁而无黄"（《难经正义》）。肝胆同属木行，一阴一阳，表里相合。《医学见能》曰："胆者，肝之腑，属木，主升清降浊，疏利中土。"说明胆腑亦具疏泄之功，且必须依赖于肝之疏泄功能的控制和调节，以促进饮食物的消化。

肝之疏泄功能正常，则胆汁排泄畅达，脾胃之运化、腐熟功能健旺。若肝之疏泄功能失常，气机郁滞，胆汁之分泌和排泄受阻，胆汁郁结，影响脾胃之运化、腐熟功能，则出现厌食、胸胁胀满、腹胀、便溏；若肝之疏泄太过，胆汁上逆，则见口苦、呕吐黄绿苦水；若胆汁排泄不畅，日久可致胆泥淤积，砂石形成；若湿热蕴结肝胆，肝失疏泄，以致胆汁不循常道而外溢，浸渍肌肤，则发为黄疸，以目黄、身黄、小便黄为特征。

2. 主决断 是指在精神、意识、思维活动过程中，胆具有判断事物并做出决定的作用。正如《素问·灵兰秘典论》所谓："胆者，中正之官，决断出焉。"所谓中正，即处事不偏不倚，刚正果断之意。胆为清净之府，喜宁谧而恶烦扰。宁谧而无邪扰，胆气不刚不柔，禀少阳温和之气，则得中正之职，而胆汁疏泄以时，临事自有决断。这对于防御、消除由于自然环境、社会因素的变化而产生的某些精神刺激（如大惊、大恐）之不良影响，以调节、控制全身气血之正常运行，维持脏腑相互之间的协调关系有着重要的作用。倘若邪在胆，或热，或湿，或痰，或郁之扰，胆失清宁而不谧，失其少阳柔和之性而壅郁，则出现口苦、虚烦、惊悸、不寐，甚则善恐如人将捕之状。临床上往往可用温胆汤，以治虚烦不眠、口苦、惊悸，旨在使胆复其宁谧温和之性而得其正。

胆主决断功能，与肝主谋虑功能密切相关。《素问·灵兰秘典论》说："肝者，将军之官，谋虑出焉。"王冰注曰："勇而能断，故曰将军；潜发未萌，故谋虑出焉。"又说："刚正果决，故官为中正；直而不疑，故决断出焉。"谋虑，即思维筹划、深谋熟虑的思维过程，但只有通过决断，才能对上述思维过程付诸实施。正如《类经·藏象类》所谓："胆附于肝，相为表里，肝气虽强，非胆不断，肝胆相济，勇敢乃成。"《素问·奇病论》又曰："肝者，中之将也，取决于胆，咽为之使。此人者，数谋虑不决，故胆虚气上溢而口为之苦。"肝主疏泄，调畅情志，肝胆相济，则情志和调稳定。胆气充沛者，剧烈的精神刺激对其所造成的影响不大，且恢复亦较快。胆气虚弱者，精神刺激的不良影响，易致胆怯易惊、善恐、坐卧不安、少寐多梦等精神情志病变，常以益气宁胆法治之而获效。临证遇谋虑不决者，往往具有肝胆同病之证，常可施以肝胆同治之法。

3. 调节脏腑气机 是指胆气升发条达，助肝之疏泄，以调畅气机，则内而脏腑，外而肌肉，升降出入，纵横往来，并行不悖，从而维持脏腑之间协调平衡的作用。故有"凡十一脏取决于胆"（《素问·六节藏象论》）之说，即所谓"十一脏皆赖胆气以为和"（《杂病源流犀烛》）。人体是一个升降出入气化运动的机体，肝气条达，气机调畅，则脏腑气机升降有序，出入有节，而阴阳平衡，气血和调；胆为腑，肝为脏，脏腑之中脏为主，腑为从。何谓"十一脏取决于胆"，而不云"十一脏取决于肝"呢？因为肝为阴木，胆为阳木，为阳中之少阳。"阳予之正，阴为之主"（《素问·阴阳离合论》）。"胆者，少阳春升之气，春气升则万化安，故胆气春升，则余脏从之。胆气不升，则飧泄、肠澼不一而起矣"（《脾胃论·脾胃虚实传变论》）。

📚 医案选粹

徐某，女，43岁。

初诊：1973 年 3 月 16 日。

主诉及现病史：患者黄疸、纳少、胁痛已 7 日。7 日前发热、身目黄染，经治疗热退，黄疸未减。既往有慢性肝炎病史，右胁肋胀痛，口干而苦，纳谷不振。

诊查：舌质红，边紫，苔薄，脉弦细。肌肤及巩膜黄染；肝于肋下 2cm 处可触及，质中，稍有压痛；脾于肋下未触及。

辨证：疫毒、瘀热郁结肝胆之黄疸。

【按语】胆居于右肋，主贮存和排泄胆汁，肝与胆相表里，肝失疏泄则胆汁分泌和排泄异常，出现黄疸、口苦、胁肋胀痛、食欲不振等症。

(《中国现代名中医医案精华》朱良春医案)

（二）胃

胃居于横膈之下，位于腹腔上部；其外形为屈曲状，有大弯小弯。胃，又称胃脘，分为上、中、下三部分：上部称上脘，包括贲门；中部称中脘，即胃体部位；下部称下脘，包括幽门。贲门上接食道，幽门下接小肠，为饮食物出入胃腑的通道。足阳明胃经与足太阴脾经相互络属，构成表里关系，脾胃常合称为后天之本。胃与脾同居中焦，但胃为燥土属阳，脾为湿土属阴。胃的主要生理功能是主受纳与腐熟水谷，主通降，以降为和。

1. 主受纳与腐熟水谷

（1）主受纳水谷 是指胃接受和容纳水谷的作用。饮食入口，经过食道，容纳并暂存于胃腑的过程，称之为受纳，故胃有"水谷之海""太仓"之称。"人之所受气者，谷也。谷之所注者，胃也。胃者水谷之海也"（《灵枢·玉版》）。"胃司受纳，故为五谷之府"（《类经·藏象类》）。机体的生理活动和气血津液的化生，必须依靠饮食物的营养，故又称胃为水谷气血之海。胃主受纳功能是胃主腐熟功能的基础，也是整个消化功能的基础。倘若胃有病变，就会影响胃之受纳功能，则可见纳呆、厌食、胃脘胀闷等症。胃主受纳功能之强弱，取决于胃气之盛衰，反映于能食与不能食，能食则胃之受纳功能强，不能食则胃之受纳功能弱。

（2）主腐熟水谷 是指胃将饮食物消化为食糜的作用。"中焦者，在胃中脘，不上不下，主腐熟水谷"（《难经·三十一难》）。胃接受由口摄入的饮食物并使其短暂停留，以进行初步消化，依靠胃之腐熟作用，将水谷变成食糜。饮食物经过初步消化，其精微物质由脾之运化而营养周身，未被消化的食糜则下行于小肠，不断更新，形成了胃的消化过程。倘若胃有病变，就会影响胃之腐熟功能，则可见胃脘疼痛、嗳腐食臭等食滞胃脘之候。

胃主受纳与腐熟水谷，必须与脾之运化功能相互配合，正如《注解伤寒论》所谓："脾，坤土也。坤助胃气消腐水谷，脾气不转，则胃中水谷不得消磨。"脾胃密切合作，"胃司受纳，脾司运化，一纳一运"（《景岳全书·饮食》），才能顺利将水谷转化为精微物质，以化生气血津液，为全身脏腑组织提供营养。因此，脾胃合称为"后天之本，气血生化之源"。

中医学非常重视"胃气"，人自出生后，营养物质的来源取决于"胃气"之强弱。"人以胃气为本"。胃气强则五脏俱盛，胃气弱则五脏俱衰。人有胃气则生，无胃气则死。所谓胃气，其含义有三：其一，指胃为水谷之海，主受纳与腐熟水谷，且以降为顺、以通为用等功能和特性，统称为胃气。由于胃气影响整个消化系统的功能，直接关系到整个机体的营养来源，因此，胃气之盛衰有无，直接关系到人体的生命活动和存亡，在人体生命活动中具有十分重要的意义。所以在临床施治时，须时刻注意保养胃气。其二，指脾胃功能在脉象上的反映，即脉有从容和缓之象。由于脾胃具有消化饮食物，摄取水谷精微，以营养全身的重要作用，而水谷精微又是通过经脉输送的，所以胃气之盛衰有无，可以从脉象表现出来。临床上有胃气之脉以和缓有力，不快不慢为其特点。其三，泛指人体的精气。"胃气者，谷气也，荣气也，运气也，生气也，清气也，卫气也，阳气也"（《脾胃论·脾胃虚则九窍不通论》）。

胃气可表现在食欲、舌苔、脉象、面色等方面。一般以食欲如常，舌苔正常，面色荣润，脉象从容和缓、不快不慢，称之为有胃气。临床上，往往以胃气之强弱作为判断疾病轻重与预后的一个重要依据，即有胃气则生、无胃气则死。治疗上注重保养胃气，实际上是保护脾胃的功能。临证处方用药应切记"勿伤胃气"，否则胃气一败，百药难施。倘若胃主受纳与腐熟水谷失常，则可见胃脘胀痛、纳呆厌食、嗳腐吞酸、消谷善饥等症；若胃气大伤，甚则胃气败绝，则饮食难进，预后较差，生命垂危。

2. 主通降，以降为和　胃主通降与脾主升清相对而言。"凡胃中腐熟水谷，其滓秽自胃之下口，传入于小肠上口"（《医学入门·脏腑》）。胃主通降，是指饮食物入胃，经胃之腐熟，初步进行消化之后，须下传小肠以分清泌浊，其清者由脾之升清作用转输至全身，其浊者下移于大肠，化为糟粕而排出体外。整个过程是依靠胃气通畅下行作用完成的。故曰："水谷入口，则胃实而肠虚；食下，则肠实而胃虚。"（《素问·五脏别论》）"胃满则肠虚，肠满则胃虚，更虚更满，故气得上下"（《灵枢·平人绝谷》）。所以说，胃主通降，以降为和。中医学以脾升胃降来概括整个消化系统的生理功能。胃的通降作用，实际上还包括小肠、大肠的传化功能。脾宜升则健，胃宜降则和，脾升胃降，彼此协调，共同完成饮食物的消化吸收。

胃之通降是降浊，而降浊是受纳的前提条件。若胃失通降，则可见纳呆脘闷、胃脘胀满或疼痛、大便秘结等胃失和降之症，或恶心、呕吐、呃逆、嗳气等胃气上逆之候。脾胃居中，为人体气机升降的枢纽。因此，胃气不降，不仅直接导致中焦不和，影响六腑的通降，甚至影响全身的气机升降，从而出现各种病理变化。

此外，胃具有喜润恶燥的生理特性，源于运气学说中的标本中气理论，即"阳明之上，燥气主之，中见太阴"（《素问·天元纪大论》）。主要体现在两个方面：其一，"胃以阳体而合阴精，阴精则降"（《四圣心源》），胃气下降必赖胃阴的濡养；其二，胃之喜润恶燥与脾之喜燥恶湿，阴阳互济，从而保证了脾升胃降的动态平衡。

📖 医案选粹

乐某，男，52岁。

初诊：1977年5月25日。

主诉及现病史：胃痛而胀半年，近来夜间加重，嗳气，不吐酸水，痛处拒按，牵引两胁，急躁易怒，不能多食，不能进干硬食物，食则胃痛发作。

诊查：舌苔薄，脉弦。经某医院钡餐造影检查，诊断为胃溃疡。

辨证：肝气犯胃，气滞血瘀。

【按语】本病为肝气犯胃，而痛处拒按，进硬食则痛作，乃血瘀之象，即气滞而致血瘀。

（《中国现代名中医医案精华》夏锦堂医案）

（三）小肠

小肠位于腹中，上端通过幽门与胃相通，下端通过阑门与大肠相连，为中空的管状器官，呈迂曲回环叠积之状，包括十二指肠、空肠和回肠。小肠是机体对饮食物进行消化、吸收、输布精微物质，并下传其糟粕的重要脏器。手太阳小肠经与手少阴心经相互络属，构成表里关系。小肠的主要生理功能是受盛化物，泌别清浊。

1. 受盛化物　受盛，即接受、以器盛物。化物，即变化、消化、化生。小肠主受盛化物功能主要表现在两个方面：其一，小肠接受由胃下移而来的初步消化的食糜，起到容器的作用；其二，初步消化的食糜在小肠内必须停留一定的时间，在脾气作用下，进一步消化吸收，将水谷化为可以被机体利用的营养物质，精微由此而出，糟粕由此下注于大肠。正如《素问·灵兰秘典论》所谓："小肠者，受盛之官，化物出焉。"若小肠受盛化物的功能失调，则可见腹胀、腹痛，或为大便溏泻等症。

2. 泌别清浊　泌，即分泌；别，即分别。清，指水谷精微；浊，指食物残渣。所谓泌别清浊，是指小肠接受来自胃初步消化的食糜，进一步消化分解，将其分别为水谷精微和食物残渣两部分。其中清者进行吸收，经脾之升清散精的作用，上输于心肺，输布全身，以营养全身；浊者即饮食物的残渣糟粕，通过阑门下传于大肠，形成粪便，经肛门排出体外。另外，小肠在吸收水谷精微的同时，也吸收了大量的水液，经脾气的转输，肺气的宣发肃降、通调水道，又经肾的气化作用，将多余的水液渗入膀胱，形成尿液，经尿道排出体外。《诸病源候论·诸淋候》曰："膀胱与肾为表里，俱主水，水入小肠，下于胞，行于阴，为溲便。"《类经·藏象类》又曰："小肠居胃之下，受盛胃中水谷而分清浊，水液由此而渗入前，糟粕由此而归于后，脾气化而上升，小肠化而下降，故曰化物出焉。"故有"小肠主液"之说。

小肠泌别清浊的功能正常，则水液和糟粕各走其道而二便正常。若小肠泌别清浊的功能失调，可致清浊不分，水液走于肠道，水谷混杂，则见大便溏泄、小便短少等。所以，临床上泄泻初期常用"分利法"，即所谓"利小便以实大便"的方法治疗。

📚 医案选粹

肖某，男，52岁。

初诊：2020年10月22日。

主诉及现病史：头身困重1周，加重2天。周身乏力，脘腹痞满，纳差，寐可，小便短少色黄，大便黏腻不爽、臭秽难闻，无胸闷、气短等症状。

诊查：体型肥胖，腹部肥软胀满，腹部无压痛。舌红，舌体胖大，边有齿痕，苔黄腻，脉滑数。辅助检查：TC（血清总胆固醇）6.56mmol/L，TG（甘油三酯）5.72mmol/L，LDL-C（低密度脂蛋白胆固醇）3.57mmol/L。

辩证：脂浊，痰湿郁热证。

【按语】该患者长期过食肥甘厚味，胃纳过多，导致小肠泌别清浊功能紊乱，清者不升，故见头重如裹、周身乏力；浊者不降，滞于中焦，故见脘腹痞满、纳差；湿浊日久化热，蕴于下焦，故见小便短少色黄，大便黏腻不爽、臭秽难闻。

（《浅析葛根芩连汤化裁改善小肠泌别清浊功能对血脂调节的影响》赵媛媛、王连志医案）

（四）大肠

大肠位于腹中，是一个管道器官，呈回环叠积状，包括结肠和直肠。其上段称"回肠"（相当于解剖学的回肠和结肠上段），下段称"广肠"（包括乙状结肠和直肠）；其上口通过阑门与小肠相连，下端与肛门（亦称"下极""魄门"）相接。手阳明大肠经与手太阴肺经相互络属，构成表里关系。大肠的主要生理功能是传导糟粕，吸收津液。

1. 传导糟粕 是指大肠接受小肠泌别清浊后所下移的饮食残渣，并吸收其中多余的水分，使之形成粪便，经肛门排出体外的作用，属整个消化过程的最后阶段。正如《素问·灵兰秘典论》所谓："大肠者，传导之官，变化出焉。"大肠的传导糟粕功能是胃降浊功能的延伸，以降为顺，以通为用，且与脾之运化、肺之肃降及肾之气化功能密切相关。若大肠传导失司，可出现大便质、量及次数的异常变化。如湿热蕴结，大肠气机阻滞，则见腹痛、泄泻，或里急后重、下痢脓血等；如大肠实热，大肠津亏，则见大便秘结；如大肠虚寒，水谷杂下，则如肠鸣泄泻等。

2. 吸收津液 是指大肠传导糟粕过程中吸收水分的作用，从而参与调节体内水液代谢，故称之为"大肠主津"。如大肠虚寒，无力吸收水分，水谷杂下，则见肠鸣、腹痛、泄泻等；如大肠实热，消烁水分，肠液干枯，肠道失润，则见大便秘结不通。机体所需之水，绝大部分是在小肠或大肠被吸收的，故"大肠主津，小肠主液，大肠、小肠受胃之荣气，乃能行津液于上焦，灌溉皮肤，充实腠理"（《脾胃论·大肠小肠五脏皆属于胃胃虚则俱病论》）。

医案选粹

陆某，女，26岁。

主诉及现病史：患者自1992年元月初产后，大便一直3～7日一行，经常服用麻仁丸、润肠丸等。就诊时，体质肥胖，头目晕眩，心烦急躁，脘腹胀满，纳食不佳，下肢轻度水肿，大便近2周未行。

诊查：舌红苔白腻，脉濡滑且数。

辨证：湿热积滞于胃肠，升降失常。

【按语】此为肠胃传导之病，湿热积滞壅阻，致三焦气机不畅。

（《赵绍琴验案精选》）

（五）膀胱

膀胱又称净腑、水府、玉海、脬、尿胞，为中空的囊状器官，居于小腹部，大肠之前，位于脏腑最下处，其上有输尿管与肾脏相通，其下通过尿道开口于前阴，称为溺窍。足太阳膀胱经与足少阴肾经相互络属，构成表里关系。膀胱的主要生理功能是贮存和排泄尿液。

1. 贮存尿液 指在机体水液代谢过程中，多余的水液在肾的气化作用下，升清降浊，清者回流体内，浊者下输于膀胱，变成尿液，由膀胱贮存。故曰"津液之余者，入胞胕则为小便"，"小便者，水液之余也"（《诸病源候论·膀胱病候》）。

2. 排泄尿液　指尿液贮存于膀胱，达到一定容量时，在肾的气化作用下，使膀胱适度开阖，及时将尿液从溺窍排出体外。

肾合膀胱，开窍于二阴，"膀胱者，州都之官，津液藏焉，气化则能出矣。然肾气足则化，肾气不足则不化。入气不化，则水归大肠而为泄泻。出气不化，则闭塞下焦而为癃肿。小便之利，膀胱主之，实肾气主之也"（《笔花医镜》）。膀胱的贮尿和排尿功能，全赖于肾的固摄和气化功能，膀胱的气化，实际上隶属于肾的蒸腾气化。膀胱的病变，主要表现为尿频、尿急、尿痛；或小便不利，尿有余沥，甚至尿闭；或遗尿、小便失禁等。若肾气的固摄和气化功能失常，则膀胱的气化失司，开阖失权，可见小便不利或癃闭，以及尿频、尿急、尿痛、遗尿、小便失禁等症，故曰"膀胱不利为癃，不约为遗溺"（《素问·宣明五气》）。所以，膀胱的病变多与肾有关，临床治疗小便异常，常从肾治之。

📚 医案选粹

郑某，男，68 岁。

初诊：1982 年 8 月 12 日。

主诉及现病史：小便不畅 5 年之久，时轻时重，重则小便无力，尿流细慢，淋沥难尽。半个月来因外感之后病情加重，小便涓滴不利，小腹坠胀，欲尿不出，纳呆恶心，痛苦万状。急就诊于西医医院，确诊为前列腺增生，合并尿潴留。经导尿及对症处理，病势暂缓，复如故，故来院。

诊查：面色无泽，呻吟不宁，两手抚腹，少腹膨隆拒按；舌淡苔白腻，脉沉滑。

辩证：久病正虚，膀胱气化无力。

【按语】病位在肾与膀胱，累及脾、肺。患者年老体弱，久病正虚，病及肺、脾、肾三脏，属肺气虚闭、脾失斡旋之力、肾气不充，气化无权，水气内聚之证。

（《中国现代名中医医案精华》王文正医案）

（六）三焦

三焦是上焦、中焦、下焦的总称，为六腑之一。三焦为分布于胸腹腔的一个大腑，六腑中唯其最大，无与匹配，故又有"孤腑"之称。正如《类经·藏象类》所谓："三焦者，确有一腑，盖脏腑之外，躯壳之内，包罗诸脏，一腔之大腑也。"对其解剖形态的认识，历史上有"有名无形"和"有名有形"之争。即使是有形论者，有关其实质至今尚无统一认识。但是，中医学将三焦单独列为一腑，并非仅仅是根据解剖，更重要的是根据其生理病理现象的联系而建立起来的一个功能系统。三焦的主要生理功能是通行元气，通行水液，运行水谷。

1. 生理功能

（1）通行元气　元气是人体最根本、最原始、源于先天而根于肾的气，是人体生命活动的原动力，由先天之精所化生，并赖后天之精以充养而成，须通过三焦而输布到五脏六腑，充沛于全身，以推动人体的生长和发育，温煦和激发脏腑、经络等组织器官生理功能，从而维持人体生命活动的正常进行。因此，三焦是元气运行的通道，且关系到全身气化功能的正常进行。《中藏经》曰："三焦者，人之三元之气也……总领五脏六腑营卫经络，内外上下左右之气也。三焦通，则内外上下皆通也。其于周身灌体，和调内外，营左养右，导上宣下，莫大于此者也。"

（2）通行水液　是指三焦具有疏通水道、运行水液的作用。津液代谢的生理过程，须依赖肺、脾、肾等诸多脏腑的综合调节作用来完成。而三焦为水液生成敷布、升降出入的道路，在水液代谢过程中起着重要作用。正如《素问·灵兰秘典论》所谓："三焦者，决渎之官，水道出焉。"三焦在水液代谢过程中的这种协调平衡作用，称作"三焦气化"。三焦通行水液的功能，实际上是对肺、脾、肾等诸多脏腑参与水液代谢功能的总括。

（3）运行水谷　是指三焦具有运行水谷，协助输布精微，排泄废物的作用。正如《难经·三十一难》所谓："三焦者，水谷之道。"其中，"上焦开发，宣五谷味，熏肤，充身，泽毛"（《灵枢·决气》），有输布精微之功；中焦"泌糟粕，蒸津液，化其精微，上注于肺脉"（《灵枢·营卫生会》），有消化吸收、转输之功；下焦则"成糟粕而俱下入大肠，循下焦而渗入膀胱"（《灵枢·营卫生会》），有排泄粪便、尿液之功。三焦运行水谷的功能，实际上是对脾、胃、心、肺、大肠、小肠、肾、膀胱等诸多脏腑参与水谷消化吸收与排泄功能的概括。

2. 三焦的功能特点

（1）上焦如雾　上焦为横膈以上的部分，包括心、肺和头部。上焦如雾，是指上焦主宣发卫气，敷布精微的作用。即上焦通过心肺之宣发、敷布作用，将中焦脾胃所转输而来的水谷精微和津液布散于全身，以温养和滋润肌肤、筋骨，通调腠理，如雾露之溉，故称"上焦如雾"。

（2）中焦如沤　中焦为横膈以下、脐以上的部分，包括脾、胃。中焦如沤，是指脾胃腐熟水谷、运化精微、化生气血的作用。即胃主受纳与腐熟，脾主运化，二者纳运相得、升降相因、燥湿相济，水谷精微等营养物质得以吸收，化生气血，并上输于心肺以濡养全身，故称"中焦如沤"。

（3）下焦如渎　下焦为脐以下至二阴的部分，包括肝、肾、小肠、大肠、膀胱、女子胞等。按部位来说，肝应属中焦，因其与肾关系密切，故与肾同属下焦。下焦如渎，是指肾、膀胱、大肠、小肠等脏腑分别清浊、排泄废物的作用。即下焦将饮食物的残渣糟粕传送于大肠，形成粪便，从肛门排出体外；并将体内剩余的水液，通过肾、膀胱的气化作用形成尿液，从尿道排出体外。渎，即沟渠、水道。故称"下焦如渎"。

📖 医案选粹

陈某，女，36岁。

初诊：2018年7月14日。

主诉及现病史：患者血糖升高半年。口干口渴，多饮，日饮水几大碗而不解渴，口唇内侧多处淡红色溃疡，头昏重，乏力困倦，胸闷不饥，夜寐可，小便频数，大便黏腻不爽。

诊查：舌体偏大，边有齿痕，舌质红，苔厚腻少津，脉濡。体形偏胖，BMI(体重指数)30.5。空腹及餐后2小时血糖分别为9.9mmol/L和16.9mmol/L，空腹及餐后2小时胰岛素水平分别是13.4mmol/L和29.5mmol/L，空腹及餐后2小时胰高血糖素分别是99.6mmol/L和97.4mmol/L，空腹及餐后2小时C肽水平分别为3.09mmol/L和6.32mmol/L，胰岛素抗体为4.1 IU/mL。血常规、尿常规、肝肾功、尿蛋白四项检查均属正常范围，胰岛素自身抗体（－）。

辩证：湿热中阻之消渴证。

【按语】本案为湿热秽浊之邪中阻，弥漫三焦所致。湿热阻滞上焦则伤肺，肺不布津则口干、口渴；肺不敷布，加之下焦肾与膀胱气化不行，则小便量多；湿浊困脾，脾失健运，上蒙清窍则头昏重，直驱下行，故大便黏腻不爽；中焦湿热，蒸腾而上，气冲口舌，故令口舌生疮。

（《从"通利三焦"论三仁汤在湿热型消渴中的应用》
李慧敏、闫镛、张静医案）

二、六腑共同的生理特性

六腑共同的生理特性是受盛和传化水谷，具有通降下行的特性。"六腑者，传化物而不藏，故实而不能满也。所以然者，水谷入口，则胃实而肠虚。食下，则肠实而胃虚"（《素问·五脏别论》）。每一腑都必须适时排空其内容物，才能保持六腑通畅，功能协调，故有"六腑以通为用，以降为顺"之说。突出强调"通""降"二字，若通和降太过与不及，均属于病态。

项目三　奇恒之腑

　　奇恒之腑，包括脑、髓、骨、脉、胆、女子胞。奇恒，异于平常之谓。奇恒之腑均是一类相对密闭的管腔性组织器官，其形多中空，与腑相近，不与水谷直接接触，似腑非腑；内藏精气，又类于脏，似脏非脏，故称之为"奇恒之腑"。正如《素问·五脏别论》所谓："脑、髓、骨、脉、胆、女子胞，此六者，地气之所生也，皆藏于阴而象于地，故藏而不泻，名曰奇恒之腑。"其中，胆既属于六腑，又属于奇恒之腑，已在六腑内容中述及。余者与五脏均没有表里配合关系，亦没有五行的配属，有的与奇经八脉联系密切。骨、脉将在"五脏与形体的联系"中介绍。下面仅论述脑、髓、女子胞。

一、脑

　　脑居于颅腔之内，由髓汇聚而成，故称脑为"髓海"。脑与脊髓相通，"脑者髓之海，诸髓皆属于脑，故上至脑，下至尾骶，髓则肾主之"（《医学入门·天地人物气候相应图》），且与全身的精微有关。故曰"诸髓者，皆属于脑"（《素问·五脏生成》）。由于"头为一身之元首……其所主之脏，则以头之外壳包藏脑髓"（《寓意草·卷一》）。外为头骨，内为脑髓，合之为头。头居人身之高巅，人神之所居，十二经脉、三百六十五络之气血皆汇集于头。所以，头为诸阳之会，为清窍所在之处，人体清阳之气皆上出清窍。

（一）脑的生理功能

　　《素问·脉要精微论》有"头者，精明之府"之说，指出脑与思维、视觉、听觉及精神状态有关。《本草纲目》有"脑为元神之府"之说，明确提出脑与精神活动的关系。《医林改错》在前人认识的基础上，详细论述了脑的功能，将忆、视、听、嗅、言等功能都归属于脑。一般认为，脑的主要生理功能是主宰生命活动，主持精神、意识、思维活动，以及主感觉运动三个方面。

　　1. 主宰生命活动　脑为元神之府，是生命活动的中枢，统领人体的一切生命活动。诸如心搏、呼吸、吞咽、排泄二便等生理活动，均离不开脑的主宰和调节。故"脑不可伤，若针刺时，刺头，中脑户，入脑立死"（《素问·刺禁论》），"针入脑则真气泄，故立死"（《类经·针刺类》）。中医学将脑的这一功能归到心，故有"心者，君主之官，神明出焉"与"心者，五脏六腑之大主，精神之所舍也"之说。

　　2. 主持精神、意识、思维活动　脑为元神之府，"头者，精明之府"（《素问·脉微精要论》）。以五脏为中心的藏象学说认为，心藏神，将脑的功能分属五脏而统归于心。正如《灵枢·本神》所谓："所以任物者谓之心。"同时，也认识到"灵机记性不在心在脑"（《医林改错》），即人的记忆及思维活动与脑密切相关。所以说，人的精神、意识、思维活动，都是客观外界事物反映于脑的结果。脑具有精神、意识、思维功能，为精神、意识、思维活动的枢纽，"为一身之宗，百神之会"（《修真十书》）。脑主精神意识的功能正常，则精神饱满、意识清楚、精神振奋、思维灵敏、记忆力强、语言清晰、情志正常。若脑髓不充、则精神不振、健忘、反应迟钝等。

3. 主感觉运动　眼、耳、口、鼻、舌为五脏外窍，位于头面，与脑相通。脑为元神之府，统领肢体运动，人的视、听、言、动等，皆与脑有密切关系。"五官居于身上，为知觉之具，耳目口鼻聚于首，最显最高，便于接物。耳目口鼻之所导入，最近于脑，必以脑先受其象而觉之，而寄之，而存之也"（《医学原始》）。"两耳通脑，所听之声归脑；两目系如线长于脑，所见之物归脑；鼻通于脑，所闻香臭归于脑；小儿周岁脑渐生，舌能言一二字"（《医林改错》）。脑主感觉运动的功能正常，则精神饱满、感觉正常、耳聪目明、身体轻劲有力、运动自如。若脑髓不充，则头晕目眩、耳鸣失聪、视物不明、感觉异常、嗅觉不灵、运动失灵等。

（二）脑与五脏的关系

心者"君主之官，神明出焉"，为"五脏六腑之大主，精神之所舍也"，故曰"心藏神"。神又可分为神、魂、魄、意、志五种不同的表现，分别归属于心、肝、肺、脾、肾。即心藏神，主喜；肝藏魂，主怒；脾藏意，主思；肺藏魄，主悲、忧；肾藏志，主恐、惊。神虽分属于五脏，又均在心神的主宰下发挥作用，其中特别与心、肾、肝之关系尤为密切。

1. 心脑相通　"心脑息息相通，其神明自湛然长醒"（《医学衷中参西录·痫痉癫狂门》）。心有血肉之心与神明之心，血肉之心即心脏，"神明之心……主宰万事万物，虚灵不昧"（《医学入门·脏腑》），实质为脑。心主神明，脑为元神之府；心主血，上供于脑，血足则脑髓充盈，故心与脑相通。临床上脑病可从心论治，或心脑同治。

2. 肾脑相济　肾藏精，精生髓，髓聚于脑，"在下为肾，在上为脑，虚则皆虚"（《医碥·卷四》），故脑的生理与肾的关系尤为密切。肾精充盛则脑髓充盈、精力充沛、耳聪目明、思维敏捷、动作灵巧。若肾精亏虚，髓海失养，脑髓不足而变生诸症，可见头晕、健忘、耳鸣，甚则记忆力减退、思维迟钝等。"脑为髓海……髓本精生，下通督脉，命火温养，则髓益之"，"精不足者，补之以味，皆上行至脑，以为生化之源"（《医述》引《医参》）。因此，补肾填精益髓为治疗脑病的重要方法。

3. 肝脑相维　肝主疏泄，调畅气机；主谋虑，调节精神情志；又主藏血。肝主疏泄功能正常，气机调畅，气血和调，则脑清神聪。若疏泄失常，或情志失调，或清窍闭塞，或血溢于脑，即"血之与气并走于上则为大厥"；若肝藏血功能失常，脑失所主，或变生他疾。

4. 肺脑相系　肺为相傅之官而主治节，主一身之气，朝百脉，助心行血，正如《类经·藏象类》所谓："肺主气，气调则营卫脏腑无所不治。"肺主治节功能正常，气充血足，则髓海有余。所以，脑与肺有着密切关系。在临床上脑病可从肺论治。

5.**脾脑相关** 脾主运化，升清，输布水谷精微，人体脏腑百骸皆赖脾以濡养，故为后天之本、气血生化之源。脾气健旺，运化水谷，化源充足，五脏安和，九窍通利，清阳出上窍而上达于脑，则脑有所养。脾胃虚衰，九窍不通，清阳不升，则脑失所养。所以，益气升阳是治疗脑病的主要方法之一。

二、髓

髓是骨腔中的一种膏样物质，为脑髓、脊髓和骨髓的合称。骨髓位于骨骼之中；脊髓位于脊椎管腔之中，脊髓经项后复骨（指第6颈椎以上的椎骨）下之骨孔，上通于脑；脑髓位于颅腔之中，故曰"脑为髓海……乃聚髓处，非生髓之处。究其本源，实由肾中真阴真阳之气，酝酿化合而成……缘督脉上升而贯注于脑"（《医学衷中参西录·脑气筋辨》）。脊髓与脑髓是上下升降、彼此交通的，合称为脑脊髓。正如《难经本义》所谓："髓自脑下注于大杼，大杼渗入脊心，下贯尾骶，渗诸骨节。"髓的生成与先天之精、后天之精均有关系。髓的主要生理功能是充养脑髓，滋养骨骼，化生血液。

（一）髓的生成

髓的生成与先天之精、后天之精均有关系。肾中精气的盛衰与髓的盈亏有密切的关系，"肾主身之骨髓"（《素问·痿论》），"肾不生则髓不能满"（《素问·逆调论》）。同时，髓由后天之精所充养。脾胃为后天之本、气血生化之源，后天营养充足，则化生精微以补充肾精，使髓化源不竭。"五谷之精液和合而为膏者，内渗于骨空，补益脑髓"（《灵枢·五癃津液别》）。气、血、精、髓可以互生，故髓与五脏皆相关，其中以肾为最。

（二）髓的生理功能

1.**充养脑髓** 《医经玉屑》曰："内肾之命门，为生髓养脑之元气也。其精中之精气，上养脑神，精中之柔液，统养百骸；其液出脑，由项贯督入脊，旁络全体。"脑得髓养，脑髓充盈，脑力充沛，则元神之功旺盛，精神饱满，意识清楚，耳聪目明，体健身强，反应灵敏。若先天禀赋不足，或后天失于调养，肾精亏虚，失于生髓充脑，以致髓海空虚，则可见精神不振，头晕耳鸣，两眼昏花，健忘，或智力、动作反应迟钝，甚则痴呆等症。

2.**滋养骨骼** 《类经·藏象类》曰："髓者，骨之充也。"肾精充足，骨髓生化有源，骨骼有所滋养，方可保持其坚刚之性，则生长发育正常，骨骼坚硬有力，腰脊挺拔。故曰"盖髓者，肾精所生，精足则髓足；髓在骨内，髓足则骨强，所以能作强而才力过人也"（《中西汇通医经精义·上卷》）。若肾精亏虚，骨髓失养，则可见骨骼脆弱无力，腰膝酸软无力，小儿发育迟缓，囟门迟闭，身体矮小等症。

3. 化生血液　肾藏精，精能生髓，精血可以互生，精生髓，髓亦可化血。"肾生骨髓，髓生肝"（《素问·阴阳应象大论》）。"血即精之属也，但精藏于肾，所蕴不多，而血富于冲，所至皆是"（《景岳全书·血证》），"夫血者，水谷之精微，得命门真火蒸化"（《读医随笔·气血精神论》）。故有血之源头在于肾之说。"骨髓坚固，气血皆从"（《素问·生气通天论》）。所以，在临床上常用补肾填精益髓之法治疗血虚证。

三、女子胞（附：精室）

女子胞，即子宫，又称胞宫、子脏、胞脏、子处、血脏，居于小腹内正中部，位于直肠之前、膀胱之后，其下口（即胞门又称子门）与阴道相连，呈倒置的梨形，是女性的内生殖器官。女子胞的主要生理功能是主持月经，孕育胎儿。女子胞的生理功能主要与肝、肾、脾、心，以及冲脉、任脉等密切相关。

（一）女子胞的生理功能

1. 主持月经　月经，又称月信、月事、月水，因其定时来潮如月之盈亏，故称为月经。月经是女子性发育成熟后子宫周期性出血的生理现象。健康的女子到了 14 岁左右，生殖器官发育成熟，子宫发生周期性变化，一般为 28 天左右周期性排血一次。经期即每次行经持续时间，为 3～7 天，多数为 4～5 天。经量即经期排出的血量，为 50～80mL。经色多为暗红色。由于受经量的影响，月经开始时的颜色较淡，继而逐渐加深，最后又转呈淡红。经质一般为不稀不稠，不凝结，无血块，也无特殊气味。从 14 岁左右月经初潮到 49 岁左右绝经，其间除妊娠期、哺乳期外，月经都是有规律地按时来潮。"女子胞中之血，每月换一次，除旧生新"（《血证论·男女异同论》）。在月经周期还要排卵一次。月经的产生，是脏腑气血作用于胞宫的结果。而胞宫的功能正常与否，直接影响月经的来潮，因此胞宫具有主持月经的作用。

2. 孕育胎儿　胞宫是女性孕育胎儿的器官。女子发育成熟后，月经按时来潮，便具备了孕育胎儿的能力。此时，两性交媾，两精相合，就构成了胎孕。"阴阳交媾，胎孕乃凝，所藏之处，名曰子宫"（《类经·藏象类》）。受孕之后，月经停止来潮，胎儿在胞宫内生长发育，受母体气血之充养，达 10 个月左右期满分娩。《中西汇通医经精义·下卷》曰："女子之胞，一名子宫，乃孕子之处。"

（二）女子胞与脏腑、经络的关系

1. 女子胞与脏腑　女子以血为本，经水为血所化，而血来源于脏腑。在五脏之中，女子胞与肝、肾、脾、心的关系尤为密切。

（1）女子胞与肝　肝主疏泄而藏血，为全身气血调节之枢，亦为妇女经血之本。肝血充足，藏血功能正常，则冲脉盛满，血海充盈；肝气条达，疏泄正常，气机调畅，气血运

行平和，心情舒畅，则任脉通，太冲脉盛，月事以时下。因此，肝与女子胞的关系主要体现在月经方面。女子以血为体，以气为用。经、孕、胎、产、乳均与气血相关，均须依赖于肝之疏泄与藏血功能，故有"女子以肝为先天"（《临证指南医案·卷九》）之说。

（2）女子胞与肾　肾为先天之本，主藏精，生髓，精血可以互生。肾中精气的盛衰，主宰着人体的生长发育和生殖能力。女子胞与肾的关系主要体现在天癸之至竭和月经、孕育方面。"天癸者，阴精也，盖男女之精皆主肾水，故皆可称为天癸也"（《黄帝内经素问注证发微》）。天癸是健康女子到14岁左右，肾中精气逐渐充盛所产生的一种促进性腺发育成熟和维持生殖功能的精微物质。在天癸的作用下，胞宫发育成熟，月经应时来潮，即具备孕育胎儿的能力；到了49岁左右，肾中精气衰少，天癸由少而至衰竭，月经由紊乱而至闭止，即进入绝经期，生育能力渐渐丧失。正如《素问·上古天真论》所谓："二七而天癸至，任脉通，太冲脉盛，月事以时下，故有子……七七，任脉虚，太冲脉衰少，天癸竭，地道不通，故形坏而无子也。"

（3）女子胞与脾　脾主运化，主生血、统血，为气血生化之源，为后天之本；血者水谷之精气，和调于五脏，洒陈于六腑，女子则上为乳汁、下为月经。因此，女子胞与脾的关系，主要表现在经血的化生、固摄两个方面。脾气健旺，气血生化之源充足，统摄有权，则经血之藏、泄正常。

（4）女子胞与心　心主血脉是全身气血运行的主要动力，心藏神，"心为火脏，烛照万物"（《血证论·脏腑病机论》），而为五脏六腑之大主、生命之主宰。心气充沛，血液充盈，脉道通利，心神内守，是女子胞主持月经、孕育胎儿的重要条件。

2.女子胞与经络　女子胞与冲脉、任脉、督脉、带脉及十二经脉均有密切关系，其中以冲脉、任脉、督脉、带脉为最。

（1）女子胞与冲脉　冲脉与肾经并行，与阳明脉相通，上渗诸阳，下灌三阴，贯穿全身，调节十二经气血，为总领诸经气血的要冲，为十二经脉之海、五脏六腑之海。冲脉起于胞宫，而脏腑经络之气血皆下注冲脉，故又称之为血海。"经本阴血也，何脏无之，唯脏腑之血皆归冲脉，而冲为五脏六腑之血海，故《经》言太冲脉盛则月事以时下，此可见冲脉为月经之本也"（《景岳全书·妇人规》）。所以，冲脉有调节月经的作用，且与生殖功能关系密切。

（2）女子胞与任脉　任有妊养之义。任脉起于胞中，于小腹部与足三阴经相会，调节阴经气血，总任诸阴，为阴脉之海；蓄积阴血，为人体妊养之本，故有"任主胞胎"之说。任脉气血通盛是女子胞主持月经、孕育胎儿的生理基础。冲为血海，任主胞胎，二者相资，月经如潮，孕育如常。可见，女子胞与冲、任二脉的关系尤为密切。

（3）女子胞与督脉　督脉调节阳经气血，为"阳脉之海"，总督一身阳经。督脉络肾，与肾气相通，且与任脉同起于胞中，一行于身后，一行于身前，交会于龈交，其经气循环往复，沟通阴阳，调摄气血，以维持胞宫正常经、孕、产的生理活动。

（4）女子胞与带脉　《血证论·崩带》曰："带脉下系于胞宫，中束人身，居身之中央。"带脉既可约束与统摄冲脉、任脉、督脉三经之气血，又可固摄胞胎。

（5）女子胞与十二经脉　十二经脉之气血通过冲脉、任脉、督脉三经灌注于胞宫之中，故为经血之源、胎孕之本。女子胞直接或间接与十二经脉相通，禀受脏腑之气血，泄而为经血，藏而育胎胞，从而完成其生理功能。

【附】精室

女子之胞名为子宫，具有主持月经、孕育胎儿的生理功能，是女性的内生殖器官。而男子之胞名为精室，为男性生殖器官。精室的主要生理功能是化生、贮藏精液，主司生育繁衍。精室的生理功能主要与肾之精气盛衰密切相关，亦与冲任相关。故曰："女子之胞，男子为精室，乃血气交会，化精成胎之所，最为紧要"（《中西汇通医经精义·下卷》）。精室包括解剖学所说的睾丸、附睾、精囊腺和前列腺等。睾丸，又称外肾，"睾丸者，肾之外候"（《类证治裁·卷之首》），"外肾，睾丸也"（《中西医粹》）；亦称势，"宦者少时去其势，故须不生。势，阴丸也，此言宗筋，亦指睾丸而言"（丹波元简注《灵枢·五音五味》）。

项目四　以五脏为中心的整体联系

人体是一个有机的整体，构成人体的各脏腑组织器官的功能活动不是孤立的，而是整体功能活动的一个组成部分。人体以五脏为中心，以六腑相配合，以气、血、精、津液为物质基础，通过经络的联络作用，使脏与脏、脏与腑、腑与腑密切联系，外联五官九窍、四肢百骸，构成一个统一的有机整体。各脏腑不仅在生理上相互依存、相互制约地完成新陈代谢的功能活动，在病理上常常按照一定的规律相互影响与传变。

一、脏与脏之间的关系

"五脏之气，皆相贯通"（《侣山堂类辨》）。心、肺、脾、肝、肾各具不同的生理功能和特有的病理变化，但脏与脏之间不是孤立的，而是彼此密切联系着的。五脏之间的关系不单是表现在五行生克方面，更重要的是彼此之间在生理活动和病理变化上有着密切的联系。

（一）心与肺

心与肺同居上焦，心主血脉，肺主气、司呼吸。心与肺之间的关系，主要体现在气和血的关系上。心与肺相互配合，保证了人体气血的正常运行，从而维持了人体各脏腑组织的功能活动。因此，有"气为血之帅，血为气之母"之说。

肺主气，心主血，全身的血和脉，均统属于心。心主一身之血脉，全身的血液都通过经脉而聚会于肺，肺主一身之气，通过肺的呼吸，进行体内外清浊之气的交换，然后将富含清气的血液输送至全身，"食气入胃，浊气归心，淫精于脉，脉气流经，经气归于肺，肺朝百脉，输精于皮毛"（《素问·经脉别论》）。可见，血的运行虽为心所主，但必须依赖于肺气的敷布和调节。而肺气的敷布，又离不开心血的运载，以运行周身。气为血之帅，气行则血行；血为气之母，血至气亦至。故曰："人之一身，皆气血之所循行，气非血不和，血非气不运。"（《医学真传·气血》）

在病理上，若肺气虚弱，不能助心行血，血行无力，血运不畅，日久则可见胸痛、气短、心悸、唇舌青紫等心血瘀阻之症；反之，若心气不足，心阳不振，主血脉功能减退，血液运行不畅，可影响肺之宣发和肃降，肺气上逆，则可见胸闷、咳喘、气促等症。

（二）心与脾

心主血脉，脾主运化，为气血生化之源，且统摄血液。心与脾之间的关系，主要体现在血液的生成与运行两个方面。

1. 血液的生成　心主血脉，脾主运化，为气血生化之源。心血赖脾气所运化的水谷精微以化生，而脾的运化功能又有赖于心血的不断滋养，以维持其正常的生理活动。故曰："脾之所以能运行水谷者，气也。气虚则凝滞而不行，得心火以温之，乃健运而不息，是为心火生脾土"（《医碥·五脏生克说》）。脾气健运，化源充足，则心血充盈；心血旺盛，脾得滋养，则脾气健运。所以说："脾气入心而变为血，心之所主亦借脾气化生。"（《济阴纲目》引汪琪语）

2. 血液的运行　"人心动，则血行诸经"（《医学入门·脏腑》）。血液循行脉中，依赖于心气之推动作用，又依赖于脾气之统摄，才能循经运行而不逸于脉外。即所谓"血所以丽气，气所以统血，非血之足以丽气也，营血所到之处，则气无不利焉，非气之足以统血也，卫气所到之处，则血无不统焉，气为血帅故也"（《张聿青医案》）。

在病理上，若脾气虚弱，健运无权，血液生化之源不足，或脾不统血，血逸脉外，则可见心血不足证；反之，若心血亏虚，脾失所养，运化功能减退，统摄血液功能亦失常，终致心脾两虚证，则可见心悸、失眠、多梦、眩晕、食少、腹胀、纳差、神疲乏力、面色无华及血逸脉外等症。

（三）心与肝

心主血，肝藏血；心主神志，肝主疏泄，调节情志。心与肝之间的关系，主要体现在血液的运行、情志调节两个方面。

1. 血液的运行　心主血，肝藏血，两者相互配合，共同维持血液的正常运行。心主血脉的功能正常，则全身血液运行畅通，各脏腑组织器官血液充盈，则肝有所藏，而发挥其贮藏和调节血流量的作用；肝所藏之阴血充盈，濡养肝体而制约肝阳，则肝之疏泄功能正常，气血畅通，有助于心主血脉功能的正常进行。故曰"肝藏血，心行之"（王冰注《黄帝内经素问》）。

2. 情志调节　心主神志，肝主疏泄，调节情志。人的精神、意识和思维活动由心所主，亦与肝之疏泄功能密切相关。血液是神志活动的物质基础。故曰："血者，神气也。"（《灵枢·营卫生会》）心血充足，肝有所藏，则肝之疏泄功能正常，气机调畅，气血和平，精神愉快；肝血充足，制约肝阳而使之勿亢，则肝之疏泄功能正常，使气血运行畅通，心血亦能充盛，心有所养，有利于心主神志功能的正常发挥。

在病理上，若肝血不足，心血亦因之受损，临床上常见心悸、失眠、多梦、面色不华，以及头晕、目涩、视物昏花、爪甲不荣等心肝血虚之症；若由于情志内伤，化火伤阴，易致心肝火旺证，则可见烦躁、易怒、失眠、多梦等症。

（四）心与肾

心与肾之间的关系，主要体现在心肾水火既济、精血互生、精神互用三个方面。

1. 水火既济　心在五行中属火，位居于上而属阳；肾在五行中属水，位居于下而属阴。从阴阳、水火的升降理论来说，位在下者以上升为顺，位在上者以下降为和，升已而降，降已而升。心火必须下降于肾，与肾阳共同制约肾阴，以温养肾水，使肾水不寒。肾水必须上济于心，与心阴共同制约心阳，使心火不亢。心火与肾水之间的彼此相互交通、相互协调关系，称为"水火既济""心肾相交"。故曰："人之有生，心为之火居上，肾为之水居下；水能升而火能降，一升一降，无有穷已，故生意存焉。"（《格致余论·相火论》）"心肾相交，全凭升降。而心气之降由于肾气之升，肾气之升又因心气之降"（《慎斋遗书》）。

在病理上，若肾水不足于下，心阴失济，则心阳偏亢；或心火不能下降而独亢于上，下及肾水，以致肾阴亏于下，心火炽于上，心神不宁，水火不济，临床可见心烦不寐、惊悸多梦、健忘、头晕、耳鸣、腰膝酸软、男子梦遗、五心烦热、潮热盗汗、咽干口燥、舌红、少苔或无苔、脉细数等"心肾不交"的病理表现。

2. 精血互生　心主血，肾藏精，精与血均为维持人体生命活动的重要物质。精血之间相互资生、相互转化，为心肾相交奠定了物质基础。

3. 精神互用　心主血脉而藏神，为人体生命活动的主宰。肾藏精，精舍志，精能生髓，髓汇于脑。精能化气生神，为神气之本；神能驭精役气，为精气之主。精是神的物质基础，神是精的外在表现。故曰"心以神为主，阳为用；肾以志为主，阴为用。阳则气也、火也，阴则精也、水也。凡乎水火既济，全在阴精上承，以安其神；阳气下藏，以安其志"（《推求师意》）。

（五）肺与脾

肺主气，司呼吸，主行水，通调水道；脾主运化，为气血生化之源。肺与脾之间的关系，主要体现在气的生成、津液的输布两个方面。

1. 气的生成 肺所吸入的自然界清气与脾所化生的水谷精气，是气生成的极其重要的物质基础。脾主运化，为气血生化之源，但脾所化生的水谷精气，必赖肺气的宣发肃降，才能敷布全身。而肺主气、司呼吸的生理功能，又须依赖于脾所运化的水谷精微以充养。因此前人有"肺为主气之枢，脾为生气之源"之说。肺之主气、司呼吸与脾之主运化功能是否健旺，与气之盛衰密切相关。

2. 津液的输布 脾主运化，将津液上输于肺，肺为水之上源，主行水，宣发与肃降，通调水道，使津液输布全身以灌溉脏腑、形体和诸窍，以及下输肾与膀胱；同时，脾又可直接将津液向四周布散至全身，即"灌溉四傍"，所谓"脾主为胃行其津液"（《素问·厥论》）。脾之运化水湿赖肺气宣降的协助，而肺之宣降赖脾之运化的资助。因此，肺与脾在津液的输布过程中相互为用。

在病理上，若脾气虚弱，运化无权，不能输精于肺，以致肺气不足，则见神疲乏力、少气懒言，或咳喘无力等；脾失健运，水湿不化，聚湿生痰，上犯于肺，影响肺之宣发与肃降，则见咳喘、痰多色白等。故有"脾为生痰之源，肺为贮痰之器"之说。反之，久病不愈，肺气虚损，宣降无权，以致脾气亏损，运化无权，水湿内停，则见食少、腹胀、便溏、消瘦、乏力，甚则水肿等。

（六）肺与肝

肺与肝之间的关系，主要体现在气机的调节方面。

"肝生于左，肺藏于右"（《素问·刺禁论》）。肺居于上焦，其气肃降；肝居于下焦，其气升发。肝从左而升，肺从右而降，"左右者，阴阳之道路也"（《素问·阴阳应象大论》）。肝肺升降相宜，则气机调畅，气血流行，脏腑安和。肝升肺降，相互协调，以维持人体气机的正常升降运动。

在病理上，若肝失疏泄，郁而化火，气火上逆，灼伤肺津，肺失肃降，则可见胸胁胀满疼痛、咳嗽气喘，甚则咯血等肝火犯肺（又名木火刑金）证；若肺之宣发与肃降失职，燥热内生，影响及肝而失于疏泄，气火上升，则见咳嗽、气喘、痰少、咽干，且可见胸胁胀痛、头晕目眩、面红目赤等症。

（七）肺与肾

肺主气，司呼吸，主宣发肃降，通调水道；肾主水，主纳气。肺与肾之间的关系，主要体现在呼吸运动和水液代谢两个方面。

1. 呼吸运动 肺主气，司呼吸，为体内外气体交换的场所；肾藏精，主纳气，吸引摄纳，使气归根。人体正常的呼吸运动虽然由肺所主，但需要依赖肾的纳气作用的协助。只有肾气充盛，才能使肺吸入之清气下纳于肾，保持呼吸具有一定的深度，协助肺主一身之气的作用。肺肾的相互配合，共同完成呼吸的生理功能。所以前人有"肺为气之主，肾为气之根"之说。

2.水液代谢　肺为水之上源，主宣发肃降，行水而通调水道，水精四布，五经并行，津液得以输布全身，浊液下归于肾、膀胱。肾为主水之脏，蒸腾气化，升清降浊，开阖有度，使清者上升至肺，重新利用，浊者下输膀胱，排出体外。肺之通调水道功能须依赖于肾之蒸腾气化作用的协助，肾主水的功能亦有赖于肺之通调水道功能的配合。肺与肾密切配合，共同参与对水液代谢的调节。由于肾主水液的功能居于重要地位，故曰"其本在肾，其标在肺"。

在病理上，若肺失宣降，通调水道失职，以致肾之气化无权，开阖不利，则见水肿、尿少等。若肾阳虚衰，气化无权，水液泛溢，则见全身水肿、畏寒肢冷；水液停蓄，上凌于肺，失于肃降，则见咳喘不得平卧等。若肾精不足，摄纳失职，或肺气久虚，伤及肾气，则可见呼多吸少、动则气喘等肾不纳气证。

此外，肺与肾之间的阴液也是相互资生的，称之为金水相生。肺属金，肾属水，金能生水，肺阴充足，输精于肾，使肾阴充盛；肾阴为一身阴液之根本，肾阴充足，上润于肺而肺气清宁，宣降正常。"肺气之衰旺，全恃肾水充足，不使虚火炼金，则长保清宁之体"（《医医偶录》）。在病理上，若肺阴虚，下及肾阴而肾阴虚损，或肾阴亏虚，肺阴失充，则可见五心烦热、两颧潮红、潮热盗汗、干咳少痰、腰膝酸软等肺肾阴虚证。

（八）肝与脾

肝主疏泄，且藏血；脾主运化，为气血生化之源，且统摄血液。肝与脾的关系，主要体现在饮食物的消化、血液的运行两个方面。

1.饮食物的消化　肝主疏泄，调畅气机，协调脾胃的升降，使清阳之气升发，助浊阴之气下降，中焦升降得以有序，运化功能健旺；促进胆汁的分泌和排泄。即所谓土得木则达，"木能疏土而脾滞以行"（《医碥·五脏生克说》），"脾主中央湿土，其体淖泽……其性镇静是土之正气也。静则易郁，必借木气以疏之。土为万物所归，四气俱备，而求助于水和木者尤亟……故脾之用主于动，是木气也"（《读医随笔·升降出入论》）。脾主运化，为气血生化之源。脾气健运，饮食水谷源源不断地化为精微而输布全身，肝亦有所滋养，肝之疏泄功能才得以正常发挥。即所谓"木赖土以培之"，"肝为木气，全赖土以滋培，水以灌溉"（《医宗金鉴·删补名医方论》），"木虽生于水，然江河湖海无土之处，则无木生。是故树木之枝叶萎悴，必由土气之衰，一培其土，则根本坚固，津液上升，布达周流，木欣欣向荣矣"（《程杏轩医案辑录》）。

2.血液的运行　"人心动，则血行于诸经……是心主血也"（《医学入门·脏腑》）。血液的循行，由心所主，但与肝、脾有密切的关系。肝主藏血，调节血量；脾主生血、统血。脾之运化功能，依赖于肝之疏泄功能，而肝所藏之血，又依赖于脾之化生。脾气健运，气血化源充足，摄血有权，则肝有所藏。肝血充盈，有助于肝根据人体生理活动的需要以调节血量，即所谓"人动则血运于诸经，人静则血归于肝脏"。由于肝体阴而用阳，肝血充足，则疏泄正常，气机调畅，血行平和。

在病理上，若肝失疏泄，气机郁滞，累及中焦，则可见胸胁胀满窜痛、善太息、情志抑郁或急躁易怒、食少、腹胀、便溏不爽、肠鸣矢气，或腹痛欲泻、泻后痛减等肝脾不和之症，或胁肋、胃脘胀满窜痛，呃逆嗳气，泛酸嘈杂，情志抑郁或急躁易怒，善太息，食少等肝胃不和之症；若脾失健运，水湿内停日久，郁而化热，以致肝胆疏泄失职，胆汁排泄失常，则可见胁肋灼热胀痛，或胁下痞块，厌食油腻，腹胀，恶心呕吐，口苦口干，大便不调，小便短赤，或寒热往来，或身目发黄、黄色鲜明如橘子色，或阴囊湿疹、瘙痒难忍，或睾丸肿胀热痛，或带下黄臭，外阴瘙痒等肝胆湿热之症；若脾气虚弱，运化无权，气血生化乏源，或脾不统血，血逸脉外，均可影响及肝，以致肝血不足，形成肝脾两虚证，则可见食欲不振、腹胀便溏、头晕目眩、面色淡白、妇女月经量少色淡等。

（九）肝与肾

肝与肾之间的关系，主要体现在精血互生、阴液互养、藏泄互用三个方面。

1. 精血互生 肝藏血，肾藏精，精与血均来源于水谷精微，且相互资生，相互转化。在正常生理状态下，肾藏精充足，肝血有所滋养；肝藏血充足，则肾精才能得到不断补充，故称"精血同源"。肝与肾关系密切，故有"肝肾同源""乙癸同源"之说。

2. 阴液互养 肝在五行属木，肾在五行属水，水能生木。肝主疏泄和藏血，体阴用阳。肾阴可以滋养肝阴，制约肝阳，使肝阳不亢。肝肾阴液息息相通。在肝阴和肾阴之间，肾阴是主要的，只有肾阴充足，从而维持肝肾之间的阴阳协调平衡，即"水能涵木"。

3. 藏泄互用 肝主疏泄，肾主闭藏，两者相互为用、相互制约、相互调节。肝之疏泄可使肾之闭藏而开阖有度；肾之闭藏又可制约肝之疏泄太过，亦可助其疏泄不及，共同维持与调节女子月经的来潮、男子的排精等正常的生理活动。

在病理上，若肾精不足，往往可致肝血亏虚；肝血亏损，亦使肾精虚损。肾阴与肝阴两者往往相互影响，衰则同衰，以致肝肾阴虚，阴不制阳而肝阳偏亢，即"水不涵木"，则可见头晕目眩、耳鸣、健忘、失眠多梦、腰膝酸软、胁肋隐痛、口干咽燥、五心烦热、潮热盗汗、两颧潮红，或男子遗精、女子月经量少甚则经闭等症。

（十）脾与肾

脾主运化，为"后天之本"；肾主藏精，主水，为"先天之本"。肾与脾的关系，主要体现在先天与后天相互资生、水液代谢两方面。

1. 先天与后天相互资生 脾主运化水谷精微，化生气血，为后天之本；肾主藏精，促进生长、发育和生殖，主命门真火，为先天之本。"先天为后天之根"（《医述》）。脾之运化功能，须依赖于肾阳之温煦蒸化，始能健运，使气血生化有源。"脾胃之腐化，尤赖肾中这一点真阳蒸变，炉薪不熄，釜爨方成"（《张聿青医案》）。"脾为后天，肾为先天，脾非先天之气不能化，肾非后天之气不能生"（《傅青主女科·妊娠》）。肾中之精气亦有赖于脾所运化的水谷精微充养而充盛。"脾胃之能生化者，实由肾中元阳之鼓舞，而元阳以固密为贵，其所以能固密者，又赖脾胃生化阴精以涵育耳"（《医门棒喝》）。所以，先天温养后天，后天滋养先天，二者之间相互资助，相互促进。

2. 水液代谢 脾主运化水液，须依赖于肾阳之温煦气化的作用；肾主水，司开阖，亦有赖于脾化湿制水的作用，即所谓"土能制水"。脾肾两脏之间相互协作，共同调节水液代谢。

在病理上，若肾阳不足，不能温养脾阳，则脾阳虚弱；或脾阳久虚，渐损及肾，则肾阳亏损，以致脾肾阳虚，可见腰膝或下腹冷痛、喜温喜按，久泻久痢，或五更泄泻，或下利清谷，或小便不利，面浮肢肿，甚则腹胀如鼓，畏寒肢冷，面色㿠白等症；若脾虚不能化湿或肾虚气化无权，均可导致水液代谢障碍，水湿内停，泛滥全身，则可见水肿，腰以下为甚，按之凹陷不易恢复，神疲肢倦，小便短少等症。

二、脏与腑之间的关系

脏与腑之间的关系，主要表现为脏腑阴阳表里配合关系。脏属阴而腑属阳，阴主里而阳主表，一脏一腑，一阴一阳，一表一里，相互配合，组成了心与小肠、肺与大肠、脾与胃、肝与胆、肾与膀胱等脏腑表里关系，体现了阴阳、表里相应之"脏腑相合"关系。脏与腑的阴阳表里配合关系，使脏与腑在生理功能上相互联系，病理变化上相互影响。因此，针对临床上的脏病及腑、腑病及脏或脏腑同病等，可采用脏病治腑腑病治脏或脏腑同治等治疗方法。

（一）心与小肠

心为脏属阴，小肠为腑属阳；心居于胸中，小肠位于腹中。手少阴经属心络小肠，手太阳经属小肠络心，心与小肠通过经脉相互络属构成表里关系。

心主血脉，为血液循行的动力；心阳的温煦、心血的滋养，有助于小肠的受盛化物和分别清浊的功能；小肠主化物，泌别清浊，吸收水谷精微和水液，在脾气升清的作用下，上输于心肺，化赤为血，使心血不断地得到补充。若心火亢盛，可通过经脉移热于小肠，小肠泌别清浊功能失常，则可见小便短赤、灼热涩痛，甚或尿血等小肠实热证，正如《诸病源候论·血病诸候》所谓："心主于血，与小肠合，若心家有热，结于小肠，故小便血也。"若小肠热盛，亦可循经上炎于心，则可见心中烦怒，夜寐不安，口舌生疮、溃烂疼痛等心火亢盛证。

（二）肺与大肠

肺为脏属阴，大肠为腑属阳。手太阴经属肺络大肠，手阳明经属大肠络肺，通过经脉的相互络属，肺与大肠构成表里关系。

肺主气，主宣发与肃降，主行水，布散津液；大肠主传导糟粕，主津。肺气之清肃下降功能正常，能促进大肠的传导，有利于糟粕的排出；反之，大肠之传导糟粕功能如常，糟粕下行，则有助于肺气肃降，协助肺主气、司呼吸的功能正常进行。二者相辅相成，相互为用。故曰"肠中物至此，精汁尽化，变为糟粕而出，其所能出之故，则大肠为之传导，而大肠之所以能传导者，以其为肺之腑，肺气下达，故能传导，是以理大便必须调肺气"（《中西汇通医经精义·上卷》）。若肺气虚弱，推动无力，则大肠传导无力，可见大便艰涩不行，即"气虚便秘"；若大肠实热内结，腑气不通，可影响肺之肃降，肺气上逆，则见胸满、喘咳等。

（三）脾与胃

脾为脏属阴，胃为腑属阳。脾与胃在五行属土，位居中焦，以膜相连。足太阴经属脾络胃，足阳明经属胃络脾，脾与胃通过经脉相互络属，构成表里配合关系。脾胃为气血生化之源、后天之本，在饮食物的受纳、消化，水谷精微的吸收、转输等过程中起着重要的作用。脾与胃的关系，主要体现在纳运相得、升降相因、燥湿相济三个方面。

1. 纳运相得 胃之受纳、腐熟水谷，为脾之运化功能奠定了基础；脾主运化，转输精微，为胃纳提供了条件。脾胃纳运相互协调，密切合作，共同完成了饮食物的消化及精微、津液的吸收、转输。"脾者脏也，胃者腑也，脾胃二气相为表里，胃受谷而脾磨之，二气平调则谷化而能食"（《诸病源候论·脾胃诸病候》），"胃司受纳，脾主运化，一运一纳，化生精气"（《景岳全书·脾胃》）。若脾失健运，可致胃纳不振；而胃气失和，亦可致脾运失常，则可见纳少、脘痞、腹胀、泄泻等脾胃纳运失调之症。

2. 升降相因 脾胃居于中焦，为气机升降之枢纽。脾气主升，胃气主降。脾主升清，使水谷精微得以吸收，并上输心肺，化生气血，以营养濡润全身；胃主降浊，受纳腐熟，以通降为顺，使初步消化之水谷下传小肠，食物残渣下传于大肠，并形成粪便而排出体外，以保持胃肠虚实更替的生理状态。"纳食主胃，运化主脾，脾宜升则健，胃宜降则和"（《临证指南医案》）。因此，脾胃健旺，升降相因，协调平衡，既保证了饮食的纳运正常，为后天之本、气血生化之源，又维持着内脏位置的相对恒定。若脾为湿困，或脾气虚弱，运化失职，清气不升，则可见头晕目眩、耳鸣、少气倦怠、久痢久泻、腹部有坠胀感、脱肛或子宫脱垂等症；浊气亦不得下降，则可见纳呆、脘腹胀满、大便秘结、恶心呕吐、呃逆、嗳气等症；若饮食失节，食滞胃脘，浊气不降，亦可影响脾的运化与升清功能。正如《素问·阴阳应象大论》所谓："清气在下，则生飧泄；浊气在上，则生䐜胀。"

3. 燥湿相济 脾与胃相对而言，脾为阴脏，得阳气温煦推动才能运化升清，故性喜燥而恶湿。胃为阳腑，得阴液滋润方可受纳腐熟而降浊，故性喜润而恶燥。"太阴湿土，得阳始运，阳明燥土，得阴自安。以脾喜刚燥，胃喜柔润故也"（《临证指南医案》）。"土具冲和之德而为生物之本。冲和者，不燥不湿，不冷不热，燥土宜润，使归于平也"（《医学读书记·通一子杂论辨》），"胃易燥，全赖脾阴以和之；脾易湿，必赖胃阳以运之"（《临证指南医案》）。因此，脾胃燥湿相济，相互为用，相互协调，是保证两者纳运、升降协调的必要条件。若湿困于脾，可导致胃纳不振；胃阴不足，亦可影响脾运功能。

（四）肝与胆

肝为脏属阴，胆为腑属阳，肝胆同居右胁下，胆附于肝叶之间，足厥阴经属肝络胆，足少阳经属胆络肝，肝与胆通过经脉相互络属，构成表里相合关系。肝与胆的关系，主要体现在消化、精神情志两个方面。

1. 消化 肝主疏泄，分泌胆汁，并调畅胆腑气机，以促进排泄胆汁；胆贮存和排泄胆汁，所藏胆汁来源于肝之精气所化生。肝之疏泄功能正常，胆才能贮藏充足的胆汁和适度地排泄胆汁；而胆汁排泄通畅，又有利于肝之疏泄功能正常发挥。若肝气郁滞可影响胆汁疏利，胆腑湿热亦可影响肝之疏泄功能，导致肝胆气滞、肝胆湿热，或郁而化火、肝胆火旺证。

2. 精神情志 《素问·灵兰秘典论》曰："肝者，将军之官，谋虑出焉。胆者，中正之官，决断出焉。"肝主谋虑，调节精神情志。胆主决断，与人的勇怯有关。遇事能否做出判断、决定，取决于肝之谋虑与胆之决断功能。正如《类经·藏象类》所谓："胆附于肝，相为表里。肝气虽强，非胆不断。肝胆相济，勇敢乃成。"若肝胆气滞，或胆郁痰扰，均可见情志抑郁或惊恐胆怯等症。

（五）肾与膀胱

肾为脏属阴，膀胱为腑属阳，两者同居下焦，密切相连。足少阴经属肾络膀胱，足太阳经属膀胱络肾，肾与膀胱通过经脉相互络属，构成表里相合关系。

肾为主水之脏，开窍于二阴；膀胱贮存和排泄尿液，为水腑。膀胱的贮尿和排尿功能，依赖于肾的气化作用。肾气充足，气化作用正常，固摄有权，尿液能够正常地生成，并下注于膀胱贮存之而不漏泄，膀胱开阖有度则尿液能够正常地贮存和排泄。膀胱之贮尿排尿正常有度，亦有利于肾气的主水功能。因此，肾与膀胱密切协作，共同完成小便的生成、贮存与排泄，以维持体内正常的水液代谢。若肾气虚衰，蒸化无力，或固摄无权，则膀胱开阖失度，可见尿少、小便不利、癃闭，或尿频、多尿、尿后余沥、遗尿甚则尿失禁等症；若膀胱湿热，或膀胱失约，开阖不利，亦可影响肾之气化和固摄功能，可见小便色质或排出之异常症状。

三、腑与腑之间的关系

六腑共同的生理功能是传化物，即受纳和腐熟水谷，传化和排泄糟粕。六腑之间的关系，主要体现在饮食物的消化、吸收和糟粕排泄过程中的相互联系和密切配合。

饮食入胃，经胃之受纳腐熟，初步消化后变成食糜，下传于小肠而分清泌浊，同时胆疏泄胆汁进入小肠以助消化。其清者即水谷精微、津液，经脾的运化，转输于肺，而布散全身，以供脏腑经络生命活动之需要；其浊者即糟粕，下达于大肠，经大肠之传导，吸收食物残渣中的部分水分，燥化糟粕，形成大便，并由肛门排出体外。小肠主液，大肠主津，所吸收的水液经脾之转输，肺之宣降，以三焦为通道，下输于肾，再经肾之气化作用，升清降浊，浊者渗入膀胱，形成尿液，从尿道排出体外。《灵枢·本脏》故曰："六腑者，所以化水谷而行津液者也。"六腑的生理特点，正如《素问·五脏别论》所谓："六腑，传化物而不藏，故实而不能满也。"六腑传化水谷的功能需要不断地受纳、消化、传导和排泄，虚实更替，宜通而不宜滞。故有"六腑以通为用""六腑以降为顺"之说。

若胃有实热，消灼津液，大肠传导不利，则可见腹胀腹痛、大便秘结等症；同时，腑气不通，浊气不降，以致胃气上逆，则可见恶心、呕吐、嗳气、呃逆等症。若胆火炽盛，每可犯胃，以致胃失和降，则可见呕吐苦水等症。若脾胃湿热，熏蒸肝胆，以致胆汁外溢，则可见口苦、黄疸等症。可见，六腑病变以壅塞阻闭不通为多见，且常相互影响，互为因果。故在治疗上有"六腑以通为补""六腑皆以宣通为宜"之说。

四、五脏与形体的联系

形体，有广义与狭义之分。广义的形体，泛指人体的身形和体质。狭义的形体，指脉、皮、肉、筋、骨五种组织结构，称之为五体。五体既与脏腑经络的功能状态密切相关，又与五脏有着特定的联系。正如《素问·宣明五气》所谓："五脏所主，心主脉，肺主皮，肝主筋，脾主肉，肾主骨。"

（一）脉

脉主要有两种含义：其一是指脉管，又称血脉、血府，为相对密闭的管道系统，遍布全身，无处不到，环周不休，外而肌肤皮毛，内而脏腑，形成了一个密布全身上下内外的网络。"夫脉者，血之府也"（《灵枢·决气》），"壅遏营气，令无所避，是谓脉"（《灵枢·决气》），可以约束与通行血液，是气血运行的通道，属五体范畴。其二是指脉象。正所谓"按其脉，知其病"（《灵枢·邪气脏腑病形》），属四诊范畴。

1. 生理功能

（1）运行气血　气血在人体的血脉之中运行不息，而循环贯注周身。血脉对血的运行有一定的约束力，使之循着一定方向、一定路径而循环贯注，流行不止。饮食物经中焦胃之受纳与腐熟、脾之运化，水谷精微等营养物质得以吸收，通过血脉以布散周身，濡养全身各脏腑组织器官，维持正常生命活动。若脉中气血亏少，营养匮乏，则致全身气血不足。若脉中气血运行速度异常，或运行迟缓以致血瘀，或血行加速、血液妄行以致出血。

（2）传递信息　脉为气血运行的通道。由于心脏有规律地搏动，推动血液在脉管内运行，脉管也随之产生有节律的搏动而形成脉象。脉象的形成，不仅与血、心、脉有关，而且与全身脏腑功能活动也有密切关系。因此，脉象成为反映全身脏腑功能、气血、阴阳的综合信息，是全身信息的反映。人体气血之多寡、脏腑功能之盛衰，均可通过脉象反映出来。所以，通过诊察脉象的变化，可以判断疾病的病位、性质、邪正盛衰及推断疾病的进退预后。

2. 与脏腑的关系

（1）心在体合脉　机制有二：其一，心与脉在结构上直接相连，息息相通，即"心之合脉也"。其二，脉中的血液循环往复，运行不息，主要依靠心气之推动。因此，心不仅主血，而且也主脉。心是血液循环的枢纽，心气是推动血液运行的动力。《素问·痿论》曰："心主身之血脉。"所以，心的功能正常，则血脉流畅。若心气不足，鼓动乏力，则脉虚弱；心气不足，血脉不充，则脉细小；心脉瘀阻，血运不畅，则紫绀、胁下痞块、脉律不整。

（2）肺、肝、脾与脉　肺司呼吸而主一身之气，调节着全身的气机，朝百脉，助心行血，推动和调节全身血液的运行；肝调畅气机，使脉道气血通利，且主藏血，调节血量，以防止出血；脾主统血，使之正常运行而不致逸于血脉之外，"人五脏六腑之血，全赖脾气统摄"（《沈注金匮要略·卷十六》）。可见，在生理上脉与肺、肝、脾等亦有密切关系。若心肺气虚，血行迟缓，甚则瘀阻，可见脉涩或结代；若肝不藏血，或者脾气虚弱，不能摄血，血逸脉外，可见各种出血之候。

（二）皮

皮，即皮肤的简称，为覆盖在人体表面，直接与外界环境相接触的部分。皮肤的纹理及皮肤与肌肉间隙处的结缔组织称之为皮腠，为腠理的组成部分。在中医文献上，有时又称皮肤为"腠"。皮毛是皮肤和附着于皮肤的毫毛的合称，包括皮肤、汗孔和毫毛等组织。汗孔又称玄府、气门、鬼门。在五体中所说的皮，实指皮毛而言。一般习惯上常将皮与皮毛混称。皮肤为一身之表，依赖于卫气之温养和津液之润泽，具有护卫机体、防御外邪、分泌汗液、调节津液代谢，调节体温，以及调节呼吸等功能。

1. 生理功能

（1）护卫机体、防御外邪　皮肤是人体的藩篱，具有屏障作用。卫气行于皮毛，助皮肤以保护机体，使皮肤发挥抵御外邪的屏障作用。"卫气者，为言护卫周身，温分肉，肥腠理，不使外邪侵袭也"（《医旨绪余·宗气营气卫气》）。若卫气虚弱，皮肤疏缓，皮腠开，则外邪易于侵袭而致病。《灵枢·百病始生》故曰："虚邪之中人也，始于皮肤，皮肤缓则腠理开，开则邪从毛发入，入则抵深。"

（2）分泌汗液、调节津液代谢　汗为津液通过阳气的蒸腾气化后，从玄府排出的液体，以维持体内津液代谢的平衡。卫气功能之强弱，皮肤腠理之疏密，汗孔之开阖，可影响汗液排泄，从而影响机体的津液代谢。若汗出过多，必损伤津液，轻则伤津，甚则伤阴、脱津。正如《灵枢·决气》所谓："津脱者，腠理开，汗大泄。"

（3）调节体温　脏腑在气化过程中产生的少火，具有温煦、生化作用，是维持人体正常生命活动的阳气。少火达于皮肤，使皮肤温和，保持一定的温度。汗孔是阳气藏泄的门户。"阳气者，一日而主外……日西而阳气已虚，气门乃闭"（《素问·生气通天论》）。正常出汗不仅可以调和营卫、滋润皮肤，又可以调节体温并使之保持相对恒定。若阳热过盛则皮肤疏松，汗孔开张，增加汗出以泄热；阴寒太盛则皮腠致密，玄府闭塞，以减少阳气之丢失。《灵枢·五癃津液别》故曰："天暑衣厚则腠理开，故汗出……天寒则腠理闭，气湿不行……则为溺与气。"

（4）调节呼吸　肺主气，司呼吸，是体内外气体交换的场所，《素问·阴阳应象大论》谓："天气通于肺。"肺合皮毛，汗孔有呼吸吐纳之功，又称玄府。"凡人之气，由口鼻呼吸出入者，其大孔也；其实周身八万四千毛孔，亦莫不从而嘘噏"（呼吸吐纳之意——作者注）（《读医随笔·论喘》）。"遍身毛窍，俱暗随呼吸之气以为鼓伏"（《存存斋医话稿》）。

2. 与脏腑的关系　肺与皮毛相合，相互为用。

（1）肺在体合皮　其一，肺气宣发，宣散卫气于皮毛，发挥卫气之温分肉、充皮肤、肥腠理、司开阖、防御外邪侵袭等作用。其二，肺气宣发，输精于皮毛，即将津液和部分水谷之精向上、向外布散于全身皮毛肌腠以滋养之，使毫毛光彩润泽。"肺之合皮也，其荣毛也"（《素问·五脏生成》）。若肺气虚弱，宣发卫气和输精于皮毛的生理功能减退，既可致卫表不固，抵御外邪侵袭的能力低下而见自汗或易感冒，又可因皮毛失于濡养而憔悴枯槁不泽。"太阴者，行气温于皮毛者也。故气不荣则皮毛焦，皮毛焦则津液去，津液去则皮节伤，皮节伤则爪枯毛折，毛折则气先死"（《灵枢·经脉》）。

（2）皮毛对肺的作用　其一，皮毛汗孔之开阖能宣散肺气，以调节呼吸运动。《内经》把汗孔称作"玄府"，又叫"气门"，是因为汗孔不仅是排泄汗液之门户，也是随着肺的宣发和肃降进行体内外气体交换的部位。若肺气亏虚，卫表不固，则常自汗出而呼吸微弱；外邪袭表，毛窍闭塞，则见无汗、咳喘。其二，皮毛受邪，可内合于肺。如寒邪客表，腠理闭塞，卫气被遏，则见恶寒发热、头身疼痛、无汗、脉浮紧等，同时也常常影响肺，肺气不宣，则见胸闷、咳喘。

（三）筋

筋是附于骨而聚于关节的联结肌肉、骨与关节的一种坚韧刚劲的组织。《素问·五脏生成》曰："诸筋者，皆属于节。"筋之较粗大者为大筋，而诸筋会聚所成的大筋，又称宗筋；较细小者为小筋；包于肌腱外者，称为筋膜。因膝关节处筋之聚集较多，《灵枢·经筋》故曰："膝为筋之府。"

1. 生理功能

（1）联结骨节　筋附于骨而聚于关节，"诸筋从骨……连续缠固，手所以能摄，足所以能步，凡厥运动，罔不顺从"（《圣济总录·伤折门》）。筋联结骨节肌肉，既加强了关节的稳固性，又可保护和辅助肌肉活动。《风劳臌膈四大证治》曰："筋者，周布四肢百节，联络而束缚之。"

（2）协助运动　筋附着于骨节间，起到了联结骨节的作用，维持着肢体关节的屈伸转侧，运动自如。肢体关节的运动，除肌肉的舒缩外，筋在肌肉、骨节之间的协同作用亦是很重要的。"宗筋主束骨而利机关也"（《素问·痿论》），"机关纵缓，筋脉不收，故四肢不用也"（《素问·六节藏象论》）。

2. 与脏腑的关系

肝在体合筋，是指肝之阴血充足，束骨而系于关节之筋得其濡养，得以正常收缩与弛张，维持正常的屈伸运动，运动得以灵活而有力。《素问·经脉别论》曰："食气入胃，散精于肝，淫气于筋。"《素问·阴阳应象大论》曰："肝生筋。"肝之阴血充足，则筋强力健，肢体关节运动灵活，能耐受疲劳，并能较快地解除疲劳。"肝者，罢极之本"（《素问·六节藏象论》），"筋属肝木，得血以养之，则和柔而不拘急"（《风劳臌膈四大证治》）。若肝之阴血衰少，筋失其养而运动能力减退，筋力疲惫，则可见动作迟缓、运动不灵活，且易疲劳，甚或筋脉拘急、手足震颤、肢体麻木等症。正如《素问·上古天真论》所谓："丈夫……七八肝气衰，筋不能动。"倘若肝经邪热亢盛，燔灼肝之筋脉，耗伤肝之阴津，筋失其养而挛急，则可见手足抽搐、颈项强直、角弓反张、两目上视、牙关紧闭等症。前者称为"血虚生风"，后者称为"热极生风"，临证治疗从肝着眼，因"诸风掉眩，皆属于肝（《素问·至真要大论》）。"

（四）肉

肉，即肌肉的简称，泛指解剖学的肌肉、脂肪和皮下组织。肌肉居于皮下，通过筋附着于骨骼关节，中医古籍中又称之为"分肉"。其膨大部分称为"腘"，其纹理称为"肌腠"，与皮肤的纹理共称为"腠理"。分肉和分肉之间的凹陷部分称为"溪谷"，其中较小的凹陷称为"溪"，较大的凹陷称为"谷"。溪谷多为经络穴位所在之处，亦是体内气血汇聚之所。肌肉与皮肤统称为肌肤，肌肉与皮肤之间的部位称为肌皮。肌肉与骨节相连部位为肉节。

1. 生理功能

（1）主司运动　人体各种形式的运动，均需肌肉、筋膜和骨节的协同合作，但主要靠肌肉的正常收缩与弛张，始能灵活自如。《灵枢·天年》曰："二十岁，血气始盛，肌肉方长，故好趋；三十岁，五脏大定，肌肉紧固，血脉盛满，故好步。"

（2）保护脏器 "肉为墙"（《灵枢·经脉》）。墙，障壁之谓。"肉为墙"，意即肌肉起着屏障作用。肌肉既可保护内在脏器，缓冲外力的损伤，又可与皮肤共同起隔绝拒邪之作用。《灵枢·五变》曰："肉不坚，腠理疏，则善病风。"

2. 与脏腑的关系 脾在体合肉，"脾……主运化水谷之精，以生养肌肉，故合肉"（《黄帝内经素问集注·五脏生成篇》）。脾胃为气血生化之源，全身的肌肉须依靠脾所运化的水谷精微来营养，则肌肉壮实丰满，并发挥其正常收缩与弛张的功能。"脾主身之肌肉"（《素问·痿论》），"脾者，肉之本，脾气已失，则肉不荣"（《中藏经》），"脾胃俱旺则能食而肥，脾胃俱虚则不能食而瘦……脾虚则肌肉削"（《脾胃论·脾胃胜衰论》）。若脾气虚弱，健运失司，水谷精微及津液的生成和转输障碍，营养匮乏，肌肉失于濡养，则肌肉瘦削、软弱无力，甚至痿废不用。

四肢，又称四末，为肌肉较集中的部位。"四肢为脾之外候"（《体仁汇编》），脾主四肢，即四肢需要脾气输送营养才能维持其正常的功能活动。脾气健运，营养充足，则四肢轻劲，灵活有力。若脾失健运，营养不足，则四肢倦怠乏力，甚或痿弱不用。

《素问·痿论》有"治痿独取阳明"之说，即健脾胃生精气是治疗痿证的基本原则。

（五）骨

骨，泛指人体的骨骼。骨的主要生理功能是贮藏骨髓，支持形体、保护内脏，主管运动。

1. 生理功能

（1）贮藏骨髓 "骨者，髓之府"（《素问·脉要精微论》）。骨的生长、发育与骨质之坚脆等均与髓之盈亏有关。骨髓充盈，骨骼得养，则骨骼刚健；否则，可见骨的生长、发育和骨质的异常变化。

（2）支持形体、保护内脏 骨具坚刚之性，为人身之支架，能支持形体，保护脏腑，"骨为干"（《灵枢·经脉》）。人体以骨骼为主干，骨支撑身形，使人体维持一定的形态，并防卫外力对内脏之损伤，从而发挥保护作用。骨须依赖于骨髓之营养，才能维持其坚韧刚强之性。若精髓亏损，骨失所养，则可见不能久立、行则振掉等症。

（3）主管运动 骨是人体运动系统的重要组成部分。肌肉与筋之收缩弛张，促使关节屈伸或旋转，从而表现为躯体的运动。在运动过程中，骨及由骨组成的关节起到了支点和支撑并具体实施动作等重要作用。

2. 与脏腑的关系

（1）肾在体为骨 《素问·阴阳应象大论》曰："肾生骨髓。"《素问·痿论》曰："肾主身之骨髓。"《素问·六节藏象论》曰，肾"其充在骨"。肾藏精，精能生髓，髓藏于骨腔中以营养骨骼，所以肾精具有促进骨骼生长、发育、修复的作用。肾精充足，则骨髓生化有源而得以充盈，骨骼得到骨髓之充分滋养，则坚固强劲有力。若肾精虚少，骨髓生化无源，骨失其养，骨骼软弱无力，甚至发育不良，则可见小儿囟门迟闭、骨软无力，以及老年人骨质脆弱、易于骨折等症。

（2）齿为骨之余　齿与骨同出一源，亦由肾精充养，"齿者，肾之标，骨之本也"（《杂病源流犀烛》）。牙齿之生长、脱落与肾精之盛衰密切相关。所以，小儿牙齿生长迟缓，成人牙齿松动或脱落等，多与肾精不足有关。温热病中齿之润燥与光泽之有无，往往为判断肾精及津液盛衰的重要标志。

复习思考

【A 型题】

1. 藏象的基本含义是（　　　）

　　A. 五脏六腑的形象　　　　　　B. 内在组织器官的形象

　　C. 五脏六腑和奇恒之腑　　　　D. 藏于内的脏腑及表现于外的生理病理现象

　　E. 以五脏为中心的整体观

2. 五脏生理功能的特点是（　　　）

　　A. 传化物而不藏，实而不能满

　　B. 藏精气而不泻，实而不能满

　　C. 藏精气而不泻，满而不能实

　　D. 传化物而不藏，满而不能实

　　E. 虚实交替，泻而不藏

3. 机体的生长发育主要取决于（　　　）

　　A. 血液的营养　　　　　B. 津液的滋润　　　　　C. 水谷精微的充养

　　D. 肾中精气的充盈　　　E. 心血的充盈

4. 促进性功能成熟的物质是（　　　）

　　A. 肾精　　　　　　　　B. 肾气　　　　　　　　C. 血液

　　D. 天癸　　　　　　　　E. 元气

5. 毛发的荣枯主要与体内哪两种物质的盛衰有关（　　　）

　　A. 精与气　　　　　　　B. 精与液　　　　　　　C. 精与血

　　D. 津与气　　　　　　　E. 气与血

6. 最易导致肾气不固的情志因素是（　　　）

　　A. 喜　　　　　　　　　B. 怒　　　　　　　　　C. 忧

D. 恐   E. 悲

7. 脾主运化是指（   ）

    A.. 运化水液   B. 运化水湿   C. 运化水谷

    D. 运化水谷和水液   E. 化生血液

8.. 五脏中具有"升举内脏"功能的是（   ）

    A. 肾   B. 脾   C. 肺

    D. 肝   E. 心

9. 脾统血主要是指（   ）

    A.. 控制血液运行的流速   B. 增加内脏血液的容量   C. 控制血液的外周流量

    D. 控制血液在脉道内运行 E. 使血液上输于心肺和头目

10. 脾统血的作用机制是（   ）

    A. 气的固摄作用   B. 气的温煦作用   C. 气的气化作用

    D. 气的卫外作用   E. 气的防御作用

11. 下列哪项不属于肺的宣发功能（   ）

    A. 排出体内浊气

    B. 宣发卫气

    C. 将津液输布全身，外达皮毛

    D. 将代谢后的津液化为汗液排出体外

    E. 使全身的血液会聚于肺

12. 肺的通调水道功能主要依赖于（   ）

    A. 肺主一身之气   B. 肺司呼吸   C. 肺主宣发和肃降

    D. 肺朝百脉   E. 肺输精于皮毛

13. 下列哪项有误（   ）

    A. 心在体合脉   B. 肺在体合鼻   C. 脾在体合肉

    D. 肝在体合筋   E. 肾在体合骨

14. 将水谷精微布散于皮毛的脏是（   ）

    A. 心   B. 肺   C. 脾

    D. 肝   E. 肾

15. 在肝主疏泄的各种功能表现中，最根本的是（   ）

    A. 调畅情志   B. 调畅气机   C. 调节血量

    D. 疏通水道   E. 促进脾胃运化功能

16. 与脾胃升降关系最密切的是（   ）

A. 心　　　　　　　　B. 肺　　　　　　　　C. 肝

D. 肾　　　　　　　　E. 膀胱

17. 两目干涩，视物不清，主要责之于（　　　　）

A. 肝经风热　　　　　B. 肝火上炎　　　　　C. 肝风内动

D. 肝之阴血不足　　　E. 肝阳上亢

18. 五脏六腑之大主是（　　　　）

A. 心　　　　　　　　B. 肺　　　　　　　　C. 脾

D. 肝　　　　　　　　E. 肾

19. 心对血液的主要作用是（　　　　）

A. 化生血液　　　　　B. 运行血液　　　　　C. 固摄血液

D. 营养血液　　　　　E. 以上都不是

20. 心主神志最主要的物质基础是（　　　　）

A. 津液　　　　　　　B. 血液　　　　　　　C. 精液

D. 宗气　　　　　　　E. 营气

21. 下列哪项不符合心阳不足（　　　　）

A. 舌色偏淡　　　　　B. 脉迟　　　　　　　C. 倦怠思睡

D. 精神萎靡　　　　　E. 夜眠不安

22. 制订"利小便即所以实大便"治法的依据是（　　　　）

A. 脾运化水液　　　　B. 肺通调水道　　　　C. 大肠传化糟粕

D. 小肠泌别清浊　　　E. 膀胱贮尿、排尿

23.《素问·五脏别论》称为"满而不能实"者是指（　　　　）

A. 五脏　　　　　　　B. 六腑　　　　　　　C. 奇恒之腑

D. 脏腑　　　　　　　E. 以上都不是

24. 六腑具有的共有特点是（　　　　）

A. 藏精气而不泻，实而不能满

B. 传化物而不藏，实而不能满

C. 传化物而不藏，满而不能实

D. 藏精气而不泻，满而不能实

E. 为实体性器官，病则多虚证

25. 具有喜润恶燥特性的脏腑是（　　　　）

A. 肝　　　　　　　　B. 肺　　　　　　　　C. 脾

D. 胃　　　　　　　　E. 大肠

26. "太仓" 所指的是（　　　）

  A. 三焦　　　　　　　　B. 胃　　　　　　　　C. 小肠

  D. 脾　　　　　　　　　E. 大肠

27. 脏腑中有"主津"作用的是（　　　）

  A. 脾　　　　　　　　　B. 胃　　　　　　　　C. 大肠

  D. 小肠　　　　　　　　E. 三焦

28. "决渎之官"是指（　　　）

  A. 肾　　　　　　　　　B. 膀胱　　　　　　　C. 肺

  D. 三焦　　　　　　　　E. 脾

29. 下列被称为"元神之府"的是（　　　）

  A. 脑　　　　　　　　　B. 髓　　　　　　　　C. 骨

  D. 脉　　　　　　　　　E. 胆

30. 气机升降的枢纽是（　　　）

  A. 肺肾　　　　　　　　B. 心肾　　　　　　　C. 脾胃

  D. 肝胆　　　　　　　　E. 肝肺

31. 肺与肝的关系主要表现在（　　　）

  A. 气血互用方面　　　　B. 气机升降方面　　　C. 血液运行方面

  D. 精神互养方面　　　　E. 以上都不是

32. 心与肺的关系主要表现在（　　　）

  A. 气血互用方面　　　　B. 气机升降方面　　　C. 血液运行方面

  D. 精神互养方面　　　　E. 以上都不是

扫一扫，看答案

模块四

精、气、血、津液、神

【学习目标】

掌握气、血、津液的生成、运行和输布，以及气的分类和功能。

熟悉精的来源及功能。

了解神的概念及作用。

精、气、血、津液、神在人体生命活动中占有重要位置。《内经》中已有较全面的论述，正如《灵枢·本脏》所谓："人之血气精神者，所以奉生而周于性命者也。"其理论的形成和发展，受古代哲学思想的深刻影响，并与藏象学说的形成和发展有密切的关系。

精、气、血、津液，是构成人体和维持人体生命活动的基本物质，也是人体脏腑、经络、形体、官窍生理活动的物质基础，而这些基本物质的生成和代谢，又依赖于脏腑、经络、形体、官窍的正常生理功能。

神，是人体生命活动的主宰及其外在总体表现的统称。神的产生以精、气、血、津液作为物质基础，又对这些基本物质的代谢具有重要的调节作用。

项目一 精

中医学精气血津液学说中精的概念，源于中国古代哲学气一元论中的"精气说"。

一、精的基本概念

（一）精的哲学概念

精，又称为"精气"，是指存在于宇宙中运行不息的极精微物质，是生命产生的本原，是天地万物发展变化的动力源泉。

在中国古代哲学思想发展史上，精气说是有关宇宙生成及发展变化的一种古代哲学思想。它认为：精气是构成宇宙万物的本原，是不断运动变化的，是天地万物相互联系的中介，人也是由精气化生的。《庄子·知北游》曰："通天下一气耳。"

（二）精的医学含义

精（精气）在中医学中的含义有广义和狭义之分。

广义之精泛指构成人体和维持生命活动的一切精微物质。《素问·金匮真言论》曰："夫精者，身之本也。"精包括先天之精和后天之精。先天之精又可称为"生殖之精"，其禀受于父母，与生俱来，为生育繁殖、构成人体的原始物质，归藏于肾中。《灵枢·决气》曰："两神相搏，合而成形，常先身生，是谓精。"后天之精，来源于摄入的饮食物，通过脾胃的运化及脏腑的生理活动，化为精微，并转输到五脏六腑，即"脏腑之精"。

狭义之精指肾中所藏之精，又称为"肾精"，即生殖之精，是促进人体生长、发育和生殖功能的基本物质。

二、精的生成

人体之精由禀受于父母的先天之精与后天获得的水谷之精相融合而生成。

（一）先天之精

先天之精禀受于父母，是构成胚胎的原始物质。古人通过对生殖繁衍过程的观察和体验，认识到男女生殖之精相结合能产生新的生命个体。《灵枢·天年》认为，人之始生，"以母为基，以父为楯"。父母的生殖之精相合，孕育了生命，转化为子代的先天之精。如《灵枢·本神》说："生之来，谓之精。"

（二）后天之精

后天之精来源于饮食水谷，又称"水谷之精"。与先天之精相对而言，后天之精是经由脾胃将饮食水谷转化而成的水谷之精。水谷之精与津液相合，以液态形式由脾气转输至全身各脏腑。《素问·厥论》曰："脾主为胃行其津液者也。"《素问·玉机真脏论》说："脾为孤脏，中央土以灌四傍。"

人体的精来源于先天之精与后天之精两个方面，二者相互促进、相互资生。先天之精依赖后天之精的不断培育和充养才能保持充盈，后天之精又需要先天之精的活力资助方可不断化生，故有"先天生后天，后天养先天"之说。临床上无论是先天之精匮乏或后天之精不足，均能导致发育迟缓、早衰、生殖力低下及营养不良的发生。

三、精的生理功能

中医学认为，精具有繁衍生命、濡养、化血、化气、化神等功能。

（一）繁衍生命

由先天之精在后天之精资助下生成的生殖之精，具有繁衍生命的功能。先天之精具有遗传功能，主要藏于肾，并受五脏六腑之精的资助。先后天之精的相辅相成使肾精逐渐充实，化生的肾气也逐渐充盛。充盛的肾气促进和维持人体的生长发育，形体发育成熟到一定年龄就能产生"天癸"，使人体化生出生殖之精并具备生殖功能，以利于繁衍后代。在生殖过程中，父母将生命物质通过生殖之精遗传给后代。因此，肾精不仅产生生殖之精，而且化生肾气以促进生殖。生殖之精承载着生命遗传物质，是新生命的"先天之精"，因此，精是生命的本原。

（二）濡养

精能濡养滋润人体脏腑、形体、官窍。先天之精与后天之精充盛，包括肾脏在内的每一脏腑之精充盈，各种生理功能得以正常发挥。若先天禀赋不足，或后天之精化生障碍，则脏腑之精亏虚，失去濡养作用，脏腑不能正常发挥其生理功能，甚至衰败。如肾精亏损，则见生长发育迟缓、未老先衰或性功能减退致生育能力下降；脾精不足，则见营养不良，气血衰少；肺精不足，则见呼吸障碍、皮肤失润无泽等。

（三）化血

精可以转化为血，是血液生成的来源之一。《张氏医通·诸血门》曰："精不泄，归精于肝而化清血。"肾精充盈，则肝有所养，血有所生。"精血同源"，精生髓，髓生血，精足则骨髓充，血液生化有源，故精足则血旺、精亏则血虚。

精化血的另一层含义，指精作为精微的生命物质，既可单独存在于脏腑组织中，也可不断地融合于血液中。如心精可融入心血中，肝精可融入肝血中以发挥其濡养作用。

（四）化气

精可以化生为气。《素问·阴阳应象大论》说："精化为气。"先天之精可以化生先天之气（元气），水谷之精可以化生谷气，再加上肺吸入的自然界清气，综合而成一身之气。因此，精是气的化生本原。

先天之精、后天之精分藏于各脏腑之中成为脏腑之精，如肾精、心精、脾精、肝精、肺精。脏精化脏气，每一脏腑之精可化为每一脏腑之气。脏腑之精充盈，则化气充足，机体生命活力旺盛；反之，则化气不足，机体正气虚衰，对整个生命活动极为不利。

（五）化神

精能化神。神是人体生命活动的主宰及其外在的总体表现，精是化生神的物质基础。《灵枢·平人绝谷》说："神者，水谷之精气也。"《素问·刺法论》曰："精气不散，神守不分。"只有积精，才能全神，反之，精亏则神疲，精亡则神散，生命休矣。

人身"三宝"——精、气、神

人体生命来自于精，生命活动的维持依赖于气，生命活动的体现及主宰即是神。精、气、神三者为人身之"三宝"，可分而不可离。如《类证治裁·内景综要》说："一身所宝，惟精气神。神生于气，气生于精，精化气，气化神。故精者身之本，气者神之主，形者神之宅也。"

项目二　气

中医学的气学说，是研究人体之气的概念、生成、分布、功能及其与脏腑、精、血、津液之间关系的系统理论，与古代哲学的气学说有着明显的区别。

一、人体之气的基本概念

气是人体内活力很强、运动不息的极细微物质，是构成人体和维持人体生命活动的基本物质之一。气运行不息，推动和调控人体内的新陈代谢，维系人体的生命进程。气的运动停止，则意味着生命的终止。

中医学气概念的形成，自然受到古代哲学气学说的影响。古代哲学思想认为，气是充斥在宇宙中运动不息的极细微物质，气的升降聚散运动推动和调控宇宙万物的发生、发展和变化。这对中医学气概念的形成，以及气升降出入运动推动和调控人体生命活动等理论的构建，都具有重要的方法学意义。但中医学的气是客观存在于人体中的运动不息的细微物质，既是构成人体的基本物质，又对生命活动起着推动和调控作用。中医学的气理论有其固有的研究对象和范围，而古代哲学的气学说是一种古代的宇宙观和方法论，因此中医学的气概念与古代哲学的气概念是有严格区别的。

精与气的概念在中医学中也是有严格区别的。精是构成人体、维持人体生命活动的基本物质。《灵枢·经脉》说："人始生，先成精。"精一般呈液态贮藏于脏腑之中或流动于脏腑之间。如《灵枢·本神》曰："是故五脏者，主藏精。"气是由精化生的、活力很强的、无形的、运行不息的极细微物质，《素问·阴阳应象大论》说："精化为气。"精为脏腑功能活动的物质基础，气是推动和调控脏腑生理功能的动力。精是人体生命的本原，气是人体生命的维系。

人体之精化为人体之气，人体之气含有阴气、阳气两部分：阴气是气中具有寒凉、抑制等特性的部分，阳气是气中具有温热、兴奋等特性的部分。气中的阴阳两部分对立互根，协调共济，共同推动和调控机体的生命进程。

二、人体之气的生成

（一）气的来源

气的来源有三个方面：一是来源于父母的先天之精气；二是来源于脾胃所化生的水谷之精气；三是来源于自然界的清气。

先天之精气，因其先身而生，是构成生命形体的基础物质，禀受于父母的生殖之精而得名，是构成胚胎的原始物质。当人出生后，机体必须依靠后天饮食水谷提供的营养物质，以化生气血，营养全身。机体源源不断地得到水谷精微物质的充养，从而完成各种生命活动。后天水谷之精是机体赖以生存的根本。人体还必须通过呼吸不断从自然界摄取清气，以供机体需要，故自然界的清气也是人体之气必不可少的一部分。水谷之精气和自然界清气都是人在出生以后从后天获得的，是人类赖以生存的物质基础。

人体之气，就生命形成而论，"生之来谓之精"，有了精才能形成不断发生升降出入的气化作用的机体，则精在气先，气由精化。其中，先天之精可化为先天之气，水谷之精可化生水谷之精气，并且与肺吸入的自然界清气相合而为后天之气。先天之气与后天之气相合形成人体一身之气。

（二）气的生成与脏腑的关系

从气的来源而言，人体之气的充足与否有赖于全身各个脏腑的综合协调作用，其中与肾、脾胃和肺的生理功能关系尤为密切。

1. **肾为生气之根**　肾藏先天之精，并受后天之精的充养。先天之精是肾精的主体，先天之精所化生的先天之气（即元气），是人体之气的根本。肾气封藏肾精，不使其无故流失，而肾精保存体内，则可化为肾气，精充则气足。若肾失封藏，精耗则气衰。

2. **脾胃为生气之源**　脾主运化，胃主受纳，共同完成对饮食水谷的消化和吸收。脾气升转，将水谷精微上输心肺，化为血与津液。水谷精微及其化生的血与津液，皆可化气，统称为水谷之气，布散于全身脏腑经脉，成为人体之气的主要来源，所以称脾胃为生气之源。若脾胃的受纳腐熟及运化转输的功能失常，则不能消化吸收饮食水谷之精微，水谷之气的来源匮乏，进而影响一身之气的生成。故《灵枢·五味》曰："故谷不入，半日则气衰，一日则气少矣。"

3. **肺为生气之主**　肺主气，主司宗气的生成，在气的生成过程中占有重要地位。一方面，肺主呼吸之气，通过吸清呼浊的呼吸功能，将自然界的清气源源不断地吸入人体内，同时不断地呼出浊气，保证了体内之气的生成及代谢。另一方面，肺将吸入的清气与脾气上输水谷精微所化生的水谷之精气结合起来，生成宗气。宗气积于胸中，走息道以行呼吸，贯注心脉以行血气，下蓄丹田以资元气。若肺主气的功能失常，则清气吸入减少，宗气生成不足，导致一身之气衰少。

总之，肾的生理功能与先天之气的生成关系密切，脾胃和肺的生理功能与后天之气的生成关系密切，诸多脏腑的功能协调，密切配合，则人体之气的生成源源不断，人体之气得以充足旺盛。若肾、脾胃和肺等脏腑生理功能的任何环节异常或失去协调配合，都会影响气的生成及其功能的发挥。

（三）气生成的条件

气生成的条件主要有两个方面：一是物质来源充足，即先天精气、水谷精气和自然界清气的供应充足。二是脏腑生理功能正常，尤其是肾、脾胃、肺。若肾、脾胃、肺的生理功能失常，则会影响气的生成，形成气虚等病理变化。

三、人体之气的运动

气以其运行不息而激发和调控机体的新陈代谢，推动人体的生命进程。气的运动止息，机体新陈代谢的气化过程因而停止，则标志着生命过程的终止。

1. 气机的概念　气的运动称为气机。人体之气是不断运动着的活力很强的极细微物质，流行全身，内至五脏六腑，外达筋骨皮毛，推动和调控人体的各种生理活动。

2. 气运动的基本形式　人体之气的运动，主要有升、降、出、入四种基本形式。所谓升，指气自下而上的运行；降，指气自上而下的运行；出，指气由内向外的运行；入，指气自外向内的运行。例如元气自脐下（下气海）向上运行，宗气自胸中（上气海）向下运行，属气的升降运动；白天营气随卫气由体内运行于体表，夜间卫气随营气由体表运行于内脏，称营卫出入运动。人体的浊气由肺自下而升并呼出体外，体现肺气的宣发运动；自然界的清气由肺吸入并下纳于肾，体现肺气的肃降运动。

人体之气的升与降、出与入是对立统一的矛盾运动。虽然从某个脏腑的局部生理特点来看有所侧重，如肝气、脾气主升，肺气、胃气主降等，但是从整个机体的生理活动来看，升与降、出与入之间必须协调平衡。

一方面，气的运动必须畅通无阻；另一方面，气的升降出入运动之间必须平衡协调。具备这两点，气的运动才是正常的，这种正常状态称之为"气机调畅"。

气的升降出入运动是人体生命活动的根本，一旦停息就意味着生命活动的终止。故《素问·六微旨大论》曰："出入废则神机化灭，升降息则气立孤危。故非出入，则无以生长壮老已；非升降，则无以生长化收藏。是以升降出入，无器不有。"

3. 气运动失常的表现形式　气的升降出入运动失常称为"气机失调"。由于气的运动形式是多种多样的，所以气机失调也有多种表现。常见的气机失调方式有：气的运行受阻而不畅通，称为"气机不畅"；受阻较甚，局部阻滞不通，称为"气滞"；气的上升太过或下降不及，称为"气逆"；气的上升不及或下降太过，称为"气陷"；气的外出太过而不能内守，称为"气脱"；气不能外达而郁结闭塞于内，称为"气闭"。掌握气运动失常的状态和机理，将有利于确立多种"气机失调"病变的治疗法则。

四、人体之气的功能

气对于人体具有十分重要的作用，其功能可以概括为推动与调控、温煦与凉润、防御、固摄、中介、营养、气化等。

（一）推动与调控

1.推动 指气中属阳部分（阳气）的激发、兴奋、促进等功能。主要体现于：其一，激发和促进人体的生长发育及生殖功能；其二，激发和促进各脏腑、经络的生理功能；其三，激发和促进精血津液的生成及运行输布；其四，激发和兴奋精神活动。

2.调控 指气中属阴部分（阴气）的减缓、抑制、宁静等功能。主要体现于：其一，抑制和延缓人体的生长发育及生殖功能；其二，抑制和延缓各脏腑、经络的生理功能；其三，抑制和延缓精、血、津液的生成及运行输布；其四，抑制和延缓精神活动。

人体的各种功能活动的协调平衡和稳定有序，是一身之气中阳气部分的推动功能与阴气部分的调控功能相反相成的结果。若阴气不足，抑制、宁静等功能减弱，阴不制阳，阳气相对亢盛，激发、兴奋功能过亢，则脏腑功能虚性亢奋，精、气、血、津液的生成、输布、运行、代谢加快，消耗过多，精神亢奋，可见遗精、多汗、出血、烦躁、失眠等症。反之，若阳气不足，激发、兴奋等功能减退，阳不制阴，阴气相对过盛，宁静、抑制等功能过亢，则脏腑功能减弱，精、气、血、津液的生成、输布、代谢减慢，运行不畅，精神抑制，可见精瘀、血瘀、痰饮、精神萎靡等病症。

（二）温煦与凉润

1.温煦 指气中属阳部分（阳气）的促进产热，消除寒冷，使人体温暖的功能。气的温煦功能对人体有重要的生理意义，具体表现在：其一，温煦机体，维持相对恒定的体温；其二，温煦各脏腑、经络、形体、官窍，助其进行正常的生理活动；其三，温煦精、血、津液，助其正常施泄、循行、输布，即所谓"得温而行，得寒而凝"。

2.凉润 指气中属阴部分（阴气）的抑制产热，消除热量，使人体寒凉的功能。气的凉润功能对人体有重要的生理意义，具体表现在：其一，凉润机体，维持相对恒定的体温；其二，凉润各脏腑、经络、形体、官窍，防其生理功能过亢；其三，凉润精、血、津液，防其过度代谢和运行失常。

人体体温的恒定、脏腑功能的稳定发挥及精、血、津液的正常运行输布，是一身之气中阳气部分的温煦功能和阴气部分的凉润功能对立统一的结果。若阳气不足，温煦功能减退，产热过少，可见虚寒性病变，表现为畏寒肢冷，脏腑生理活动减弱，精、血、津液代谢减弱、运行迟缓等。若阴气不足，凉润功能减退，产热相对增多，可出现低热、盗汗、五心烦热、脉细数等脏腑功能虚性亢奋，精、血、津液代谢加快的虚热性病变。

（三）防御

防御，指气能护卫肌表，防御外邪入侵，同时也能祛除侵入人体内病邪的功能。《素问·刺法论》曰："正气存内，邪不可干。"《医旨绪余·宗气营气卫气》曰："卫气者，为言护卫周身，温分肉，肥腠理，不使外邪侵犯也。"若气的防御功能低下，邪气易于入侵而发生疾病，故《素问·评热病论》曰："邪之所凑，其气必虚。"

邪气有阳邪、阴邪之分，人体正气含有阳气、阴气两部分。正气中的阳气部分能抵抗寒冷等阴邪的入侵并能祛除已侵入的阴邪，正气中的阴气部分能抵抗火热等阳邪的入侵并能祛除已侵入的阳邪。

知 识 链 接

"正气存内，邪不可干"的内涵

"正气"指由先天之精气、水谷之精气及自然之清气综合而形成的一身之气；邪气，指一切致病因素。正气旺盛之人，一方面邪气不容易侵犯，另一方面，即便邪气已经侵犯人体，也容易尽快祛邪外出，促使疾病痊愈。正气的强弱是人体发病与否的关键所在。

（四）固摄

固摄，指气对体内血、津液、精等液态物质的固护、统摄和控制功能，防止其无故流失，以保证它们发挥正常的生理功能。气的固摄作用主要表现在：其一，统摄血液，使其在脉中正常运行，防止其逸出脉外；其二，固摄汗液、尿液、唾液、胃液、肠液，控制其分泌量、排泄量，使之有度而规律地排泄，防止过多排出及无故流失；其三，固摄精液，防止其妄泄。

若气的固摄功能减弱，则有可能导致体内液态物质的大量丢失。例如，气不摄血引起各种出血症；气不摄津引起自汗、多尿、小便失禁、流涎、呕吐清水、泄泻滑脱等症；气不固精可以引起遗精、滑精、早泄等病症。

（五）中介

中介，指气能感应传导信息以维系机体的整体联系。气充斥于人体各个脏腑组织器官之间，是感应传递信息的载体，彼此相互联系的中介。外在信息感应并传递于内脏，内脏的各种信息反映于体表，以及内脏之间各种信息的相互传递，都以人体之气作为信息的载体来感应和传导。例如，针灸、按摩或其他外治方法产生的刺激和信息，是通过气的感应传导而达于内脏，达到调节内脏生理功能的目的。因此，气是生命信息的载体，是脏腑、形体、官窍之间相互联系的中介。

（六）营养

营养，指气具有为机体脏腑功能活动提供营养物质的功能。人以水谷为本，水谷精微是化生气血的主要物质基础，气血是维持全身脏腑经络功能的基本物质。因此，水谷精气为全身提供生命活动所必需的营养物质。如水谷精微中的精粹部分所化生的营气，随十四经运行全身，以营养五脏六腑、四肢百骸。

（七）气化

气化，泛指气的运动所产生的各种变化。中医学中有关气化的概念比较广泛，包括脏腑的功能活动，精、气、血、津液等不同物质之间的相互化生，物质与功能之间的转化，体内物质的新陈代谢，以及物质转化和能量转化等过程，是生命的基本特征之一。如果气化功能失常，则能影响整个物质代谢过程，如饮食物的消化吸收，气、血、津液的生成、输布，汗液、尿液和粪便的排泄等，从而形成各种复杂的病变。

气化与气机密切相关。气化过程由气的升降出入运动所产生和维持，若气的运动停止，气化过程也就止息，人的生命活动也就停止了。因此，气的运动是气化过程产生的前提和根本，气的升降出入运动又在气化过程中得以体现。

知 识 链 接

气化与新陈代谢

中医学认为，气化是生命活动最基本的特征。人体正是有了气的存在、气的运动，才具有生命特征；反之，随着气的消亡、气的运动停止，生命也不复存在。气化与西医学新陈代谢的内涵一致。

五、人体之气的分类

人体之气，是在肾、脾胃和肺等脏腑生理功能的综合作用下，由先天之精气、水谷之精气和自然界之清气合成，分布于全身，无处不到。中医学对气的分类，主要有两种方法：一是依据其分布部位的不同，如肺气、心气、经络之气、脏腑之气等；二是依据其来源、分布部位及功能特点的不同，如元气、宗气、营气和卫气等。这里主要介绍元气、宗气、营气、卫气。

1. 元气　是人体最根本、最重要的气，是人体生命活动的原动力。《难经》中称之为"原气"，《内经》称之为"真气"。元气、原气、真气，三者的内涵是同一的，都是由先天之精化生的先天之气。

（1）生成与分布　元气主要由肾所藏的先天之精化生，通过三焦而流行于全身。肾中先天之精禀受于父母的生殖之精，胚胎时期即已存在，出生之后，必须得到脾胃化生的水谷之精的滋养补充，方能化生充足的元气。因此，元气充盛与否，不仅与来源于父母的先天之精有关，而且与后天之精是否充盛也有关。若因先天之精不足而导致元气虚弱者，也可以通过后天的培育补充而使元气充实。

元气通过三焦流行于全身。元气由肾精所化生，以三焦为通路，循行全身，内而五脏六腑，外而肌肤腠理，无处不到。

（2）生理功能　元气的生理功能主要有两个方面：一是推动和调节人体的生长发育和生殖功能；二是推动和调控各脏腑、经络、形体、官窍的生理活动。

元气的盛衰变化体现于机体生、长、壮、老、已的自然规律。人从幼年开始，肾精以先天之精为基础，得到后天之精的补充而渐渐充盛，化生元气，促进生长发育。经过一段时期，从婴幼儿成长到青壮年，此时由于肾精充盛到一定程度，化生充足的元气，使机体发育，形体壮实，筋骨强健，同时具备了生殖能力。待到老年，由于生理和病理性消耗，肾精渐衰，化生元气渐渐减少，形体出现衰老之象，生殖功能也随之衰退，直至元气衰亡，生命终止。因此，元气不足则易于出现生长发育迟缓、生殖功能低下及未老先衰的病理改变。

元气含有元阴、元阳，为一身阴阳之根，脏腑阴阳之本。元气既能发挥推动、兴奋、温煦等属于元阳的功能，又能发挥宁静、抑制、凉润等属于元阴的功能。《景岳全书·传忠录下》说："命门为元气之根，为水火之宅，五脏之阴气非此不能滋，五脏之阳气非此不能发。"只有元气充足，元阳、元阴协调平衡，人体各部位的功能活动才能正常发挥。

2. 宗气　是由谷气与自然界清气相结合积聚于胸中的气，属后天之气的范畴。宗气的生成直接关系到一身之气的盛衰。宗气在胸中积聚之处，《灵枢·五味》称为"气海"，又名为"膻中"。

（1）生成与分布　宗气的生成有两个来源：一是脾胃运化的水谷之精所化生的水谷之气，二是肺从自然界中吸入的清气，二者相结合生成宗气。因此，脾的运化转输功能和肺主气、司呼吸的功能是否正常，对宗气的生成和盛衰有着直接的影响。

宗气聚于胸中，通过上出息道（呼吸道）、贯注心脉、沿三焦下行的方式布散全身。《灵枢·邪客》说："宗气积于胸中，出于喉咙，以贯心脉，而行呼吸焉。"宗气一方面上出于肺，循喉咙而走息道，推动呼吸；另一方面贯注心脉，推动血行。三焦为诸气运行的通道，宗气还可沿三焦向下运行于脐下丹田，以资先天元气。

知 识 链 接

人体"四海"

人体有"四海"：气海、血海、髓海和水谷之海。膻中为上气海，丹田为下气海；冲脉为血海；脑为髓海；胃为水谷之海。

（2）生理功能　宗气的生理功能主要有行呼吸、行血气和资先天三个方面。

宗气上走息道，推动肺的呼吸。因此，凡是呼吸、语言、发声皆与宗气有关。宗气充盛则呼吸徐缓而均匀，语言清晰，声音洪亮；反之，则呼吸短促微弱，语言不清，发声低微。宗气贯注于心脉之中，促进心脏推动血液运行。因此，凡血液的运行、心搏的力量及节律等皆与宗气有关。宗气充盛则脉搏徐缓，节律均匀而有力；反之，则脉来躁急，节律不整，或微弱无力。

另外，宗气作为后天生成之气，对先天元气有重要的资助作用。以三焦为通道，元气自下而上运行，散布于胸中，以助后天之宗气；宗气自上而下分布，蓄积于脐下丹田，以资先天元气。先天与后天之气相合，则成一身之气。由于禀受于父母的先天之精的量是有限的，其化生的元气也是一定的，故一身之气的盛衰，主要取决于宗气的生成，而宗气的生成，又取决于脾、肺两脏的功能是否正常及饮食营养是否充足。因此，一身之气的不足，即所谓气虚，在先天主要责之肾，在后天主要责之脾、肺。

3. **营气**　是行于脉中而具有营养作用的气。因其富有营养，在脉中营运不休，故称之为营气。由于营气在脉中，是血液的重要组成部分，营与血关系密切，可分而不可离，故常将"营血"并称。

（1）生成与分布　营气来源于脾胃运化的水谷精微。水谷之精化为水谷之气，其中精华部分化生营气，并进入脉中运行全身。《素问·痹论》说："营者，水谷之精气也。和调于五脏，洒陈于六腑，乃能入于脉也。故循脉上下，贯五脏，络六腑也。"可见营气由水谷之精所化生，进入脉中，循脉运行全身，内入脏腑，外达肢节，终而复始，营周不休。

（2）生理功能　营气的生理功能有化生血液和营养全身两个方面。

营气注于脉中，化为血液。《灵枢·邪客》说："营气者，泌其津液，注之于脉，化以为血。"营气与津液调和，共注脉中，化成血液，并维持血量充盈。

营气循血脉流注于全身，五脏六腑、四肢百骸都得到营气的滋养。由于营气为全身脏腑组织提供了生理活动的物质基础，因此营气的营养功能在生命活动中非常重要。若营气亏少，则会引起血液亏虚及全身脏腑组织因得不到足够营养而造成生理功能减退的病理变化。

4. 卫气 是行于脉外而具有保卫作用的气。因其有卫护人体，避免外邪入侵的功能，故称之为卫气。

（1）生成与分布 卫气来源于脾胃运化的水谷精微。水谷之精化为水谷之气，其中慓疾滑利部分化生为卫气。《素问·痹论》说："卫者，水谷之悍气也。其气慓疾滑利，不能入于脉也。故循皮肤之中，分肉之间，熏于肓膜，散于胸腹。"因此，卫气由水谷之精化生，运行于脉外，不受脉道的约束，外而肌腠，内而脏腑，布散全身。

（2）生理功能 卫气有防御外邪、温养全身和调控腠理的生理功能。

卫气有防御外邪入侵的功能。卫气布达于肌表，起着保卫作用，抵抗外来的邪气，使之不能入侵人体。卫气充盛则护卫肌表，不易招致外邪侵袭，卫气虚弱则常常易于感受外邪而发病。

卫气具有温养全身的功能，外而肌肉皮毛，内而脏腑都得到卫气的温养，从而保证了生理活动得以正常进行。卫气充足，温养机体，则可维持人体体温的相对恒定。卫气虚亏则温养之力减弱，易致风寒湿等病邪乘虚侵袭肌表而出现寒性病变。但若卫气在局部运动受阻，郁积化热可出现热性病变。故《读医随笔·气血精神论》说："卫气者，热气也。凡肌肉之所以能温，水谷之所以能化者，卫气之功用也。虚则病寒，实则病热。"

卫气能够调节、控制腠理的开阖，促使汗液有节制地排泄。这是卫气的固摄功能与激发功能协调平衡的结果。通过汗液的正常排泄，使机体维持体温相对恒定，从而保证了机体内外环境之间的协调平衡。正如《景岳全书·杂证谟·汗证》所谓："汗发于阴而出于阳。此其根本则由阴中之营气，而其启闭则由阳中之卫气。"因此，当卫气虚弱时，则调控腠理开阖失职，可见无汗、多汗或自汗等病理现象。

营气与卫气，既有联系，又有区别。营气与卫气都来源于水谷之精微，均由脾胃所化生。营气性质精纯，富有营养；卫气性质慓疾滑利，易于流行。营气行于脉中，卫气行于脉外，营卫相偕而行。营气有化生血液和营养全身的功能，卫气有防卫、温养和调控腠理的功能。概而言之，营属阴，卫属阳，营卫和调才能维持正常的体温和汗液分泌；若营卫失和，则可能出现恶寒发热、无汗或汗多，以及抗病能力低下而易于感冒等。

项目三 血

中医学关于血的学说，是研究血的生成、运行、功能及其与脏腑、精、气、津液相互关系的理论。

一、血的基本概念

血是循行于脉中而富有营养的红色液态物质，是构成人体和维持人体生命活动的基本物质之一。

脉是血液运行的管道，血液在脉中循行于全身，所以又将脉称为"血府"。脉起着约束血液运行的作用，血液循脉运行周身，内至脏腑，外达肢节，周而复始。如因某种原因，血液在脉中运行迟缓涩滞，停积不行则成瘀血。若因外伤等原因，血液不在脉中运行而逸出脉外，则形成出血，称为"离经之血"。离经之血若不能及时排出或消散，则变为瘀血。

二、血的生成

水谷精微和肾精是血液化生的基础物质。在脾胃、心、肺、肾等脏腑的共同作用下，经过一系列气化过程，化生为血液。

（一）化生之源

水谷之精化血。《灵枢·决气》指出："中焦受气取汁，变化而赤，是谓血。"即是说中焦脾胃受纳运化饮食水谷，吸取其中的精微物质，即所谓"汁"，其中包含营气和津液，二者进入脉中，变化而成红色的血液。因此，由水谷之精化生的营气和津液是化生血液的主要物质，也是血液的主要构成成分。

肾精化血。《侣山堂类辨·辨血》指出："肾为水脏，主藏精而化血。"肾藏精，肾精能生髓，髓充于骨，骨髓为生血之器。因此，精也是化生血液的基本物质。

（二）相关脏腑

血液的化生是在多个脏腑的共同作用下得以完成的，其中，脾胃的生理功能尤为重要。

1. 脾胃 脾胃为血液生化之源。脾胃运化的水谷精微所产生的营气和津液，是化生血液的主要物质。因此，脾胃运化功能的强弱与否、饮食水谷营养的充足与否，均直接影响着血液的化生。若脾胃功能虚弱或失调，导致水谷精微化生不足，进而可致血液的化生不足，从而形成血虚证。故临床治疗血虚证，首先要调理脾胃，促进血液的化生。

2. 肾 肾藏精，精生髓，精髓是化生血液的基本物质之一。肾精充足，则血液化生有源；同时肾精充足，肾气充沛，也可以促进脾胃的运化功能，有助于血液的化生。如若肾精不足，或肾不藏精，则往往导致血液生成亏少。因此，临床上治疗血虚证，有时需采用补肾益精的方法，促进血液化生。

3. 心肺 心肺对血液的生成起重要作用。中焦脾胃运化的水谷精微，由脾气之升上输于心脉，在心阳的作用下变化成红色血液。清·张志聪《侣山堂类辨·辨血》曰："血乃中焦之汁……奉心化赤而为血。"肺在化生血液的过程中也有重要作用。《灵枢·营卫生会》曰："此所受气者，泌糟粕，蒸津液，化其精微，上注于肺脉，乃化而为血。"指出水谷精微和津液上注于肺脉，与肺吸入的清气相融合，方能化生为血液。故临床治疗血虚证时，常常需注意调补心肺功能。

总之，血液的化生以水谷之精化生的营气、津液、肾精为物质来源；主要依赖于脾胃的运化功能、肾的藏精，并在心肺等脏的生理功能配合下得以充盈不衰。

三、血的运行

血属阴而主静，血液运行于脉道之中，循环不已，流布全身，才能保证其营养全身生理功能的发挥。血液的正常运行受多种因素的影响，同时也是多个脏腑功能共同作用的结果。

（一）影响血液运行的因素

《医学正传·气血》说："血非气不运。"血液的正常运行需要气的推动与宁静作用的协调、温煦与凉润作用的平衡。若气中阳气部分的推动、温煦作用减弱，而阴气部分的宁静、凉润作用偏强，则可见血运迟缓、四肢发凉；若阴气部分的宁静、凉润作用减弱，而阳气的推动、温煦作用偏亢，则可见脉流薄疾。因此，气中的阴阳两部分协调平衡，方可促使血液运行不息，并保持一定的速度。

血的运行还需要气的固摄作用。清·沈明宗《金匮要略编注·下血》说："五脏六腑之血，全赖脾气统摄。"在脾气的作用下，可固摄血液运行于血管之内而不逸出血管之外，从而保证血液的正常运行。

血的运行亦需要脉道的完好无损与通畅无阻。血行脉中，脉为"血府"。《灵枢·决气》称脉具有"壅遏营气，令无所避"的功能，因此，脉道完好和通畅也是保证血液正常运行的重要因素。

血的运行还与血液的清浊及黏稠状态有关。若血液中痰浊较多，血液黏稠，可致血行不畅而瘀滞。

此外，尚需考虑病邪对血液运行的影响。阳邪侵入，或内生火热，可发生阳热亢盛的病理变化，阳盛则推动血行力量太过，血液妄行，易致血逸出脉外而出血。阴邪侵袭，或寒从中生，也可发生阴寒偏盛的病理变化，阴盛则脉道涩滞不利，易使血行缓慢，甚至出现瘀血。

（二）相关脏腑功能

血液的正常运行，与心、肺、肝、脾等脏腑的生理功能密切相关。

1. 心主血脉 心气推动和调控血液在脉中运行。心气的充足，心阴的宁静、凉润与心阳的推动、温煦作用的协调，在血液循行中起着主导作用。

2. 肺朝百脉 肺气宣发与肃降，调节全身的气机，随着气的升降运动而推动血液运行至全身。宗气贯心脉而行血气的功能，也体现了肺气在血行中的促进作用。

3. 肝主疏泄，主藏血 肝有贮藏血液和调节血量的功能，可以根据人体各个部位的生理需要，在肝气疏泄功能的协调下，调节脉道中循环的血量，维持血液循环及流量的平衡。同时，肝藏血的生理功能也可以防止血逸脉外，避免出血的发生。

4.**脾主统血**　脾气健旺则能固摄血液在脉中运行，防止血逸脉外。

知 识 链 接

推动力、固摄力与血液运行的关系

中医学认为，血液的运行与多个脏腑有关，同时也认为血液的运行取决于气的推动力与固摄力的协调平衡。心气、宗气是血液运行的两大推动力，脾气和肝气是血液运行的两大固摄力，只有推动力和固摄力协调平衡，才有利于血液的正常运行。

四、血的功能

血主要具有濡养和化神两个方面的功能。

（一）濡养

血液由水谷精微所化生，含有人体所需的丰富的营养物质，对全身各脏腑组织器官起着濡养和滋润作用。《难经·二十二难》提出"血主濡之"。《素问·五脏生成》也指出："肝受血而能视，足受血而能步，掌受血而能握，指受血而能摄。"说明全身各个部分的生理功能无一不是在血液的濡养作用下才得以正常发挥的。血的濡养作用，较明显地反映在面色、肌肉、皮肤、毛发、感觉和运动等方面。血量充盈，濡养功能正常，则面色红润、肌肉壮实、皮肤和毛发润泽、感觉灵敏、运动自如。如若血量亏少，濡养功能减弱，则可能出现面色萎黄、肌肉瘦削、肌肤干涩、毛发不荣、肢体麻木或运动无力等。

（二）化神

血是机体精神活动的主要物质基础。《灵枢·平人绝谷》说："血脉和利，精神乃居。"说明人体的精神活动必须得到血液的营养。只有物质基础充盛，才能产生充沛而舒畅的精神活动。

若人体血气充盛，则精力充沛、神志清晰、感觉灵敏、思维敏捷。反之，在诸多因素影响下，出现血液亏耗，血行异常时，则可能出现不同程度的精神情志方面的病症，如精神疲惫、健忘、失眠、多梦、烦躁、惊悸，甚至神志恍惚、谵妄、昏迷等。

项目四　津　液

中医学的津液学说，是研究人体内津液的概念、生成、输布、排泄及其与脏腑、精、气、血相互关系的理论。

一、津液的基本概念

津液，是机体一切正常水液的总称，包括各脏腑、形体、官窍的内在液体及其正常的分泌物。津液是构成人体和维持生命活动的基本物质之一。

津液是津和液的总称，二者在性状、分布和功能上有所不同：质地较清稀，流动性较大，布散于体表皮肤、肌肉和孔窍，并能渗入血脉之内，起滋润作用的，称为津；质地较浓稠，流动性较小，灌注于骨节、脏腑、脑、髓等，起濡养作用的，称为液。

津与液虽有一定的区别，但两者同源于水谷，生成于脾胃，并可相互渗透，相互补充，所以津液常并称，不作严格区分。

二、津液的代谢

津液在体内的代谢，包括津液的生成、输布和排泄等一系列生理活动。

（一）津液的生成

津液来源于饮食水谷，与胃、小肠、大肠关系密切。胃主受纳腐熟，"游溢精气"而吸收饮食水谷的部分精微和水液。小肠泌别清浊，将水谷精微和水液大量吸收后并将食物残渣下送大肠。大肠主津，在传导过程中吸收食物残渣中的水液，促使糟粕成形为粪便。

胃、小肠、大肠所吸收的水谷精微及水液，均上输于脾，通过脾气的转输作用布散到全身。这就是"饮入于胃，游溢精气，上输于脾，脾气散精"的津液生成过程。若脾的运化及胃肠的吸收作用减退或失调，都会影响津液的生成，导致津液不足的病变。

（二）津液的输布

津液的输布主要是依靠脾、肺、肾、肝和三焦等脏腑生理功能的协调配合来完成的。

1. **脾气转输布散津液**　脾气输布津液的主要方式：一是脾气将津液上输于肺，通过肺气的宣发肃降运动，津液得以布散全身。二是脾气可将津液直接向四周布散至全身各脏腑，《素问·玉机真脏论》称脾有"以灌四傍"的生理功能。

2. **肺气宣降以行水**　肺接受脾转输来的津液，一方面通过肺气的宣发将津液向身体外周体表和上部布散，另一方面通过肺气的肃降将津液向身体下部和内部脏腑输布，并将脏腑代谢后产生的浊液向膀胱输送，故称"肺为水之上源"。

3. **肾气蒸腾气化水液**　《素问·逆调论》曰："肾者水脏，主津液。"一方面，肾气及肾阴、肾阳对胃"游溢精气"，脾气散精，肺气行水，三焦决渎及小肠的分清别浊等作用具有推动和调控作用，致使它们稳定发挥输布津液的功能。另一方面，由肺下输至肾的津液，在肾阳的蒸腾作用下，清者吸收，经三焦上输于肺而布散于全身，浊者化为尿液注入膀胱。

4. **肝气疏泄促水行**　肝主疏泄，调畅气机，气行则水行，促进了津液的输布。

5. **三焦决渎利水道**　三焦为水液和诸气运行的通路，三焦通利保证了诸多脏腑输布津液的道路通畅，津液在体内正常地流注布散。

知 识 链 接

津液的输布与肺、脾、肾、最相关

津液的输布与肺的通调水道、脾的运化、肾的主水功能最相关。正如《景岳全书·肿胀》言："盖水为至阴，故其本在肾；水化于气，故其标在肺；水唯畏土，故其制在脾。"

综上所述，津液在体内的输布主要依赖于脾气的升转、肺气的宣降、肾气的蒸化、肝气的疏泄和三焦的通利。津液的正常输布是多个脏腑生理功能密切协调、相互配合的结果，是人体生理活动的综合体现。

（三）津液的排泄

津液的排泄主要通过排出尿液和汗液来完成。除此之外，呼气和粪便也将带走一些水液。与津液的排泄相关的脏腑主要有肾、肺、脾，由于尿液是津液排泄的最主要途径，因此肾的生理功能在津液排泄中的地位最为重要。

1. 尿液的排泄：尿液的产生依赖于肾气的蒸化作用，尿液贮存于膀胱，通过肾气的推动与调控的协调，得以正常排泄。若肾气的蒸化和升腾失常，则可引起尿少、尿闭、水肿等津液排泄障碍的病变。

2. 汗液的排泄：肺气宣发，将津液外输于体表皮毛，津液在气的激发作用下，化为汗液，由汗孔排出体外。

3. 粪便的排泄：大肠排出粪便时，也随糟粕带走一些残余的水分。

4. 肺在呼气时也会随之带走一些水液。

综观津液的生成、输布和排泄过程，是诸多脏腑相互协调、密切配合而完成的，其中尤以脾、肺、肾三脏的综合调节为首要。如果脾、肺、肾及其他相关脏腑的功能失调，则会影响津液的生成、输布和排泄，破坏津液代谢的平衡，导致津液的生成不足或耗损过多，或输布与排泄障碍，引起水液停滞等多种病变。

三、津液的功能

（一）滋润濡养

津液是含有营养的液态物质，具有滋润和濡养功能。由于津的质地较清稀，布散于体表者能滋润皮毛肌肉，输注于孔窍者能滋润鼻、目、口、耳等官窍。液的质地较浓稠，渗入人体内者能濡养脏腑；渗注骨、脊、脑者，能充养骨髓、脊髓、脑髓；流入骨节者，使关节滑利，屈伸自如。如若津液不足，可致皮毛、肌肉、孔窍、关节、脏腑失去滋润而出现一系列干燥的病变，骨髓、脊髓、脑髓失去濡养而生理活动受到影响，脏腑组织的生理结构也可能因失去濡润而遭到破坏。

（二）充养血脉

津液入脉，成为血液的重要组成部分。津液还有调节血液浓度的功能。当血液浓度升高时，津液就渗入脉中稀释血液，并补充血量。当机体的津液亏少时，血中之津液可以从脉中渗出脉外以补充津液。由于这种脉内外的津液互相渗透，机体因而可以根据生理病理变化来调节血液的浓度，保持正常的血量，起到滑利血脉的作用。由于津液和血液都是水谷精微所化生，二者之间又可以互相渗透转化，故有"津血同源"之说。

（三）调节阴阳

在正常情况下，人体阴阳之间处于相对的平衡状态。津液作为阴精的一部分，对调节人体的阴阳平衡起着重要作用。人体根据体内的生理状况和外界环境的变化，通过津液的自我调节使机体保持正常状态，以适应外界的变化。如寒冷的时候，皮肤汗孔闭合，津液不能借汗液排出体外，而下降贮于膀胱，使小便增多；夏暑季节，汗多则津液减少，故下行减少而出现小便量少。当体内丢失水液后，则通过多饮水以增加体内的津液，由此调节机体的阴阳平衡，从而维持人体的正常生命活动。

（四）排泄废物

津液在其自身的代谢过程中，能把机体的代谢产物通过汗、尿等方式及时地排出体外，使机体各脏腑的气化活动正常。若这一作用受到损害和发生障碍，就会使代谢产物潴留于体内，从而产生痰、饮、水、湿等多种病理变化。

项目五　神

中医学的神学说，是研究人体之神的概念、生成、功能及其与脏腑、精、气、血、津液相互关系的理论。

一、人体之神的基本概念

人体之神，指人体生命活动的主宰及其外在总体表现的统称。人体之神的含义有广义与狭义之分：广义之神指人体生命活动的主宰或其总体现，包括形色、眼神、言谈、表情、应答、举止、精神、情志、声息、脉象等方面；狭义之神指人的意识、思维、情感等精神活动。

在中医学中，神的概念源于古人对生命的认识。古人在生殖繁衍的过程中观察到男女生殖之精相结合，便产生了新的生命，认为这即是神的存在。《灵枢·本神》说："两精相搏谓之神。"生命之神产生后，还需要得到水谷精微和津液的不断滋养才能维持下去，并逐渐发育成长，处于变化之中。如《素问·六节藏象论》说："五味入口，藏于肠胃，味有所藏，以养五气。气和而生，津液相成，神乃自生。"随着认识的深化，人们总结出人体五脏功能的协调，精、气、血、津液的贮藏与输布，情志活动的调畅等，都必须依赖神的统帅和调控，于是产生了神是人体一切生理活动和心理活动的主宰的概念。

二、人体之神的生成

人体内的精、气、血、津液，是神产生的物质基础。《素问·八正神明论》说："血气者，人之神。"《素问·六节藏象论》又说："气和而生，津液相成，神乃自生。"这些都说明了精、气、血、津液不仅是构成人体的基本物质，而且还是神所赖以产生的基本物质。

五脏藏精，精化气血，精、气、血可化生和涵养神、魂、魄、意、志五神，故有"五神脏"之称。如《灵枢·本神》说："肝藏血，血舍魂……脾藏营，营舍意……心藏脉，脉舍神……肺藏气，气舍魄……肾藏精，精舍志。"五脏之精、气、血充盛，则五神安藏守舍而见神识清晰、思维敏捷、反应灵敏、运动灵活、睡眠安好、意志坚定、刚柔相济；五脏之精、气、血亏虚，不能化生或涵养五神，可见五神的各种不同病变。

脏腑功能强健，精、气、血充足，则神旺；脏腑功能衰败，精、气、血亏虚，则神衰。

脏腑精气对自然环境与社会环境的各种刺激做出应答，便产生了意识、思维、情感等精神活动。心是接受自然环境和社会环境的事物刺激，并做出应答而产生精神活动的脏腑，故《灵枢·本神》说："所以任物者，谓之心。"自然环境与社会环境的刺激，作用于心及其他脏腑，其精、气、血对各种刺激做出相应反应，则产生了相应的情绪、意识、思维、认知、感觉等精神活动。

三、人体之神的分类

人体之神有广义与狭义之分，而狭义之神又有五神、情志及思维活动之别。

（一）五神

五神，即神、魂、魄、意、志，是对人的感觉、意识等精神活动的概括。五神分属于五脏，正如《素问·宣明五气》所谓："心藏神，肺藏魄，肝藏魂，脾藏意，肾藏志。"魄是与生俱来的感知觉和运动能力；魂是人的意识活动；意、志是人类特有的理智、理性等精神活动。心神统率魄、魂、意、志诸神，是精神活动的主宰，故张介宾说："心为五脏六腑之大主，而总统魂魄，兼赅意志。"

（二）情志

情志，包括七情、五志，亦是精神活动的表现，属于神的范畴。七情，是喜、怒、忧、思、悲、恐、惊七种情志活动的概括。根据五行学说，情志分属于五脏：心在志为喜，肝在志为怒，肺在志为忧，脾在志为思，肾在志为恐，合称五志。情志是脏腑功能活动的表现形式，脏腑精气是情志活动产生的物质基础。正如《素问·阴阳应象大论》所谓："人有五脏化五气，以生喜怒悲忧恐。"五志虽分属五脏，但受心神统摄调节。

（三）思维活动

思维活动，《内经》概括为意、志、思、虑、智，是对客观事物的整个认识过程，是以心神为主导的各脏腑功能活动协调的结果，正如《灵枢·本神》所谓："所以任物者谓之心，心有所忆谓之意，意之所存谓之志，因志而存变谓之思，因思而远慕谓之虑，因虑而处物谓之智。"外界事物的信息通过耳目等感官入心，心接受外界事物信息进行思维活动；通过心的忆念活动形成对事物表象的认识，称为意；将忆念保存下来，即通过记忆来累计事物表象认识，形成志向，称为志；在此基础上酝酿思索，反复分析、比较事物的过程，称为思；在反复思索的基础上，由近而远地估计未来的思维过程，称为虑；最后在上述基础上，准确处理事物，支配行为对事物做出适当反应的措施，称为智。

四、人体之神的作用

神是生命活动的主宰，又是生命活动的总体现，对人体生命活动具有重要的调节作用。

（一）调节精、气、血、津液的代谢

神既由精、气、血、津液等作为物质基础而产生，又能反作用于这些物质。神具有统领、调控这些物质在体内进行正常代谢的作用。《类经·摄生类》曰："虽神由精气而生，然所以统驭精气而为运用之主者，则又在吾心之神。"

（二）调节脏腑的生理功能

脏腑精气产生神，神通过对脏腑精气的主宰来调节其生理功能。以五脏精气为基础物质产生的精神情志活动，在正常情况下对脏腑之气的运行起到调控作用，使之升降出入运行协调有序。"五脏藏五神"及"五脏主五志"反映了生命存在的形神统一观。

（三）主宰人体的生命活动

《素问·移精变气论》："得神者昌，失神者亡。"神的盛衰是生命力盛衰的综合体现，因此神是人体生理活动和心理活动的主宰。《素问·灵兰秘典论》曰："心者，君主之官

也，神明出焉。"《素问·宣明五气》曰："心藏神。"这些都突出了神在生命活动中的主宰地位。精、气、血、津液的充盈与运行有序，物质转化与能量转化的代谢平衡，脏腑功能的发挥及相互协调，情志活动的产生与调畅，心理状态的宁静怡然，却病延年的养生之道，都离不开神的统帅和调节。

项目六　精、气、血、津液、神之间的关系

精、气、血、津液、神之间有着相互依存、相互制约的关系。

一、气与血的关系

气与血是人体内的两大类基本物质，在人体生命活动中占有很重要的地位，如《素问·调经论》说："人之所有者，血与气耳。"气与血相对而言：气主动，属阳，有推动等作用；血主静，属阴，有濡养等作用。故《难经·二十二难》曰："气主煦之，血主濡之。"气与血之间的关系，概括为气为血之帅、血为气之母。

（一）气为血之帅

气为血之帅，包含气能生血、气能行血、气能摄血三个方面。

1. 气能生血　气能参与、促进血液的化生。血液的化生以营气、津液和肾精作为物质基础，在这些物质本身的生成及转化为血液的过程中，每一个环节都离不开相应脏腑之气的推动和激发作用，这是血液生成的动力。气能生血还包含了营气在血液生成中的作用，营气与津液入脉化血，使血量充足。因此，气充盛则化生血液的功能增强，血液充足；气虚亏则化生血液的功能减弱，易导致血虚病变。临床上治疗血虚的病变，以补气药配合补血药使用常可取得较好疗效，即是源于气能生血的理论。

2. 气能行血　气能推动与调控血液在脉中稳定运行。血液的运行主要依赖于心气、肺气的推动和调控，以及肝气的疏泄调畅。《血证论·阴阳水火气血论》说："运血者，即是气。"因此，只有气充盛及气机调畅，气行则血行，血液的正常运行才能得以保证。反之，气亏少无力推动血行，或气机郁滞不通不能推动血行，都能够产生血瘀的病变。另外，气的运行发生逆乱，升降出入失常，也会影响血液的正常运行，出现血液妄行的病变，如气逆者血随气升、气陷者血随气下等。临床上在治疗血液运行失常时，常常配合补气、行气、降气、升提的药物，即是气能行血理论的实际应用。

3. 气能摄血　气能控制血液在脉中正常循行而不逸出脉外。气的摄血作用主要体现在脾气统血的生理功能之中。脾气充足，发挥统摄作用，控制血液在脉中正常运行，使血液发挥其濡养功能。若脾气虚弱，失去统摄，血逸出脉外，出现各种出血病变，临床上称为"气不摄血"或"脾不统血"。因此，治疗这些出血病变时，必须用健脾补气方法，益气以

摄血。临床中发生大出血的危重证候时，用大剂补气药物以摄血，也是这一理论的应用。

（二）血为气之母

血为气之母，包含血能养气和血能载气两个方面。

1. **血能养气**　指血液对气的濡养作用。在人体各脏腑组织中，血不断地为气的生成和功能活动提供营养，故血足则气旺。人体脏腑一旦失去血的供养，即可出现气虚或气的功能丧失的病变。血虚患者往往兼有气虚的表现，其道理即在于此。

2. **血能载气**　指气存于血中，依附于血而不致散失，赖血之运载而运行全身。《血证论·吐血》曰："血为气之守。"《张氏医通·诸血门》曰："气不得血，则散而无统。"说明气依附于血而得以存在体内，并以血为载体而运行全身。因此，血液虚少的患者，就会出现气虚病变。而大失血的患者，气亦随之发生大量丧失，导致气涣散不收、漂浮无根的气脱病变，称为"气随血脱"。

二、气与津液的关系

气与津液的关系十分相似于气与血的关系。

（一）气能生津

气促进和激发津液的生成。津液来源于饮食水谷，饮食水谷经过脾胃运化、小肠分清别浊、大肠主津等一系列脏腑生理活动后，其中精微的液体部分被吸收，化生津液以输布全身。在津液生成过程中，诸多脏腑之气，尤其是脾胃之气起到至关重要的作用。脾胃等脏腑之气充盛，则化生津液的力量增强，人体津液充足。若脾胃等脏腑之气虚亏，则化生津液力量减弱，导致津液不足的病变，治疗时往往采取补气生津的方法。

（二）气能行津

气推动和调控津液的正常输布。津液的输布、排泄等代谢离不开气的推动和调控作用的协调，以及脏气的有序升降运动。津液由脾胃化生之后，经过脾、肺、肾及三焦之气的升降运动，输布到全身各处，以发挥其滋润等生理作用。通过代谢所产生的浊液和人体多余的水分，都转化为汗、尿或水汽排出体外。津液在体内输布转化及排泄的一系列过程都是通过脏气的有序运动来完成的。如果气虚，推动和调控作用减弱，气化无力进行，或气机郁滞不畅，气化受阻，都可以引起津液的输布、排泄障碍，并形成痰、饮、水、湿等病理产物，称为"气不行水"或"气不化水"。临床上要消除这些病理产物及其产生的病理影响，常常将利水湿、化痰饮的方法与补气、行气法同时并用，即是气能行津理论的具体应用。

（三）气能摄津

气控制津液及其代谢产物的排泄，防止体内津液无故流失。气通过对津液排泄的控制和调节，维持着体内津液量的相对恒定。例如，卫气司汗孔开阖，固摄肌腠，不使津液过多外泄；肾气固摄下窍，使膀胱正常贮尿，不使津液过多排泄等，都是气对于津液发挥固摄作用的体现。若气虚衰，固摄力量减弱，则会出现诸如多汗、多尿、小便失禁等病理现象，临床上往往采取补气方法以控制津液的过多外泄，即是气能摄津理论的具体应用。

（四）津能生气

津液在输布过程中受到各脏腑阳气的蒸腾温化，可以化生为气，敷布于脏腑、组织、形体、官窍，促进正常的生理活动。因此，津液亏耗不足，也会引起气的衰少。

（五）津能载气

津液是气运行的载体之一，无形之气必须依附于有形的津液才不至于过多丢失。反之，津液的丢失，必定导致气的损耗。例如暑热病证，不仅伤津耗液，而且气亦随汗液外泄，出现少气懒言、体倦乏力的气虚表现。而当大汗、大吐、大泻等津液大量丢失时，气亦随之大量外脱，称之为"气随津脱"。清·尤在泾《金匮要略心典·痰饮》曰："吐下之余，定无完气。"因此，临床在使用汗法、下法和吐法时，必须做到有所节制，中病即止。

三、气与精的关系

（一）气对精的作用

精依气生，气化为精。精之生成源于气，精之生理功能赖于气之推动和激发。如肾精之封藏，赖元气固护于外。气聚则精盈，气弱则精走。元气亏损，肾失封藏，每见失精之害。"精乃气之子"，精与气，本自互生。

（二）精对气的作用

精藏于肾，肾精充盛，盛乃能泻，不断地供给五脏六腑以促进脏腑的生理活动。五脏六腑的功能正常，则元气方能化生不已。《类经·阴阳类》曰："精化为气，元气由精而化也。"精盈则气盛，精少则气衰。故精失则元气不生，元阳不充。所以失精者每见少气不足以息、动辄气喘、肢倦神疲、懒于语言等气虚之症。

四、精、血、津液之间的关系

精、血、津液都是液态物质。在生理上，精、血、津液三者之间存在着互相化生、互相补充的关系；病理上，三者之间也往往互相影响。这种一荣俱荣、一衰俱衰的关系集中地体现于"精血同源"和"津血同源"的理论之中。

（一）精血同源

精与血都由水谷精微化生和充养，两者之间又相互资生、相互转化，都具有濡养和化神等作用。精与血的这种化源相同而又相互资生的关系称为精血同源。

1. 精可化血 精是化生血液的基本物质之一。脾运化吸收的水谷之精，其中的精专部分化为营气，清稀部分化为津液，营气与津液入脉化血；肾精在肝肾之气的推动作用下，入肝而化为血。先、后天之精充足，脏腑之精充盛，则全身血液充盈。由于肾为藏精之脏，故肾精化血的意义更为重要。肾精化血，荣养头发，故称发为肾之外华，又为血之余。若肾精亏耗，则出现血虚表现，同时也有头发枯槁脱落之候。

2. 血以养精　血液以水谷精微为主要生成来源，肾精赖水谷之精不断充养。血液充养脏腑可化生脏腑之精，以不断补充和滋养肾之所藏，使肾精充实。故血液充盈则精足，血液虚少则精亏。

肾藏精，肝藏血，精能生血，血可化精，这种精血之间相互资生、相互转化的关系既可称为"精血同源"，也可称为"肝肾同源"。

（二）津血同源

血和津液都由饮食水谷精微所化生，同具滋润濡养作用，二者之间可以相互资生、相互转化，这种关系称为"津血同源"。

1. 津能生血　津液是血液的重要组成部分。首先，饮食水谷化生的津液，在心肺作用下，进入脉中，与营气相合，变化为血。如《灵枢·决气》曰："中焦受气取汁，变化而赤，是谓血。"其次，布散于肌肉、腠理等处的津液，也可以不断地渗入孙络，以化生和补充血液。因此，当饮食水谷摄入不足，脾胃功能虚弱，或大汗、大吐、大泻，或严重烧烫伤时，脉外津液不足，不仅不能进入脉内以补充化生血液，脉内的津液反而渗出脉外，以图补充津液的亏耗，导致血液亏少，以及血液浓稠、流行不畅的病变。此时不能再用放血或破血疗法，以防血液和津液进一步耗伤，故《灵枢·营卫生会》曰："夺汗者无血。"

2. 血可化津　血液行于脉中，渗出脉外便化为津液，以濡润脏腑组织和官窍，也可弥补脉外津液的不足，有利于津液的输布代谢。若血液亏耗，尤其是在失血时，脉中血少，不能化为津液，反而需要脉外津液进入脉中，因而导致津液不足的病变。此时，不能对失血者再使用发汗的治疗方法，以防津液与血液进一步耗伤。故《灵枢·营卫生会》曰："夺血者无汗。"《伤寒论》中也有"衄家不可发汗"和"亡血家不可发汗"的告诫。

五、精、气、神之间的关系

精、气、神三者之间存在着相互依存、相互为用的关系。精可化气，气能生精，精与气相互化生；精气生神，精气养神，精与气是神的物质基础，而神又统驭精与气。因此，精、气、神三者之间可分而不可离，称为人身"三宝"。

（一）气能生精摄精

1. 气能生精　肾中所藏之精以先天之精为基础，赖后天水谷之精不断充养才得以充盛。只有脾胃之气充足，升降协调，功能正常，才可以运化吸收饮食水谷之精微，以充盈脏腑之精，脏腑之精利用后的剩余部分，流注于肾而充养先天之精，合为肾精。因此，精的生成依赖于脾胃之气的充足和升降协调：气充及升降运动协调，则生精充足；气虚及升降失调，则不能化精而致精亏。

2.**气能摄精**　气不但能促进精的化生，而且能固摄精，可防止其无故耗损外泄。因此，气虚可致精的化生不足而出现精亏，或致精不固而出现失精等病证，临床上常采用补气生精、补气固精的治疗方法。

（二）精能化气

人体之精输布于五脏六腑，濡养各脏腑组织，促进气的化生。各脏之精化生各脏之气，而藏于肾中的先天之精化为元气、水谷之精化为谷气。精为气化生的本源，精足则人身之气得以充盛，分布到脏腑、经络，则脏腑、经络之气亦充足；各脏之精充足则各脏之气化生充沛，自能推动和调控脏腑、形体、官窍的生理活动。故精足则气旺，精亏则气衰。临床中，精虚及失精患者常常同时见到气虚的病理表现。

（三）精气化神

精与气都是神得以化生的物质基础，神必须得到精与气的滋养才能正常发挥作用。精盈则神明，精亏则神疲，故《内经》倡导"积精全神"以养生。气充则神明，气虚则神衰，故称气为"神之母"。

（四）神驭精气

神以精气为物质基础，但神又能驭气统精。人体脏腑、形体、官窍的功能活动及精、气、血等物质的新陈代谢，都必须受神的调控和主宰。形是神之宅，神乃形之主，神安则精固气畅，神衰则精失气衰，故有"得神者昌，失神者亡"之说。

复习思考

【A 型题】

1. 精的广义概念指的是（　　　）

　　A. 体内一切精微物质　　　B. 水谷之精　　　C. 生殖之精

　　D. 先天之精　　　E. 肾中之精

2. 与气生成关系最为密切的是（　　　）

　　A. 心肝脾　　　B. 肺肝肾　　　C. 肺脾肾

　　D. 肝脾肾　　　E. 心肺肾

3. 生气之根指的是（　　　）

　　A. 肝　　　B. 心　　　C. 脾胃

　　D. 肺　　　E. 肾

4.机体的"气化"是指（   ）

A.气的升降出入运动　　　　B.气的温煦作用使水化为气

C.气能化水又能生气　　　　D.气能生血，血又能生气

E.体内精、气、血、津液等物质各自的新陈代谢及相互转化

5.与人体生长发育关系密切的是气的（   ）功能

A.推动　　　　　　　　B.固摄　　　　　　　　C.温煦

D.防御　　　　　　　　E.气化

6.易于感冒是由于气的（   ）功能减退

A.推动　　　　　　　　B.温煦　　　　　　　　C.防御

D.固摄　　　　　　　　E.营养

7.积于胸中的气是（   ）

A.元气　　　　　　　　B.宗气　　　　　　　　C.卫气

D.营气　　　　　　　　E.真气

8.藏于肾中，并通过三焦流布到全身的气是（   ）

A.元气　　　　　　　　B.宗气　　　　　　　　C.营气

D.卫气　　　　　　　　E.脏腑之气

9.贯注于心肺之脉的气是（   ）

A.元气　　　　　　　　B.宗气　　　　　　　　C.营气

D.卫气　　　　　　　　E.肾气

10.具有防御作用，能固护体表的气是（   ）

A.元气　　　　　　　　B.宗气　　　　　　　　C.营气

D.卫气　　　　　　　　E.脏腑之气

11.具有营养全身和化生血液作用的气是（   ）

A.元气　　　　　　　　B.宗气　　　　　　　　C.营气

D.卫气　　　　　　　　E.脏腑之气

12.脉外之气是（   ）

A.元气　　　　　　　　B.宗气　　　　　　　　C.营气

D.卫气　　　　　　　　E.脏腑之气

13.具有调节汗孔开阖作用的气是（   ）

A.元气　　　　　　　　B.宗气　　　　　　　　C.营气

D.卫气　　　　　　　　E.脏腑之气

14. 布散于皮肤、肌肉和孔窍中的是（　　　）

    A. 精　　　　　　　　　　B. 气　　　　　　　　　　C. 血

    D. 津　　　　　　　　　　E. 液

15. 下列不属于津液范畴的是（　　　）

    A. 胃液　　　　　　　　　B. 血液中的水液　　　　　C. 小便

    D. 汗液　　　　　　　　　E. 痰液

16. 气与血的关系不正确的是（　　　）

    A. 气能行血　　　　　　　B. 气能生血　　　　　　　C. 气能摄血

    D. 气为血母　　　　　　　E. 气血同源

17. 治疗时常于补血药中配以益气之品，主要的理论依据是（　　　）

    A. 气能生血　　　　　　　B. 气能摄血　　　　　　　C. 气能行血

    D. 血能生气　　　　　　　E. 血能载气

18. "吐下之余，定无完气"的含义是指（　　　）

    A. 过吐过下，耗伤脾胃，生化无源

    B. 吐下太过，气陷不升

    C. 吐下伤津，津不化气

    D. 大吐大泻，气随津脱而耗

    E. 以上都不是

19. 气虚引起血瘀的理论依据是（　　　）

    A. 气能生血　　　　　　　B. 气能行血　　　　　　　C. 气能摄血

    D. 血能载气　　　　　　　E. 血能养气

20. "亡血家不可发汗"的理论依据是（　　　）

    A. 气能生血　　　　　　　B. 气能化津　　　　　　　C. 气能摄津

    D. 津能载气　　　　　　　E. 津血同源

21. 生命最基本的特征是（　　　）

    A. 推动作用　　　　　　　B. 温煦作用　　　　　　　C. 固摄作用

    D. 气化　　　　　　　　　E. 营养作用

22. 临床上，从"虚里"处的搏动状况可以察其盛衰的气是（　　　）

    A. 中气　　　　　　　　　B. 营气　　　　　　　　　C. 卫气

    D. 元气　　　　　　　　　E. 宗气

23. 气的运动受阻，运动不利时，称为（　　　）

    A. 气机不畅　　　　　　　B. 气结　　　　　　　　　C. 气闭

    D. 气逆　　　　　　　　　E. 气虚

24. 一身气机的枢纽为（　　）

    A. 脾胃　　　　　　　　B. 心肾　　　　　　　　C. 肺肝

    D. 脾肾　　　　　　　　E. 以上均非

25. 血的生成与（　　）的关系最密切

    A. 肝　　　　　　　　　B. 心　　　　　　　　　C. 脾胃

    D. 肺　　　　　　　　　E. 肾

26. 津液输布的主要通道是（　　）

    A. 脉管　　　　　　　　B. 经络　　　　　　　　C. 腠理

    D. 三焦　　　　　　　　E. 分肉

27. 治疗出血证时，常酌配补气药物的依据是（　　）

    A. 气能生血　　　　　　B. 气能行血　　　　　　C. 气能摄血

    D. 血能载气　　　　　　E. 血能养气

28. 推动血液运行的基本动力是（　　）

    A. 心气　　　　　　　　B. 肺气　　　　　　　　C. 中气

    D. 肝气　　　　　　　　E. 脾气

29. 与人体水液代谢关系最密切的脏腑是（　　）

    A. 肺　　　　　　　　　B. 脾　　　　　　　　　C. 肾

    D. 三焦　　　　　　　　E. 膀胱

30. 津液的输布主要依靠（　　）的综合作用而完成

    A. 心、肝、脾、肺、三焦　B. 心、肝、脾、肾、三焦　C. 肺、脾、肾、肝、三焦

    D. 心、肝、肺、肾、三焦　E. 肺、脾、肾、心、三焦

31. 气逆导致吐血的生理学基础是（　　）

    A. 气能生血　　　　　　B. 气能行血　　　　　　C. 气能摄血

    D. 血能载气　　　　　　E. 血能养气

32. "上气海"是指（　　）

    A. 息道　　　　　　　　B. 膻中　　　　　　　　C. 丹田

    D. 心　　　　　　　　　E. 肺

33. 营气通过（　　）循行于全身

    A. 十二经脉　　　　　　B. 十二经别　　　　　　C. 十四经脉

    D. 十五别络　　　　　　E. 任督二脉

34. 临床上气的异常导致血的失常时，下述说法不妥的是（　　）

    A. 血虚　　　　　　　　B. 血脱　　　　　　　　C. 血燥

    D. 血瘀　　　　　　　　E. 出血

35. 与气能摄血最相关的脏是（　　　）

　　A. 心　　　　　　　　B. 肝　　　　　　　　C. 脾

　　D. 肺　　　　　　　　E. 肾

36. 津液排泄途径中，起关键作用的是（　　　）

　　A. 汗　　　　　　　　B. 尿　　　　　　　　C. 粪

　　D. 呼气　　　　　　　E. 以上均非

37. 营气与卫气的共同特点是（　　　）

　　A. 来源相同　　　　　B. 性质相同　　　　　C. 特点相同

　　D. 分布相同　　　　　E. 功能相同

38. 化生血液的主要物质基础是（　　　）

　　A. 肾精　　　　　　　B. 元气　　　　　　　C. 脏腑之精

　　D. 水谷之精　　　　　E. 生殖之精

39. 了解脏腑精气充实与否的重要标志是（　　　）

　　A. 气　　　　　　　　B. 血　　　　　　　　C. 神

　　D. 津液　　　　　　　E. 形体

40. 下面哪一项指的是"神之宅"（　　　）

　　A. 形体　　　　　　　B. 脏腑　　　　　　　C. 肾精

　　D. 血脉　　　　　　　E. 宗气

【B 型题】

　　A. 推动作用　　　　　B. 温煦作用　　　　　C. 防御作用

　　D. 固摄作用　　　　　E. 气化作用

41. 精血转化依靠气的（　　　）

42. 津液运行依靠气的（　　　）

43. 维持机体的正常体温依靠气的（　　　）

　　A. 元气　　　　　　　B. 宗气　　　　　　　C. 营气

　　D. 卫气　　　　　　　E. 脏腑之气

44. 贯心脉的气是（　　　）

45. 推动生长发育的气是（　　　）

　　A. 润泽肌肤　　　　　B. 化生血液　　　　　C. 温煦脏腑

　　D. 充养脑髓　　　　　E. 化生神志

46. 营气的作用是（　　　）

47. 津的生理功能是（　　　）

48. 液的生理功能是（　　　）

　　A. 肺脾肾　　　　　　　　B. 心脾肝肾　　　　　　C. 心肺肝脾

　　D. 脾肺肾肝　　　　　　　E. 心肺脾肾

49. 与气的生成关系最为密切的是（　　　）

50. 与血的运行关系最为密切的是（　　　）

51. 与津液的输布关系最为密切的是（　　　）

　　A. 气机不畅　　　　　　　B. 气滞　　　　　　　　C. 气逆

　　D. 气陷　　　　　　　　　E. 气结

52. 气的运动受阻，运动不利时，称为（　　　）

53. 气的运动受阻较甚，在某些局部发生郁滞不通时，称为（　　　）

54. 气的出入运动不及而结聚于体内者，称为（　　　）

　　A. 气滞　　　　　　　　　B. 气逆　　　　　　　　C. 气陷

　　D. 气闭　　　　　　　　　E. 气脱

55. 气的由下向上运动太过，称为（　　　）

56. 气的上升不及而下降太过，称为（　　　）

57. 气的由里向外运动太过，称为（　　　）

　　A. 气虚血少　　　　　　　B. 气虚血瘀　　　　　　C. 气虚出血

　　D. 气随血脱　　　　　　　E. 血虚气亏

58. 气生血功能失常可见（　　　）

59. 气行血功能失常可见（　　　）

60. 气摄血功能失常可见（　　　）

【X 型题】

61. 人体之精的功能有以下哪几个方面（　　　）

　　A. 繁衍生命　　　　　　　B. 濡养　　　　　　　　C. 化血

　　D. 化气　　　　　　　　　E. 化神

62. 血液循行的主要方式是（　　　）

　　A. 行于脉中　　　　　　　B. 行于脉外　　　　　　C. 流布全身

　　D. 环周不休　　　　　　　E. 运行不息

63. 气的防御作用具体表现在（　　　）

　　A. 护卫肌表，防御外邪　　B. 温养脏腑，维持体温　　C. 抗邪外出，促使康复

　　D. 调节汗孔，控制出汗　　E. 激发气机，维持生命

64. 血液的运行主要与下列哪些因素有关（　　　）

　　A. 血液充盈与否　　　　　B. 脉管的完整和通畅　　　　C. 血液的寒温

　　D. 心、肺、肝、脾功能正常　　　　　　　　　　　　　　E. 气机调畅与否

65. 直接参与津液代谢的脏腑有（　　　）

　　A. 脾、肺、肾　　　　　B. 心、肝　　　　C. 胃、大肠

　　D. 膀胱、三焦　　　　　E. 胆

66. 构成人体的基本物质是（　　　）

　　A. 精　　　　　B. 气　　　　　C. 血

　　D. 津　　　　　E. 液

67. 气的固摄作用体现在（　　　）

　　A. 固摄血液　　　　　B. 固摄汗液　　　　　C. 固摄唾液

　　D. 固摄二便　　　　　E. 固摄精液

68. 津液的正常排泄途径是（　　　）

　　A. 汗　　　　　B. 呼气　　　　　C. 尿

　　D. 粪　　　　　E. 呕吐物

69. 津主要分布于（　　　）

　　A. 血脉　　　　　B. 肌肉　　　　　C. 皮肤

　　D. 脑髓　　　　　E. 孔窍

扫一扫，看答案

扫一扫，看课件

模 块 五
经 络

【学习目标】
掌握经络的概念、分布、走向及交接规律。
熟悉经络的生理功能和经络学说在中医学中的应用。
了解运用经络学说指导临床实践。

经络学说，是研究人体经络系统的概念、构成、循行分布、生理功能、病理变化及其与脏腑形体官窍、精气血神之间相互联系的基础理论，是中医学理论体系的重要组成部分。

经络学说贯穿于人体生理、病理及疾病的诊断和防治各个方面，与藏象、精气血津液等理论相互辅翼，深刻地阐述人体的生理活动和病理变化，对临床各科，尤其是针灸、推拿、按摩、气功等，都起到了积极有效的指导作用。

项目一　经络的概念和经络系统的组成

一、经络的概念

经络，是经脉和络脉及其联属部位的总称，是运行全身气血、联络脏腑形体官窍、沟通表里上下内外、感应传导信息的通路系统，是人体结构功能的重要组成部分。

经络，分为经脉和络脉两大部分。经脉的"经"，有路径、途径之意，是经络系统中的主干，即主要通路；络脉的"络"，有联络、网络之意，是经脉的大小分支，纵横交错，遍布全身。经脉大多循行于深部；络脉则循行于较浅的部位，有的络脉还显现于体表。经络系统通过有规律的循行和错综复杂的联络交会，把人体的五脏六腑、四肢百骸、五官九窍、皮肉筋骨等组织器官联结成一个统一的有机整体，从而保证人体生命活动的正常进行。

二、经络系统的组成

经络系统，由经脉、络脉及其他联属部分组成。经络在内联属于脏腑，在外则联属于筋肉、皮肤（表 5–1）。

表 5–1　经络系统简表

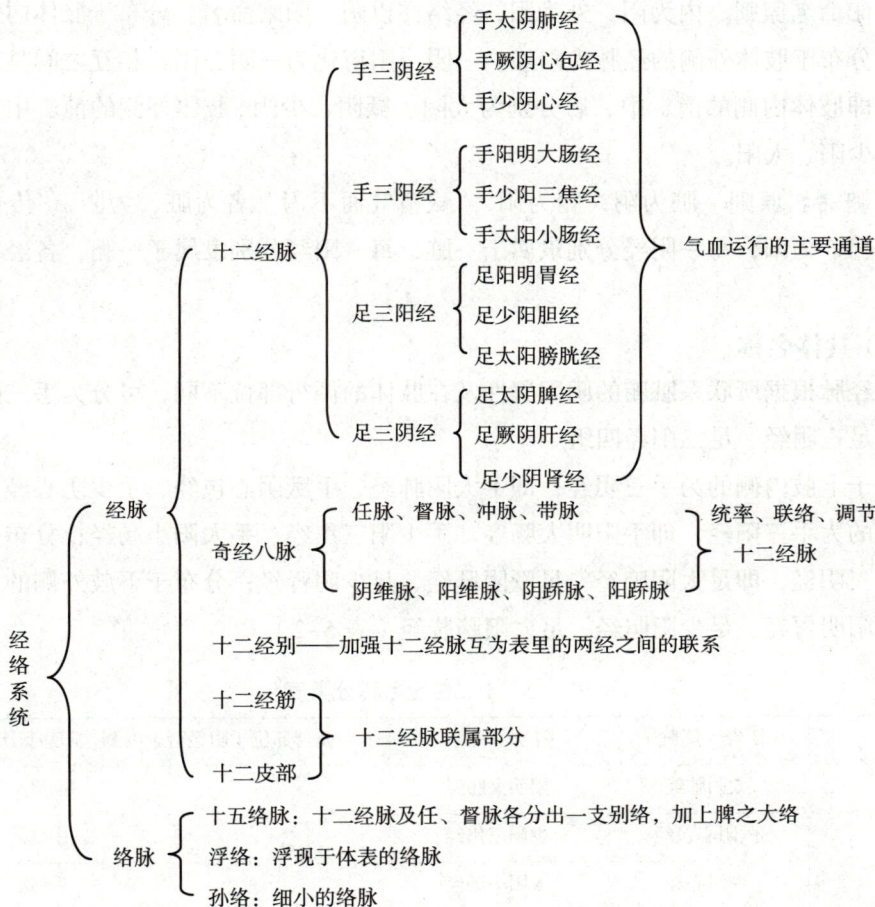

```
                                            ┌ 手太阴肺经 ┐
                               ┌ 手三阴经 ─┤ 手厥阴心包经 │
                               │            └ 手少阴心经  │
                               │            ┌ 手阳明大肠经 │
                               │ 手三阳经 ─┤ 手少阳三焦经 │
                               │            └ 手太阳小肠经 ├ 气血运行的主要通道
                    ┌ 十二经脉 ┤            ┌ 足阳明胃经  │
                    │          │ 足三阳经 ─┤ 足少阳胆经  │
                    │          │            └ 足太阳膀胱经 │
                    │          │            ┌ 足太阴脾经  │
                    │          └ 足三阴经 ─┤ 足厥阴肝经  │
            ┌ 经脉 ─┤                       └ 足少阴肾经 ┘
            │       │          ┌ 任脉、督脉、冲脉、带脉      ┐ 统率、联络、调节
            │       └ 奇经八脉 ┤                            ├ 十二经脉
            │                   └ 阴维脉、阳维脉、阴跷脉、阳跷脉 ┘
 经络       ├ 十二经别——加强十二经脉互为表里的两经之间的联系
 系统 ──────┤ 十二经筋 ┐
            │          ├ 十二经脉联属部分
            │ 十二皮部 ┘
            │       ┌ 十五络脉：十二经脉及任、督脉各分出一支别络，加上脾之大络
            └ 络脉 ─┤ 浮络：浮现于体表的络脉
                    └ 孙络：细小的络脉
```

项目二　十二经脉

十二经脉，又称"十二正经"，有一定的起止、循行部位和交接顺序，与脏腑有直接的络属关系，相互之间也有表里关系。十二经脉是气血运行的主要通道。

一、经脉的命名

十二经脉对称地分布于人体的左右两侧，分别循行于上肢或下肢的内侧或外侧，而每一条经脉又分别属于一脏或一腑。因此，十二经脉的名称结合了手足、阴阳及脏腑三方面要素。

（一）命名原则

1.手足命名原则 上为手，下为足，分布于上肢的经脉，在经脉名称之前冠以"手"字；分布于下肢的经脉，在经脉名称之前冠以"足"字。

2.阴阳命名原则 内为阴，外为阳，经络亦以阴、阳来命名。分布于肢体内侧的经脉为阴经，分布于肢体外侧的经脉为阳经。一阴一阳衍化为三阴三阳，相互之间具有表里相合关系，即肢体内侧的前、中、后分别为太阴、厥阴、少阴，肢体外侧的前、中、后分别为阳明、少阳、太阳。

3.脏腑命名原则 脏为阴，腑为阳，"藏精气而不泻"者为脏、为阴，"传化物而不藏"者为腑、为阳，每一阴经分别隶属于一脏，每一阳经分别隶属于一腑，各经都以所属脏腑命名。

（二）具体名称

十二经脉根据所联系脏腑的阴阳属性及在肢体的循行部位不同，可分为手三阴经、手三阳经、足三阴经、足三阳经四组。

分布于上肢内侧的为手三阴经，即手太阴肺经、手厥阴心包经、手少阴心经；分布于上肢外侧的为手三阳经，即手阳明大肠经、手少阳三焦经、手太阳小肠经；分布于下肢内侧的为足三阴经，即足太阴脾经、足厥阴肝经、足少阴肾经；分布于下肢外侧的为足三阳经，即足阳明胃经、足少阳胆经、足太阳膀胱经（表5-2）。

表5-2 十二经脉名称分类表

	阴经（属脏）	阳经（属腑）	循行部位（阴经行于内侧，阳经行于外侧）	
手	太阴肺经	阳明大肠经	上肢	前缘
	厥阴心包经	少阳三焦经		中线
	少阴心经	太阳小肠经		后缘
足	太阴脾经	阳明胃经	下肢	前缘
	厥阴肝经	少阳胆经		中线
	少阴肾经	太阳膀胱经		后缘

注：在内踝上8寸以下，小腿下半部和足背部，肝经在前缘、脾经在中线；在内踝上8寸处交叉后，脾经在前缘、肝经在中线。

二、十二经脉的走向与交接规律

十二经脉的走向与交接规律：手三阴从胸走手，交手三阳经；手三阳经从手走头，交足三阳经；足三阳经从头走足，交足三阴经；足三阴经从足走腹（胸），交手三阴经。

如此，构成了一个"阴阳相贯，如环无端"的循环路径（图 5-1）。

　　记忆歌诀：手之三阴，从胸走手；手之三阳，从手走头；足之三阳，从头走足；足之三阴，从足走腹。

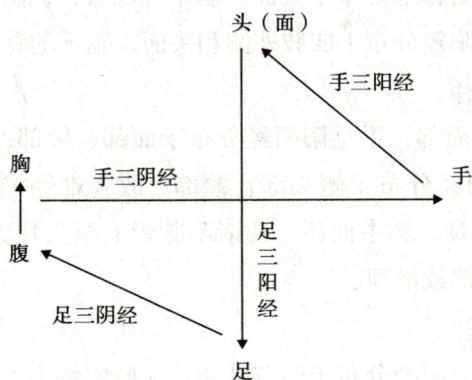

图 5-1　十二经脉走向交接规律示意图

（一）互为表里的阴经与阳经在四肢末端交接

手太阴肺经在手食指端与手阳明大肠经交接，手少阴心经在手小指端与手太阳小肠经交接，手厥阴心包经在手无名指端与手少阳三焦经交接。足阳明胃经在足大趾与足太阴脾经交接，足太阳膀胱经在足小趾与足少阴肾经交接，足少阳胆经在足大趾爪甲后丛毛处与足厥阴肝经交接。

（二）同名手足阳经在头面部交接

手阳明大肠经和足阳明胃经交接于鼻翼旁，手太阳小肠经和足太阳膀胱经交接于目内眦，手少阳三焦经和足少阳胆经交接于目外眦。

✎ 考点链接

手三阳经与足三阳经交接在（　　　）

 A. 四肢部   B. 肩胛部   C. 头面部

 D. 胸部   E. 背部

答案：C

解析：手三阴经与手三阳经在上肢末端交接，手三阳经与足三阳经在头面部交接，足三阳经与足三阴经在下肢末端交接。

（三）手足阴经在胸腹部交接

足太阴脾经与手少阴心经交接于心中，足少阴肾经与手厥阴心包经交接于胸中，足厥阴肝经与手太阴肺经交接于肺中。

三、十二经脉的分布规律

十二经脉在体表左右对称地分布于头面、躯干和四肢，纵贯全身。六阴经分布于四肢内侧和躯干的胸腹面，六阳经分布于四肢外侧和头面、躯干的背面及腹面。

（一）头面部分布规律

手足六阳经均行经头面部，手足阳明经分布于面部、额部；手足太阳经分布于面颊、头顶及后项部；手足少阳经分布于侧头部、颞部。故《难经·四十七难》曰："人头者，诸阳之会也。诸阴脉皆至颈、胸中而还，独诸阳脉皆上至头耳。"另外，手少阴心经、足厥阴肝经均上达头面之深部或颠顶。

（二）四肢部分布规律

阴经分布于四肢内侧，阳经分布于四肢外侧。上肢内侧为太阴在前，厥阴在中，少阴在后；上肢外侧为阳明在前，少阳在中，太阳在后。下肢内侧，内踝尖上 8 寸以上为太阴在前，厥阴在中，少阴在后；内踝尖上 8 寸以下为厥阴在前，太阴在中，少阴在后。下肢外侧为阳明在前，少阳在中，太阳在后。

课堂互动

思考一下，十二经脉在四肢部的分布规律与阴阳有没有关系？

（三）躯干部分布规律

手三阴经均从胸部行于腋下；手三阳经均行于肩胛部；足三阴经均行于腹部；足三阳经中阳明经行于前面（胸腹），太阳经行于后面（背部），少阳经分布于侧面（腋下、胁肋）。分布于胸腹部的经脉，其排列顺序自内（胸腹正中线）向外为足少阴肾经、足阳明胃经、足太阴脾经、足厥阴肝经。

手三阴经从胸部开始，经膈、臂走向手指端；手三阳经从手指端循臂、膈而上行于头面部；足三阳经从头面部下行，经躯干和下肢而止于足趾；足三阴经从足趾上行而止于胸腹部。

四、十二经脉的表里关系

十二经脉在体内与脏腑相属络，其中阴经属脏络腑、阳经属腑络脏，一脏配一腑，一阴配一阳，形成了脏腑阴阳表里属络关系。手足三阴经和三阳经，通过经别和别络相互沟通，组成六对"表里相合"关系（表 5-3）。互为表里的经脉在生理上密切联系，在病理上相互影响，在治疗时相互为用。如肺经受邪，影响大肠，腑气不通而便秘；心火亢盛，循经下移小肠，而见尿赤、尿痛等。治疗时可根据表里经经气互相沟通的原理，交叉使用相为表里的两经腧穴。

表5-3　十二经脉表里关系表

表	手阳明大肠经	手少阳三焦经	手太阳小肠经	足阳明胃经	足少阳胆经	足太阳膀胱经
里	手太阴肺经	手厥阴心包经	手少阴心经	足太阴脾经	足厥阴肝经	足少阴肾经

五、十二经脉气血流注次序

十二经脉是气血运行的主要通道，首尾相贯，循环流注。气血流注从手太阴肺经开始，依次流注其他各经，最后传至足厥阴肝经，再复注于手太阴肺经，如此循环，流注不息（表5-4）。

表5-4　十二经脉气血流注次序表

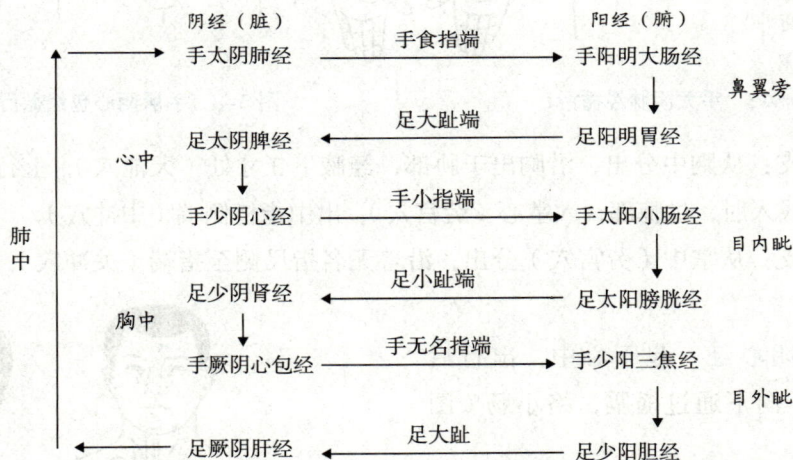

阴经（脏）		阳经（腑）	
手太阴肺经	手食指端 →	手阳明大肠经	鼻翼旁
足太阴脾经	← 足大趾端	足阳明胃经	
手少阴心经	手小指端 →	手太阳小肠经	目内眦
足少阴肾经	← 足小趾端	足太阳膀胱经	
手厥阴心包经	手无名指端 →	手少阳三焦经	目外眦
足厥阴肝经	← 足大趾	足少阳胆经	

（肺中…心中…胸中…肺中，循环）

六、十二经脉的循行路线

（一）手三阴经

手三阴经"从胸走手"，即从胸部开始，经上肢内侧下行达手指端与手三阳经交接。

1. 手太阴肺经　起于中焦，下络大肠，还循胃口，穿过横膈，直属于肺，上至气管、喉咙，沿锁骨横行至胸部外上方（中府穴），出腋下，沿着上肢内侧前缘下行，至肘中，沿前臂内侧桡骨边缘进入寸口，经大鱼际部，至拇指桡侧尖端（少商穴）（图5-2）。

分支：从腕后（列缺穴）分出，沿掌背侧走向食指桡侧端（商阳穴），与手阳明大肠经相接。

2. 手厥阴心包经　起于胸中，出属心包络，通过横膈，依次循序下行，通过胸部、腹部，联络三焦（图5-3）。

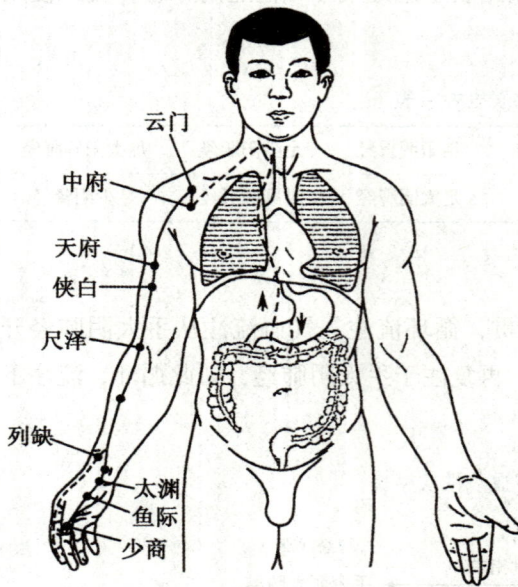

图5-2 手太阴肺经循行

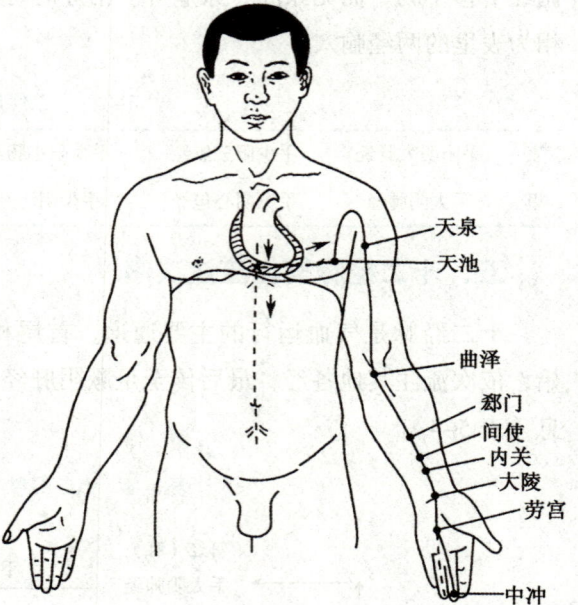

图5-3 手厥阴心包经循行

胸部分支：从胸中分出，沿胸出于胁部，经腋下3寸处（天池穴），上行至腋窝，沿上肢内侧中线入肘，过腕部，入掌心（劳宫穴），出中指桡侧端（中冲穴）。

掌部分支：从掌中（劳宫穴）分出，沿着无名指尺侧至指端（关冲穴），与手少阳三焦经相接。

3. 手少阴心经 起于心中，出行后属"心系"，向下通过横膈，络小肠（图5-4）。

心系向上的分支：从心系上行，挟咽喉，经颈、颜面深部连于"目系"（目与脑相连的脉络）。

心系直行的分支：从心系出来，经过肺部，出于腋下（极泉穴），沿上臂内侧后缘，行于手太阴、手厥阴经之后，下肘内（少海穴），沿前臂内侧后缘至腕部尺侧（神门穴），进入掌内后缘（少府穴），出小指桡侧端（少冲穴），与手太阳小肠经相接。

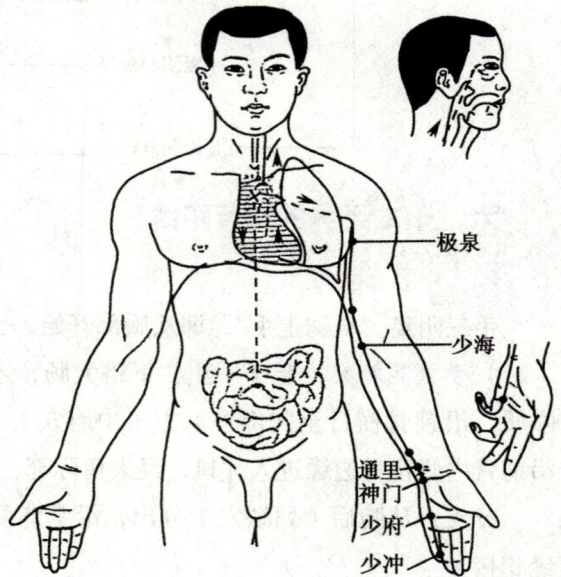

图5-4 手少阴心经循行

（二）手三阳经

手三阳经"从手走头"，即从手指端开始，经上肢外侧上行大椎至缺盆（锁骨上窝）分上下两支，上支到头面部，衔接于足三阳经，下支行入腹腔，络脏属腑。

1. 手阳明大肠经   起于食指桡侧端（商阳穴），沿食指桡侧上行，经过第1.2掌骨之间（合谷穴）进入两筋（拇长伸肌腱和拇短伸肌腱）之间，沿上肢外侧前缘，上行至肩前，经肩髃穴（肩端部），过肩后，至项后督脉大椎穴（第7颈椎棘突下），前行入锁骨上窝（缺盆穴），络于肺，下行通过横膈，属大肠（图5-5）。

分支：从锁骨上窝（缺盆穴）上行，经颈旁（天鼎、扶突穴）至面颊，入下齿中，返出挟口旁，通过足阳明胃经地仓穴，绕至上唇左右交叉于人中（水沟穴），至对侧鼻翼旁（迎香穴），与足阳明胃经相接。

2. 手少阳三焦经   起于无名指尺侧端（关冲穴），沿无名指尺侧缘，上行前臂外侧尺骨与桡骨之间，过肘部，沿上臂外侧，上行至肩部，向前行入缺盆，于任脉的膻中穴处散络于心包，向下通过横膈，隶属三焦（图5-6）。

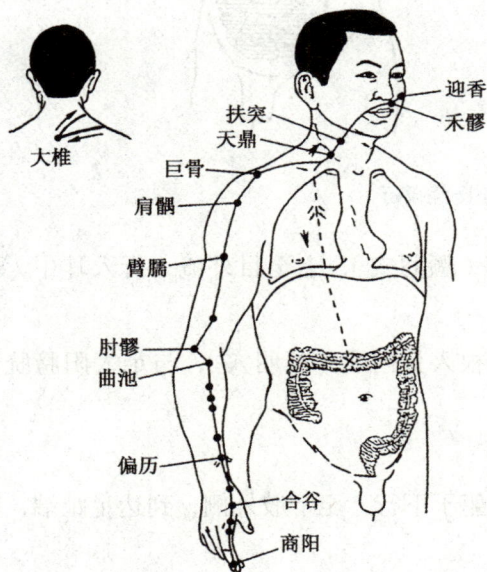

图 5-5 手阳明大肠经循行   图 5-6 手少阳三焦经循行

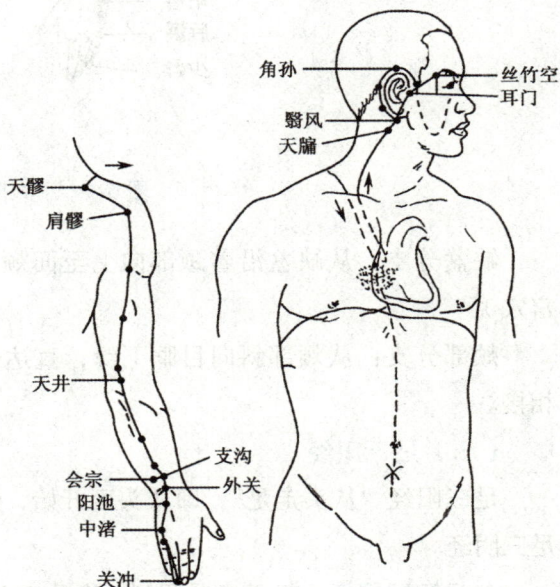

胸中分支：从膻中分出，向上出缺盆，至项后交会于督脉的大椎穴，上走至项部，沿耳后（翳风穴）上行至耳上方，再屈曲向下走向面颊部，至目眶下（颧髎穴）。

耳部分支：从耳后（翳风穴）分出，进入耳中，出走耳前（过听宫、耳门穴），经上关穴前，在面颊部与前一分支相交。上行至目外眦（瞳子髎穴），与足少阳胆经相接。

3. 手太阳小肠经   起于小指尺侧端（少泽穴），沿手掌尺侧，上腕部，沿前臂外侧后缘上行，经尺骨鹰嘴与肱骨内上髁之间（小海穴），沿上臂外侧后缘，出于肩关节后面（肩贞穴），绕行于肩胛冈上窝（肩中俞穴）以后，交会于督脉之大椎穴，从大椎穴向前经足阳明胃经的缺盆穴，进入胸部深层，下行至任脉的膻中穴，络于心，再沿食道通过横膈，到达胃部，下行，属小肠（图5-7）。

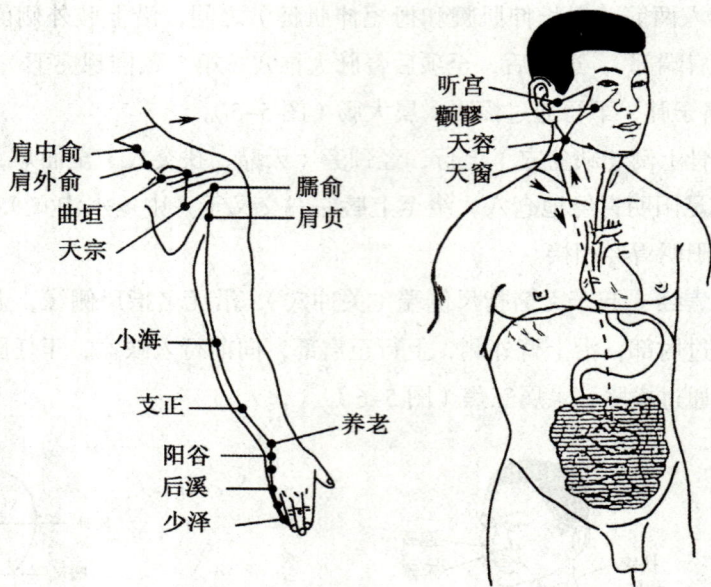

图 5-7　手太阳小肠经循行

缺盆分支：从缺盆沿着颈部向上至面颊部（颧髎穴），上至目外眦，折入耳中（听宫穴）。

颊部分支：从颊部斜向目眶下缘，直达鼻根入目内眦（睛明穴），与足太阳膀胱经相接。

（三）足三阳经

足三阳经"从头走足"，即从头面开始，经躯干下行，至下肢外侧，到达足趾端，交足三阴经。

1. 足阳明胃经　起于鼻翼两侧（迎香穴），上行至鼻根部，旁行入目内眦，与足太阳膀胱经（睛明穴）相交，向下沿鼻的外侧（承泣、四白穴），进入上齿龈内，环绕口唇，左右相交于颏唇沟（承浆穴），再向后沿着下颌出大迎穴，沿下颌角（颊车穴），上行耳前，经颧弓上行，沿着前发际，到达前额（会神庭穴）（图5-8）。

面部分支：从颌下缘大迎穴前方下行到人迎穴，沿喉咙旁进入缺盆，向下通过横膈，属胃（会任脉的上脘、中脘穴），络脾。

缺盆部直行脉：从缺盆下行，沿乳中线，挟脐两旁（沿正中线旁开2寸），至腹股沟

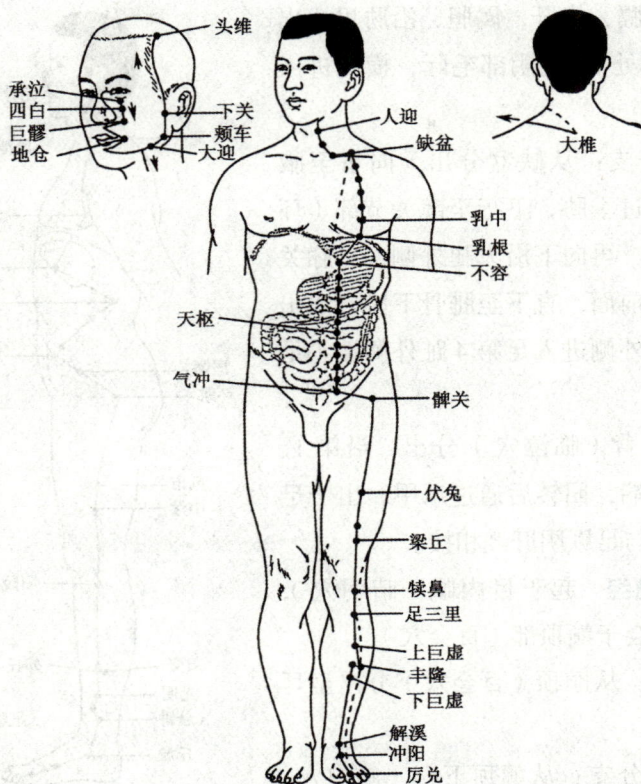

图 5-8　足阳明胃经循行

处的气街（气冲穴）。

胃下口分支：从胃下口幽门处分出，沿腹腔深层，下行至气街，与来自缺盆的直行之脉会合，而后沿大腿前侧（髀关穴）下行，至膝膑，沿胫骨外侧前缘下行至足背，进入足第 2 趾外侧端（厉兑穴）。

胫部分支：从膝下 3 寸（足三里穴）分出，下行至足第 3 趾外侧端。

足背分支：从足背（冲阳穴）分出，进入足大趾内侧端（隐白穴），与足太阴脾经相接。

2. 足少阳胆经　起于目外眦（瞳子髎穴），上至额角，下行至耳后（完骨穴），外折向上行，经额部至眉上（阳白穴），复折向耳后（风池穴），沿颈下行至肩上，左右交会于大椎穴，分开前行入缺盆（图 5-9）。

耳部分支：从耳后（完骨穴）分出，经手少阳三焦经的翳风穴进入耳中，过手太阳小肠经的听宫穴，出走耳前，至目外眦后方。

目外眦分支：从目外眦分出，下行至下颌部足阳明胃经的大迎穴，与手少阳三焦经分布于面颊部的支脉相合，其经脉向下覆盖于颊车穴部，下行颈部，与前脉会合于缺盆后，

153

下入胸中，穿过横膈，络肝，属胆，沿胁里浅出气街（腹股沟动脉处），绕阴部毛际，横向进入髋关节部（环跳穴）。

缺盆部直行分支：从缺盆分出，向下至腋窝，沿胸侧部，经过季胁，下行至髋关节部（环跳穴）与前脉会合，再向下沿大腿外侧，出膝关节外缘，行于腓骨前面，直下至腓骨下段，浅出外踝之前，沿足背外侧进入足第4趾外侧端（足窍阴穴）。

足分支：从足背（临泣穴）分出，沿第1、第2趾骨间，出趾端，回转后通过爪甲，出于足大趾背部毫毛部，与足厥阴肝经相接。

3.足太阳膀胱经 起于目内眦（睛明穴），上过额部，左右交会于颠顶部（百会穴）。

颠顶部的分支：从颠顶（百会穴）分出至耳上角。

颠顶向后直行分支：从颠顶下行（脑户穴）入颅内，络脑，复返出来下行项后（天柱穴）。

下行分为两支：其一，沿肩胛内侧（大杼穴），挟脊旁，沿后正中线旁1.5寸，下行至腰部，进入脊旁筋肉，络肾，下属膀胱，再从腰中分出下行，挟脊旁，通于臀部，经大腿后侧外缘，进入腘窝中。其二，通过肩胛，沿后正中线旁3寸下行，过臀部，经过髋关节部（环跳穴），沿大腿外侧至腘窝中，与前一支脉会合，向下通过腓肠肌，经外踝后（昆仑穴），在足跟部折向前，经足背外侧至足小趾外侧端（至阴穴），与足少阴肾经相接（图5-10）。

（四）足三阴经

足三阴经"从足走腹胸"，即从足趾端开始，循下肢内侧上行，达腹部、胸部，与手三阴经相交接。

1.足太阴脾经 起于足大趾内侧端（隐白穴），沿足内侧赤白肉际上行，经内踝前缘（商丘穴），沿胫骨后缘上行，至内踝上8寸处出走足厥阴肝经前面，经膝股内侧前缘至冲门穴，进入腹部，属脾络胃，向上通过横膈，夹食管旁（络大包，会中府），连舌本，散舌下（图5-11）。

分支：从胃部分出，向上通过横膈，于任脉的膻中穴处注入心中，与手少阴心经相接。

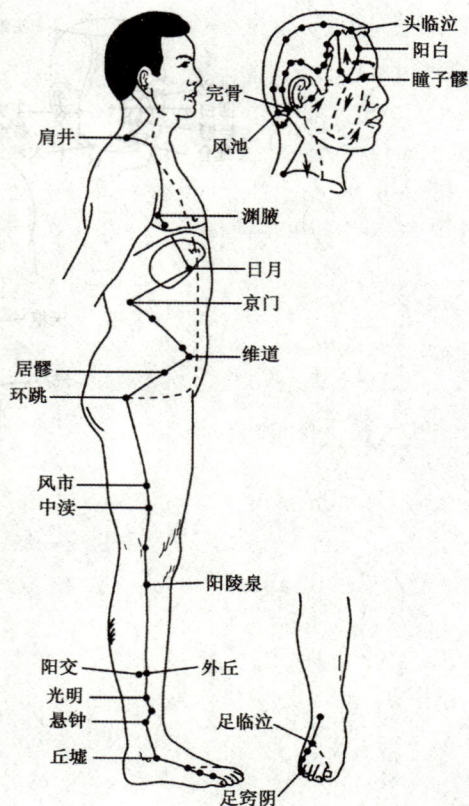

图5-9 足少阳胆经循行

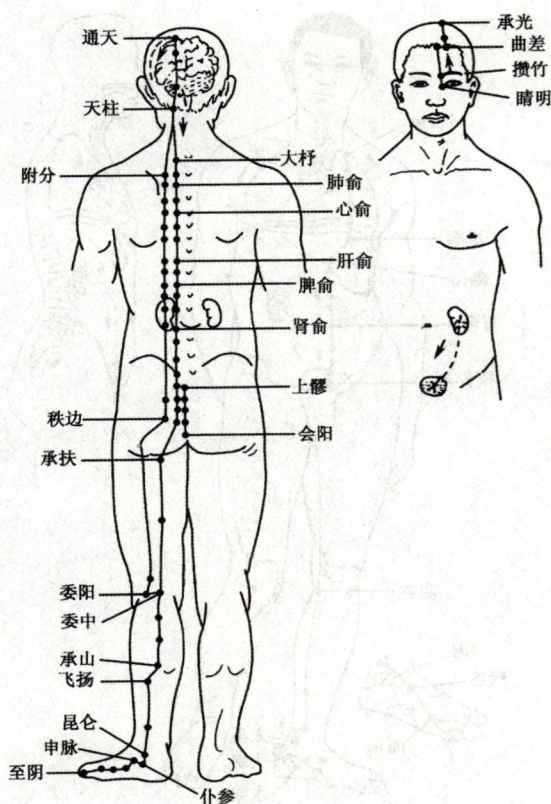

图 5-10　足太阳膀胱经循行

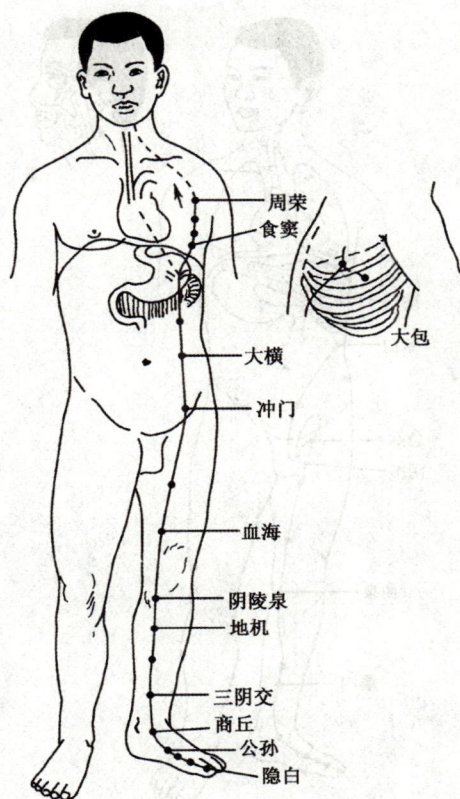

图 5-11　足太阴脾经循行

2. 足厥阴肝经　起于足大趾爪甲后丛毛处，向上沿足背至内踝前1寸处（中封穴），向上沿胫骨内缘，在内踝上8寸处交出足太阴脾经之后，上行过膝内侧，沿大腿内侧中线进入阴毛中，绕阴器，至小腹，夹胃两旁，属肝，络胆，向上穿过膈肌，分布于胁肋部，沿喉咙后边，向上进入鼻咽部，上行连接目系，出于额，上行与督脉会于头顶部（图5-12）。

分支：从目系分出，下行颊里，环绕在口唇里边。

另一分支：从肝分出，穿过膈肌，向上注入肺，交于手太阴肺经。

3. 足少阴肾经　起于足小趾端，斜行于足心（涌泉穴），出于舟骨粗隆下（然骨穴），经内踝后进入足跟，向上沿小腿内侧后缘，至腘窝内侧，上行至大腿内侧后缘入脊内（长强穴），穿过脊柱至腰部，属肾，络膀胱（图5-13）。

腰部的直行分支：从肾上行，通过肝脏，上经横膈，进入肺中，沿喉咙，上至舌根两侧。

肺部的分支：从肺中分出，络心，流注胸中（膻中穴），与手厥阴心包经相接。

155

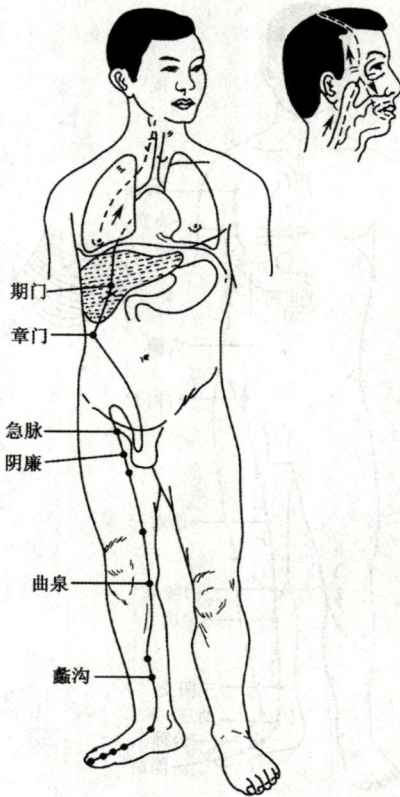

图 5-12 足厥阴肝经循行

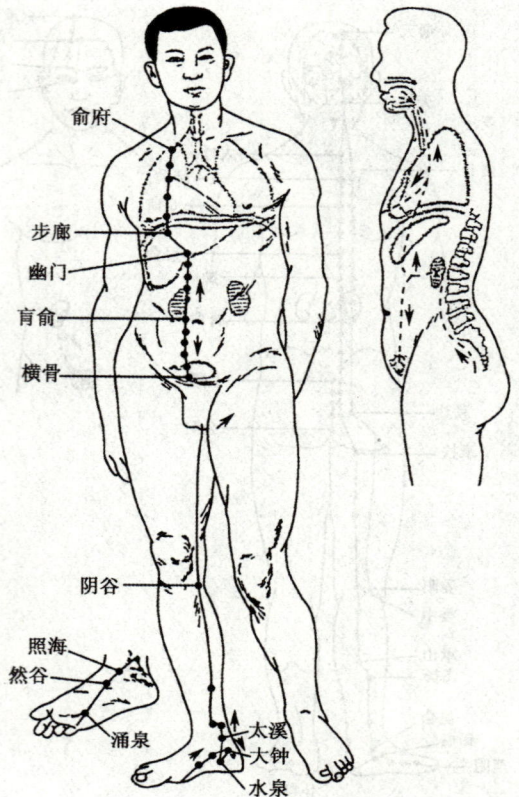

图 5-13 足少阴肾经循行

项目三 奇经八脉

奇经八脉，又称"奇经"，是指在十二经脉之外"别道而行"的 8 条经脉，因其分布不如十二经脉那样有规律，与五脏六腑没有直接的属络联系，相互之间也没有表里关系，有别于十二经脉，故称其为"奇经"。又因其数量有八，故曰"奇经八脉"。包括督脉、任脉、冲脉、带脉、阴跷脉、阳跷脉、阴维脉、阳维脉。

一、督脉

1. 含义 督，有总督、督管、统率之义。

2. 循行部位 督脉起于胞中，下出会阴，向后至尾骶部的长强穴，沿脊柱上行，经项部至风府穴，进入颅内，络脑，沿头部正中线，上至颠顶的百会穴，经前额下行鼻柱至鼻尖的素髎穴，过人中至上齿正中的龈交穴（图 5-14）。

分支：第一支，在尾骨端与足少阴肾经、足太阳膀胱经会合，贯脊，属肾。第二支，从小腹直上贯脐，向上贯心，至咽喉与冲、任二脉会合，到下颌部，环绕口唇，至两目下中央。第三支，与足太阳膀胱经同起于目内眦，上行至前额，于颠顶交会，入络于脑。再别出下项，沿肩胛骨内、脊柱两旁，到达腰中，进入脊柱两侧的肌肉，与肾相联络。

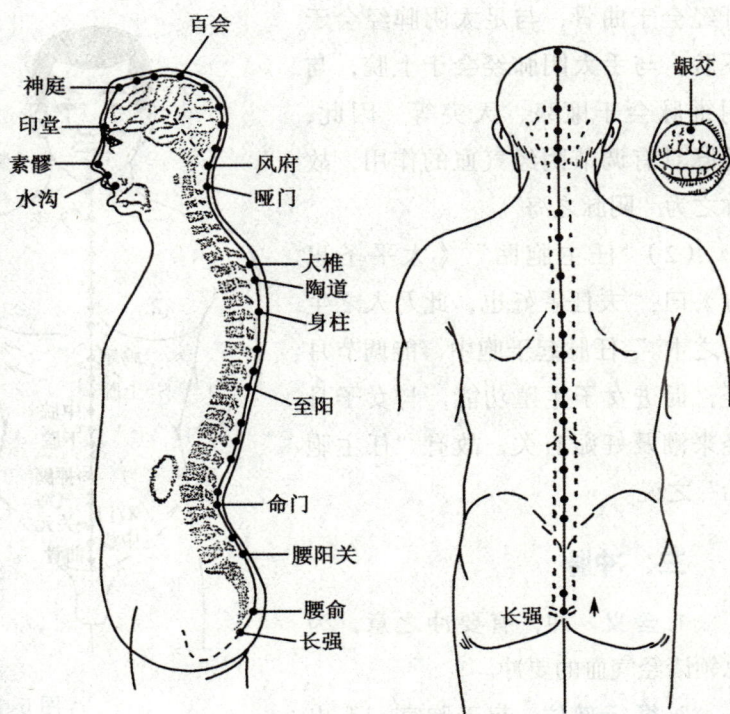

图 5-14　督脉循行

3. 生理功能

（1）调节阳经气血，为"阳脉之海"　督脉循行于身体之背部正中，其脉与6条手足阳经均交会于大椎穴，并与阳维脉交会于风府、哑门穴，说明督脉对全身阳经气血具有统率、督促的作用，故称之为"阳脉之海"。

（2）与脑、髓和肾的功能相关　督脉属脑，络肾。肾能藏精生髓，脑为髓海，故督脉与脑、髓和肾的功能活动有着密切的联系。

（3）与生殖功能相关　督脉络肾，肾为先天之本，主生殖，故督脉与生殖功能相关。历代医家多认为精冷不孕等生殖系统疾病与督脉有关，常以补督脉法治之。

二、任脉

1. 含义　任，有担任、妊养之意。

2. 循行部位　起于胞中，下出会阴，经阴阜，沿腹部和胸部正中线上行，至咽喉，上行至下颌部，环绕口唇，上至龈交穴，再分别通过鼻翼两旁，上至眼眶下（承泣穴），交于足阳明胃经（图 5-15）。

分支：由胞中别出，与冲脉相并，行于脊柱前。

3. 生理功能

（1）调节阴经气血，为"阴脉之海"　任脉循行于腹部正中线，腹为阴，说明任脉对一身阴经脉气具有总揽、总任的作用。其脉多次与手足三阴经及阴维脉交会，如与足厥阴肝经会于曲骨，与足太阴脾经会于下脘，与手太阴肺经会于上脘，与阴维脉会于廉泉、天突等。因此，任脉具有调节阴经气血的作用，故称之为"阴脉之海"。

（2）"任主胞胎"《太平圣惠方》曰："夫任者妊也，此乃人之生养之本。"任脉起于胞中，能调节月经，促进女子生殖功能，与女子月经来潮及妊娠有关，故有"任主胞胎"之说。

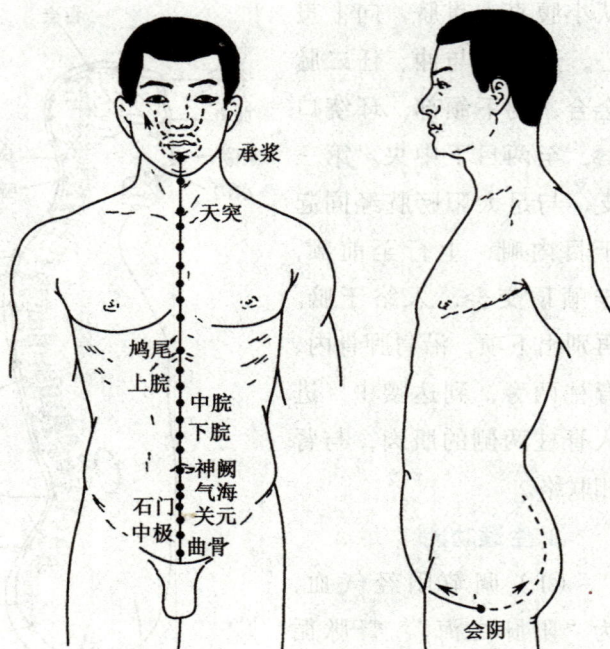

图 5-15 任脉循行

三、冲脉

1.含义 冲，有要冲之意，为总领诸经气血的要冲。

2.循行部位 起于胞宫，下出会阴，并在此分为两支。上行支：其前行者（冲脉循行的主干部分）沿腹前壁挟脐（脐旁五分）上行，与足少阴肾经相并，散布于胸中，再向上行，经咽喉，环绕口唇；其后行者沿腹腔后壁，上行于脊柱内。下行支：出会阴下行，沿股内侧下行到大趾间（图 5-16）。

3.生理功能

（1）调节十二经气血 冲脉上行于头，下至于足，后行于背，前布于胸腹，可谓贯穿全身，调节十二经之气血，为总领诸经气血之要冲。当脏腑经络气血有余时，冲脉能蓄积和贮存，而脏腑经络气血不足时，冲脉则能灌注和补充，以维持人体各组织器官正常生理活动的需要。故称其为"十二经脉之海""五脏六腑之海""血海"。

（2）与生殖功能相关 冲脉起于胞宫，又称"血室""血海"，有调节月经的作用，与生殖功能关系密切。女子二七"太冲脉盛，月事以时下，故有子"；七七"太冲脉衰少，天癸竭，地道不通"。这里所说的"太冲脉"，即指冲脉而言。故临床上治疗月经病及不孕症，多以调理冲任二脉为要。男子或先天冲脉未充，或后天冲脉受伤，均可导致生殖功能衰退。

（3）调节气机升降 冲脉在循行中并于足少阴，隶属于阳明，又通于厥阴和太阳。冲脉有调节某些脏腑（主要是肝、肾和胃）气机升降的功能。

四、带脉

1.含义 带，有束带之意，绕身一周，状如束带。

2. 循行部位 起于季胁，斜向下行，交会于足少阳胆经的带脉穴，绕身一周，并于带脉穴处再向前下方沿髋骨上缘斜行到少腹（图 5-17）。

3. 生理功能 能约束全身纵行的各条经脉，以调节脉气，使之通畅，并主司妇女带下。

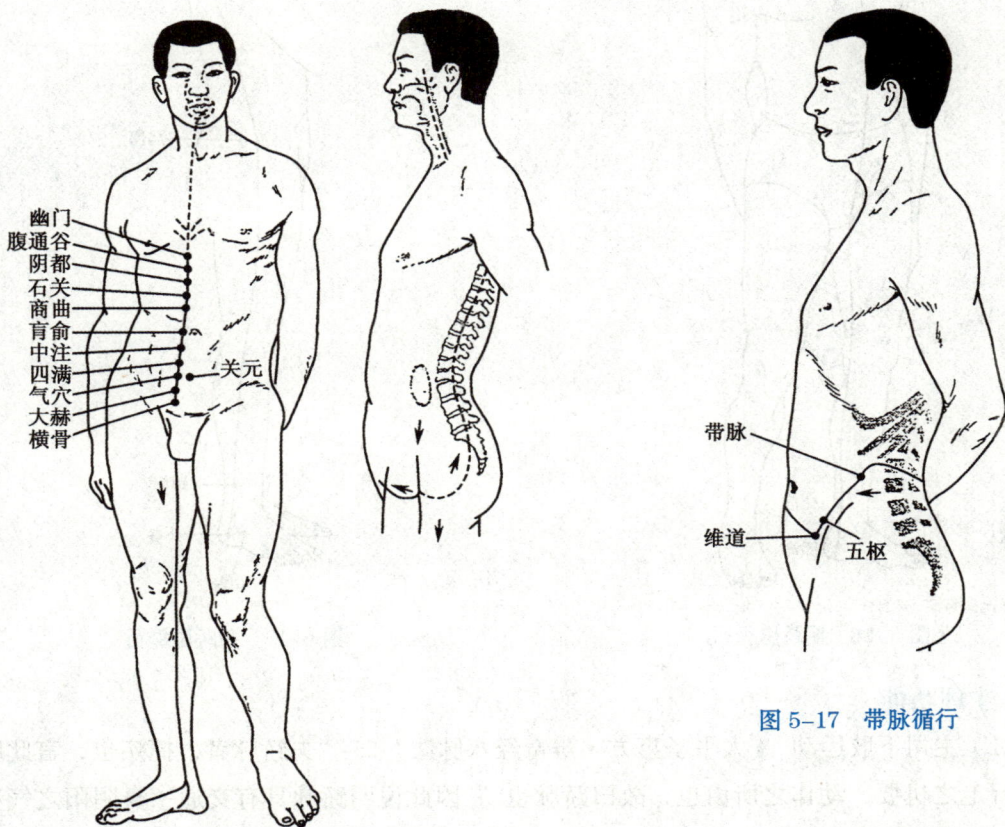

图 5-16 冲脉循行

图 5-17 带脉循行

五、阴跷脉和阳跷脉

1. 含义 "跷"有轻健跷捷的含义。阴跷主一身左右之阴，阳跷主一身左右之阳。

2. 循行部位 阴跷脉起于内踝下足少阴肾经的照海穴，沿内踝后直上小腿、大腿内侧，经前阴，沿腹、胸进入缺盆，出行于人迎穴之前，经鼻旁至目内眦，与足太阳膀胱经、阳跷脉会合（图 5-18）。

阳跷脉起于外踝下足太阳膀胱经的申脉穴，沿外踝后上行，经小腿、大腿外侧，再向上经腹、胸侧面与肩部，由颈外侧上挟口角至目内眦，与足太阳经和阴跷脉会合，再沿足太阳膀胱经上行与足少阳胆经会合于项后的风池穴（图 5-19）。

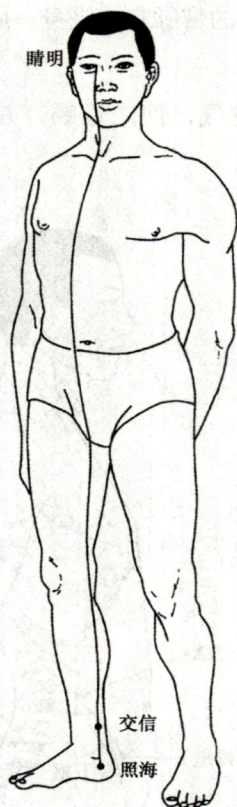

图 5-18　阴跷脉循行

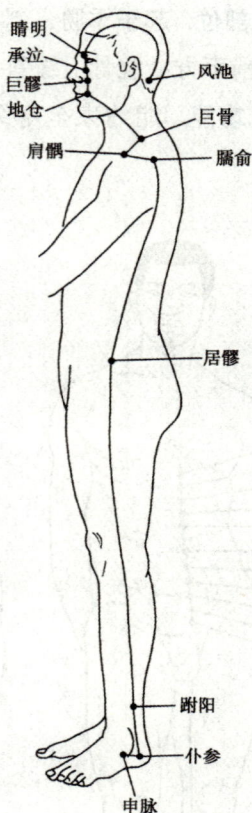

图 5-19　阳跷脉循行

3. 生理功能

（1）主司下肢运动　《太平圣惠方·辨奇经八脉法》曰："夫跷脉者，捷疾也，言此脉是人行走之机要，动作之所由也，故曰跷脉也。"因此说明跷脉具有交通一身阴阳之气和调节肢体肌肉运动的功能。

（2）司眼睑开合　阴、阳跷脉交会于目内眦，《灵枢·寒热病》曰："阴跷、阳跷，阴阳相交……交于目锐眦，阳气盛则瞋目，阴气盛则瞑目。"所以阴、阳跷脉有司眼睑开合的作用，跷脉有病则目不合。

六、阴维脉和阳维脉

1. 含义　"维"，有维系、维络之意。

2. 循行部位　阴维脉起于小腿内侧足三阴经交会处，沿下肢内侧上行，至腹部与足太阴脾经同行，至胁部与足厥阴肝经相合，然后上行至咽喉，与任脉相会（图 5-20）。

阳维脉起于足太阳膀胱经金门穴，过外踝，向上与足少阳胆经并行，沿下肢外侧上行，经躯干部后外侧，从腋后上肩，经颈部、耳后，前行到额部，分布于头侧及项后，与督脉会合（图 5-21）。

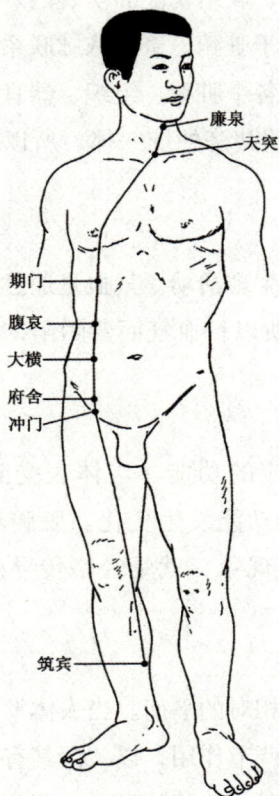

图 5-20　阴维脉循行

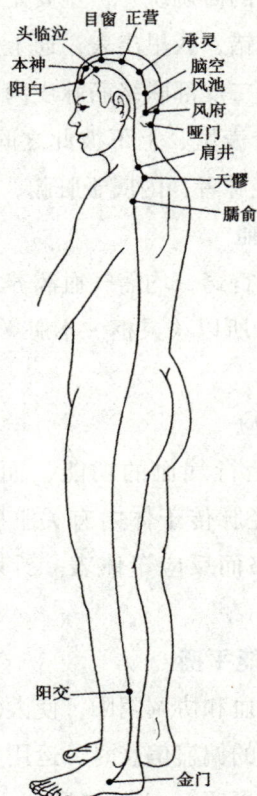

图 5-21　阳维脉循行

3. 生理功能　阴维脉在循行过程中与足三阴经相交会，并最后合于任脉，阴维脉有维系联络全身阴经的作用；阳维脉在循行过程中与手足三阳经相交会，并最后合于督脉，阳维脉有维系联络全身阳经的作用。

项目四　经络的生理功能及在中医学中的应用

一、经络的生理功能

经络的生理功能，主要表现在沟通联络、运行气血、传导感应及调节功能平衡等方面。

（一）沟通联络

人体由脏腑、形体、官窍和经络组成，它们虽各有不同的生理功能，但又保持协调统一，构成一个有机的整体。人体全身内外、上下、前后、左右之间的相互联系，脏腑、形体、官窍各种功能的协调统一，主要是依靠经络的沟通、联络功能而实现的。由于十二经脉及其分支纵横交错，入里出表，通上达下，相互络属于脏腑，奇经八脉联系沟通十二正经，十二经筋、十二皮部联络筋脉皮肉，从而使人体的各个脏腑、组织、器官有机地联系起来，构成了一个表里、上下彼此之间紧密联系、协调共济的统一体。所以《灵枢·本脏》曰："夫十二经脉者，内属于脏腑，外络于肢节。"

（二）运行气血

人体各个组织官窍，均需气血濡养才能维持正常的生理活动。气血是通过经络循环贯注而通达全身的，所以《灵枢·本脏》曰："经脉者，所以行血气而营阴阳，濡筋骨，利关节者也。"

（三）传导感应

经络不仅有运行气血的功能，而且还有传导感应的功能。当体表受到某种刺激时，刺激就沿着经脉传于体内有关脏腑，使该脏腑的功能发生变化。脏腑功能活动的变化也可通过经络而反应于体表。针刺中的"得气"现象，就是经络传导感应功能的表现。

（四）调节功能平衡

经络能运行气血和协调阴阳，使人体功能活动保持相对的平衡。当人体发生疾病，出现气血不和及阴阳的偏盛偏衰时，运用针灸激发经络的调节作用，以"泻其有余，补其不足"（《灵枢·刺节真邪》）。实验证明，针刺有关穴位，对相关脏腑有双向调节作用，即使亢进者抑制、抑制者兴奋。

二、经络学说在中医学中的应用

经络学说不仅可以说明人体的生理功能，而且在阐释疾病病理变化、指导疾病诊断与治疗方面也具有重要意义。

（一）阐明疾病病理变化

在生理情况下，经络有运行气血、传导感应的功能；发生病变时，经络就可能成为传递病邪的途径。"邪客于皮则腠理开，开则入客于络脉，络脉满则注于经脉，经脉满则入舍于脏腑也"（《素问·皮部论》）。经络是外邪从皮毛腠理内传于五脏六腑的传变途径。由于脏腑之间有经脉沟通联系，所以经络还可成为脏腑之间病变相互影响的途径。如足厥阴肝经挟胃、注肺中，所以肝病可犯胃、犯肺；足少阴肾经入肺、络心，所以肾虚水泛可凌心、射肺。相表里的两经，更由于脏腑的络属，在病理上常相互影响，如心火可下移小肠，大肠实热、腑气不通可使肺气不利而喘咳胸满。

另外，通过经络的传导，内脏的病变可以反映于某些特定的部位或与其相应的官窍。

如肝气郁结常见两胁、少腹胀痛，就是因为足厥阴肝经抵小腹、布胁肋。

（二）指导疾病的诊断

由于经络有一定的循行部位和脏腑络属，临床上，可根据疾病所出现的症状，结合经络循行的部位及所联系的脏腑，作为诊断疾病的依据。例如：两胁疼痛，多为肝胆疾病；缺盆中痛，常是肺的病变。又如头痛一证，痛在前额者，多与阳明经有关；痛在两侧者，多与少阳经有关；痛在后头部及项部者，多与太阳经有关；痛在颠顶者，多与厥阴经有关。

（三）指导疾病的治疗

经络学说被广泛地用以指导临床治疗，特别是对针灸、推拿和药物应用，具有更重要的指导意义。

针灸与按摩疗法，主要是在病变的邻近部位或经脉循行的远隔部位上取穴，通过针灸或按摩，以调整经络气血和脏腑功能，从而达到治疗疾病的目的。穴位的选取，必须按脏腑经络理论进行辨证而"循经取穴"。

此外，针刺麻醉、耳针、电针、穴位埋线、穴位结扎等治疗方法，都是在经络学说的指导下进行的。

药物通过经络的传导转输，才能到达病所，发挥其治疗作用。通过长期临床实践发现，某些药物对某一特定脏腑经络有特殊作用，便产生了"药物归经"理论。如治疗头痛，属太阳经可用羌活，属阳明经可用白芷，属少阳经可用柴胡，属少阴经可用细辛，属厥阴经可用吴茱萸。

复习思考

【A 型题】

1.经络系统中，与脏腑有直接络属关系的是（　　　）

 A.奇经八脉   B.十二经别   C.别络

 D.十二经筋   E.十二正经

2.手太阴肺经的起点在（　　　）

 A.头部   B.肺中   C.手拇指桡侧端

 D.中焦   E.心中

3.十二经脉中行于躯干胸腹面的阳经是（　　　）

 A.手阳明经   B.足太阳经   C.足阳明经

 D.手太阳经   E.足少阳经

4. 十二经脉中相表里的阴经与阳经的交接部位在（　　　）

　　A. 胸中　　　　　　　　B. 腹中　　　　　　　　C. 头面部

　　D. 手足末端　　　　　　E. 以上都不是

5. 十二经脉中阴经与阴经交接的部位在（　　　）

　　A. 胸中　　　　　　　　B. 腹中　　　　　　　　C. 胸腹中

　　D. 手足末端　　　　　　E. 以上都不是

6. 被称为"血海"的经脉指的是（　　　）

　　A. 冲脉　　　　　　　　B. 任脉　　　　　　　　C. 督脉

　　D. 带脉　　　　　　　　E. 以上都不是

7. 肾的经脉名称是（　　　）

　　A. 足太阴经　　　　　　B. 足厥阴经　　　　　　C. 足阳明经

　　D. 足少阴经　　　　　　E. 足少阳经

8. 足厥阴经所属的脏腑是（　　　）

　　A. 心　　　　　　　　　B. 肝　　　　　　　　　C. 肾

　　D. 脾　　　　　　　　　E. 胆

9. 十二正经中，联系脏腑最多的经脉是（　　　）

　　A. 足太阴脾经　　　　　B. 足厥阴肝经　　　　　C. 足少阴肾经

　　D. 足阳明胃经　　　　　E. 足少阳胆经

10. 内踝尖上 8 寸以上、循行于内侧前缘的经脉是（　　　）

　　A. 足厥阴肝经　　　　　B. 足少阴肾经　　　　　C. 足太阴脾经

　　D. 足少阳胆经　　　　　E. 足阳明胃经

11. 足三阳经的走向规律是（　　　）

　　A. 从头到足　　　　　　B 从内到外经　　　　　　C. 从足到腹

　　D. 从手到头　　　　　　E. 从脏到手

12. 手少阴心经循行于上肢（　　　）

　　A. 内侧后缘　　　　　　B. 内侧前缘　　　　　　C. 外侧后缘

　　D. 内侧中线　　　　　　E. 外侧前缘

13. 下列有表里关系的是（　　　）

　　A. 手太阴与手少阳　　　B. 足厥阴与足少阳　　　C. 手少阴与手阳明

　　D. 足太阴与足太阳　　　E. 手厥阴与手太阳

14. 具有约束纵行诸经作用的经脉是（　　　）

　　A. 任脉　　　　　　　　B. 督脉　　　　　　　　C. 带脉

　　D. 冲脉　　　　　　　　E. 阴维脉

15. 主司妇女带下的经脉是（　　　）

　　A. 任脉　　　　　　　　　B. 带脉　　　　　　　　C. 督脉

　　D. 冲脉　　　　　　　　　E. 阳维脉

16. 奇经八脉中，为"阴脉之海"的经脉是（　　　）

　　A. 冲脉　　　　　　　　　B. 带脉　　　　　　　　C. 督脉

　　D. 任脉　　　　　　　　　E. 阴维脉

17. 既称"血海"，又称"十二经脉之海"的经脉是（　　　）

　　A. 督脉　　　　　　　　　B. 任脉　　　　　　　　C. 冲脉

　　D 带脉　　　　　　　　　E. 阴维脉

18. 最细小的络脉是指（　　　）

　　A. 孙络　　　　　　　　　B. 别络　　　　　　　　C. 皮部

　　D. 浮络　　　　　　　　　E. 经别

19. 与月经关系最密切的奇经是（　　　）

　　A. 冲脉、督脉　　　　　　B. 任脉、带脉　　　　　C. 冲脉、任脉

　　D. 督脉、带脉　　　　　　E. 阴维脉、阳维脉

20. 循行于腰背部正中线的是（　　　）

　　A. 任脉　　　　　　　　　B. 肾经　　　　　　　　C. 督脉

　　D. 膀胱经　　　　　　　　E. 肝经

21. 按十二经脉流注次序，小肠经之前是（　　　）

　　A. 肝经　　　　　　　　　B. 大肠经　　　　　　　C. 心包经

　　D. 心经　　　　　　　　　E. 膀胱经

22. 十二经脉中，"络脑"的经脉是（　　　）

　　A. 肾经　　　　　　　　　B. 肝经　　　　　　　　C. 胆经

　　D. 膀胱经　　　　　　　　E. 心经

23. 奇经八脉中，与足少阴肾经相并，挟脐上行的经脉是（　　　）

　　A. 冲脉　　　　　　　　　B. 阴维脉　　　　　　　C 督脉

　　D. 任脉　　　　　　　　　E. 阴跷脉

24. 与行于上肢内侧中线的经脉相表里的经是（　　　）

　　A. 心包经　　　　　　　　B. 大肠经　　　　　　　C. 小肠经

　　D. 三焦经　　　　　　　　E. 心经

25. 下列哪项不属于经络的生理功能（　　　）

　　A. 沟通联络　　　　　　　B. 运行气血　　　　　　C. 传导感应

　　D. 调节功能平衡　　　　　E. 以上都不是

【B 型题】

A 心经   B.肺经   C.肾经

D.肝经   E.脾经

26.行于上肢内侧前缘的是（　　　）

27.行于下肢内侧后缘的是（　　　）

A.从脏走手   B.从头走足   C.从足走腹

D.从手走头   E.从腹走头

28.手少阳三焦经的走向是（　　　）

29.足厥阴肝经的走向是（　　　）

A.孙络   B.浮络   C.别络

D.经别   E.经筋

30.属经脉的是（　　　）

31.属经络系统连属部分的是（　　　）

A 手阳明经   B.足阳明经   C.足少阳经

D.手太阳经   E.手太阴经

32.属大肠络肺的经脉是（　　　）

33.十二经脉流注次序中，下交于肝经的经脉是（　　　）

A.冲脉   B.任脉   C.督脉

D.阴脉   E.跷脉

34.称为"十二经脉之海"的是（　　　）

35.称为"阴脉之海"的是（　　　）

36.有主胞胎作用的是（　　　）

A.颅内   B.缺盆   C.目内眦

D.气街   E.以上都不是

37.督脉循行经过（　　　）

38.冲脉循行经过（　　　）

A.头顶部   B.头侧部   C.额部

D.面颊部   E.以上都不是

39.足阳明经行于（　　　）

40.手太阴肺经行于（　　　）

【X 型题】

41. 十二经脉循行走向规律是（　　　）

　　A. 手三阴经从胸走手　　　　B. 手三阳经从手走头　　　　C. 足三阳经从头走足

　　D. 足三阴经从足走腹胸　　　E. 足三阴经从足走头

42. 十二经脉气血循环流注的特点是（　　　）

　　A. 始于肺经，终于肝经　　　B. 由肝经复传于肺经　　　C. 流注不已

　　D. 周而复始　　　　　　　　E. 如环无端

43. 经络的生理功能有（　　　）作用

　　A. 调节　　　　　　　　　　B. 沟通联系　　　　　　　C. 运输渗灌

　　D. 感应　　　　　　　　　　E. 传导

44. 进入耳中的经脉有（　　　）

　　A. 手太阳经　　　　　　　　B. 足少阳经　　　　　　　C. 足太阳经

　　D. 手少阳经　　　　　　　　E. 手阳明经

45. 与督脉交会于大椎穴的经脉是（　　　）

　　A. 手三阳经　　　　　　　　B. 足厥阴经　　　　　　　C. 阴维脉

　　D. 足三阳经　　　　　　　　E. 阳跷脉

46. 起于胞中的经脉有（　　　）

　　A. 冲脉　　　　　　　　　　B. 带脉　　　　　　　　　C. 任脉

　　D. 督脉　　　　　　　　　　E. 阴维脉

47. 经过"气街"的经脉有（　　　）

　　A. 脾经　　　　　　　　　　B. 肝经　　　　　　　　　C. 胃经

　　D. 胆经　　　　　　　　　　E. 冲脉

48. 与心相联系的正经有（　　　）

　　A. 手太阳　　　　　　　　　B. 手少阴　　　　　　　　C. 足太阴

　　D. 足少阴　　　　　　　　　E. 足厥阴

49. 在颠顶部交会的经脉有（　　　）

　　A. 足太阳经　　　　　　　　B. 督脉　　　　　　　　　C. 足少阴经

　　D. 足厥阴经　　　　　　　　E. 任脉

扫一扫，看答案

扫一扫，看课件

模 块 六
体 质

体质现象是人类生命活动的一种重要表现形式，历来被中医学所重视。早在《黄帝内经》中就有对体质的形成、分类，以及体质与病机、诊断、治疗、预防关系的详细论述。后世医家在长期的医疗实践中，又进一步丰富和发展了体质学说的内容。

项目一　体质学说概述

中医体质学说，是以中医理论为指导，研究正常人体体质的特征，体质类型的生理、病理特点，并以此分析疾病的反应状态、病变的性质及发展趋向，从而指导疾病的预防、治疗及养生康复的知识体系。

一、体质的基本含义

体质是指人类个体在生命过程中，由遗传性和获得性因素所决定的表现在形态结构、生理功能和心理活动方面综合的相对稳定的固有特性。

个体体质的不同，在生理上表现为功能、代谢及对外界刺激的反应和适应上的个体差异性，在病理上表现为对某些致病因素的易感性，以及疾病发生、发展、转归中的某种倾向性。

二、体质的构成要素

"形神合一"的一体观，决定了体质的构成要素包括形、神两个方面的内容，二者相互依存、相互影响，在体质的固有特征中综合地表现出来。

（一）形态结构的差异性

人体形态结构上的差异性是个体体质特征的重要组成部分。外部形态结构是由体表形态直接表现出的特征，如体型、体格、面色等。内部形态结构包括脏腑、经络、精、气、血、津液等，是决定体质特征的内在基础。

（二）生理功能的差异性

人体生理功能，反映了脏腑功能和精、气、血、津液的盛衰，涉及人体消化、呼吸、血液循环、水液代谢、生长发育、生殖、感觉运动、精神意识思维等各方面功能的强弱差异。如心率、心律、面色、唇色、脉象、舌象、呼吸状况、语言、食欲、口味、二便、生殖功能、女子月经、体态及活动能力、睡眠等，均是脏腑、经络及精、气、血、津液生理功能的反映。

（三）心理特征的差异性

心理是指客观事物在大脑中的反映，是感觉、知觉、情感、记忆、思维、性格、功能等的总称，属于中医学神的范畴。心理特征的差异性，主要表现为人格、气质、性格等的差异。

知 识 链 接

气质的类型

气质，是指人的心理活动和行为方式上表现出来的人格心理特征，可分为 4 种类型：

1. **胆汁质**　此种类型的人，表现为精力旺盛，反应迅速，情感体验强烈，情绪发生快而强，易冲动，但平息很快。

2. **多血质**　此种类型的人活泼好动，反应迅速，思维敏捷，灵活而易动感情，富有朝气，情绪发生快而多变，表情丰富，但情感体验不深。

3. **黏液质**　此种类型的人安静、沉着、稳重、反应较慢；思维、言语及行动迟缓，不灵活；注意力比较稳定且不易转移。

4. **抑郁质**　此种类型的人感受性高，观察仔细，对刺激敏感，善于观察别人不易觉察的细微小事，反应缓慢，动作迟钝，多愁善感，体验深刻和持久，但极少外露。

三、体质的基本特点

（一）人体身心特性的概括

体质反映着个体在形态结构、生理功能和心理活动中的基本特征，体现了内在脏腑、气血、阴阳之偏颇和功能活动之差异，是对个体身体素质和心理素质的概括。

（二）具有普遍性、全面性和复杂性

体质普遍存在于每个个体中，每个人作为一个形神的统一体，必然会显现出自己的身心特性。这些特性全面地体现在人体形态和功能各个方面的差异上。这种差异，由于其全面性而在不同个体之间表现为复杂的多样性。

（三）具有稳定性和可变性

先天禀赋决定着个体体质的稳定性和特异性，后天环境因素、营养状况、饮食习惯、精神因素、年龄变化、疾病损害、针药治疗等，使体质具有可变性。但体质是一个随个体发育的不同阶段而演变的生命过程。在生命过程中的某一阶段，体质状态具有相对稳定性。

（四）具有连续性和可预测性

体质的特征伴随着生命的全过程，具有连续性。偏于某种体质类型者，在出现端倪之后，多具有循着这类体质的发展规律缓慢演变的趋势。体质的可预测性，为治未病提供了可能。

四、体质的评价标志

体质的评价，应从形态结构、生理功能及心理特征三个方面进行综合考虑。

（一）体质的评价指标

1. 身体的形态结构，包括体表形态、体格、体型，以及内部结构和功能的完整性、协调性。

2. 身体的功能水平，包括机体的新陈代谢和各脏腑、组织、器官的功能。

3. 身体的素质及运动能力水平，包括速度、力量、耐力、灵敏性、协调性，以及走、跳、跑、投、攀越等身体的基本活动能力。

4. 心理的发育水平，包括智力、情感、行为、感知觉、个性、性格、意志等方面。

5. 适应能力，包括对自然环境、社会环境和各种精神心理环境的适应能力，以及抗病、修复能力。

（二）理想健康体质的标志

理想健康体质是指机体的形态结构、生理功能、心理状态及对环境的适应能力等各方面达到良好的状态，即形神统一的状态。其具体标志如下。

1. 身体发育良好，体格健壮，体型均匀，体重适当。

2. 面色红润，双目有神，须发润泽，肌肉、皮肤有弹性。

3. 声音洪亮有力，牙齿坚固，双耳聪敏，脉象和缓均匀，睡眠良好，二便正常。

4. 动作灵活，有较强的运动与劳动等身体活动能力。

5. 精力充沛，情绪乐观，感觉灵敏，意志坚强。

6. 处事态度积极、镇定、有主见，富有理性和创造性。

7. 应变能力强，能适应各种环境，有较强的抗干扰、抗不良刺激和疾病的能力。

项目二　体质的形成

体质禀受于先天，长养于后天，既有先天遗传性，又受后天因素的制约和影响，先后天多种因素构成了影响体质的内外环境。

一、先天因素

先天禀赋，是指子代出生以前在母体内所禀受的一切，包括父母生殖之精的质量、父母血缘关系所赋予的遗传性、父母生育的年龄，以及在母体内孕育过程中母亲是否注意养胎和妊娠期疾病所给予的一切影响。体质的形成，首先以父母之精为物质基础，父母生殖之精的盈亏决定着子代禀赋的厚薄、体质的强弱。先天之精充盈，则体质强壮；先天之精不足，可使小儿生长发育障碍，体质偏弱。可见，在体质的形成过程中，先天因素起着关键性作用，它确定了体质的"基调"。

二、后天因素

（一）年龄

在个体发育的不同阶段，体质特点也有所不同。小儿生机旺盛，精气阴阳蓬勃生长，故称之为"纯阳之体"。但其精气、阴阳均未充分成熟，故又称为"稚阴稚阳"。小儿体质的突出特点是脏腑娇嫩，形气未充，易虚易实，易寒易热。成年人精、气、血、津液充盛，脏腑功能强健，体质类型已基本定型。老年人由于脏腑功能活动的生理性衰退，其体质特点表现为精气神渐衰、阴阳失调、脏腑功能减退、代谢减慢、气血郁滞等。

（二）性别

由于男女在遗传性征、身体形态、脏腑结构等方面的差别，体质上存在着性别差异。男性多禀阳刚之气，脏腑功能较强，体魄健壮魁梧，能胜任繁重的体力和脑力劳动，性格多外向、粗犷，心胸开阔；女性多禀阴柔之气，脏腑功能较弱，体形小巧苗条，性格多内向、喜静、细腻、多愁善感。男子以肾为先天，以精、气为本；女子以肝为先天，以血为本。男子多用气，故气常不足；女子多用血，故血常不足。男子病多在气分，女子病多在血分。此外，女子由于经、带、胎、产、乳等特殊生理过程，还有月经期、妊娠期和产褥期的体质改变。

（三）饮食

饮食因素主要指长期的饮食习惯和膳食结构，是影响体质的重要因素。饮食物各有不同的成分和性味特点，而人之五脏六腑，各有所好。饮食偏嗜，可造成阴阳气血失调，形成有偏颇趋向的体质。如嗜食肥甘厚味可助湿生痰，形成痰湿体质；嗜食辛辣则易化火灼津，形成阴虚火旺体质；过食咸则胜血伤心，形成心气虚弱体质；过食生冷寒凉会损伤脾胃，形成脾气虚弱体质。

（四）劳逸

适度的劳作，可使筋骨强壮，关节通利，气机通畅，气血调和，脏腑功能旺盛；适当的休息，有利于消除疲劳，恢复体力和脑力，维持人体正常的功能活动。劳逸结合，有利于人体的身心健康，保持良好的体质。但过度劳作，易于损伤肌肉筋骨，消耗气血，致脏腑精气不足，功能减弱，形成虚性体质。过度安逸，长期养尊处优，四体不勤，则易使气血流行不畅，筋肉松弛，脾胃功能减退，形成痰瘀型体质。

（五）情志

情志，泛指喜、怒、忧、思、悲、恐、惊等心理活动。情志活动的产生、维持有赖于内在脏腑的功能活动，以气血为物质基础。情志的变化通过脏腑气血的功能活动而影响人的体质。情志和调，心情舒畅，则气血调畅，脏腑功能协调，体质强壮。反之，长期强烈的情志刺激，可致脏腑精气不足或紊乱，给体质造成不良影响。常见的气郁型体质多由此引起。

（六）地理环境

不同地区或地域具有不同的地理特征，包括土壤成分、水土性质、物产及气候条件等。这些特征影响着不同地域人群的饮食结构、居住条件、生活方式等，从而形成了不同的体质特征。一般而言，北方人形体多壮实，腠理致密；东南之人多体型瘦弱，腠理偏疏松；濒海临湖之人，多湿多痰；居住环境寒冷潮湿，易形成阴盛体质或湿盛体质。

（七）疾病药物

疾病是促使体质改变的一个重要因素。一般来说，疾病改变体质多是向不利方面变化，如：大病、久病之后，常使体质虚弱；某些慢性疾病，如慢性肾炎、肺结核等，迁延日久，患者体质易表现出一定的特异性。

药物具有不同的性味特点，能够调整脏腑精气阴阳之盛衰，用之得当，将会收到补偏救弊的功效，使病理体质恢复正常；用之不当，易导致脏腑气血的损害，使体质由壮变衰，由强变弱。

项目三　体质的分类

由于个体体质的差异，为了把握个体的体质差异规律及体质特征，有效地指导临床实践，就必须对体质现象进行比较分析，甄别分类。

一、体质的分类方法

中医学体质的分类方法，主要是根据中医学的基本理论来确定个体的体质类型。《内经》曾提出阴阳含量划分法、五行归属划分法、心理特征分类法等，张介宾等采用藏象阴阳分类法，叶天士等以阴阳属性分类。现代医家多从临床角度，根据发病群体中的体质变化、表现特征进行分类，有四分法、五分法、六分法、七分法、九分法、十分法等。

二、常用体质的分类方法及其特征

理想的体质应是阴阳平和之质。人体的阴阳在生理状态下，总是处于动态的消长变化之中，使正常体质出现偏阴或偏阳的状态。正常体质大致可分为阴阳平和质、偏阳质和偏阴质三种类型。2009 年 4 月 9 日中华中医药学会发布了《中医体质分类与判断标准》，该标准将体质分为平和质、气虚质、阳虚质、阴虚质、痰湿质、湿热质、血瘀质、气郁质、特禀质 9 个类型。

（一）平和质（A 型）

总体特征：阴阳气血调和，体态适中，面色红润，精力充沛。

形体特征：体型匀称健壮。

常见表现：面色、肤色润泽，头发稠密有光泽，目光有神，鼻色明润，嗅觉、味觉正常，唇色红润，不易疲劳，精力充沛，耐受寒热，睡眠良好，胃纳佳，二便调，舌淡红，苔薄白，脉和缓有力。

心理特征：性格随和开朗。

（二）气虚质（B 型）

总体特征：元气不足，以疲劳、气短、自汗等气虚表现为主要特征。

形体特征：肌肉松软不实。

常见表现：平素语音低弱，气短懒言，容易疲劳，精神不振，易出汗，舌淡红，舌边有齿痕，脉弱。

心理特征：性格内向，不喜冒险。

（三）阳虚质（C 型）

总体特征：阳气不足，以畏寒肢冷、手足不温等虚寒表现为主要特征。

形体特征：肌肉松软不实。

常见表现：平素畏冷，手足不温，喜热饮食，精神不振，舌淡胖嫩，脉沉迟。

心理特征：性格多沉静、内向。

（四）阴虚质（D型）

总体特征：阴液亏少，以口燥咽干、手足心热等虚热表现为主要特征。

形体特征：形体偏瘦。

常见表现：手足心热，口燥咽干，鼻微干，喜冷饮，大便干燥，舌红少津，脉细数。

心理特征：性情急躁，外向好动，活泼。

（五）痰湿质（E型）

总体特征：痰湿凝聚，以形体肥胖、腹部肥满、口黏苔腻等痰湿表现为主要特征。

形体特征：形体肥胖，腹部肥满松软。

常见表现：面部皮肤油脂较多，多汗且黏，胸闷，痰多，口黏腻或甜，喜食肥甘，苔腻，脉滑。

心理特征：性格偏温和，稳重，多善于忍耐。

（六）湿热质（F型）

总体特征：湿热内蕴，以面垢油光、口苦、苔黄腻等湿热表现为主要特征。

形体特征：形体中等或偏瘦。

常见表现：面垢油光，易生痤疮，口苦口干，身重困倦，大便黏滞不畅或燥结，小便短黄，男性易阴囊潮湿，女性易带下增多，舌质偏红，苔黄腻，脉滑数。

心理特征：容易心烦急躁。

（七）血瘀质（G型）

总体特征：血行不畅，以肤色晦黯、舌质紫黯等血瘀表现为主要特征。

形体特征：胖瘦均见。

常见表现：肤色晦黯，色素沉着，容易出现瘀斑，口唇黯淡，舌黯或有瘀点，舌下络脉紫黯或增粗，脉涩。

心理特征：易烦，健忘。

（八）气郁质（H型）

总体特征：气机郁滞，以神情抑郁、情感脆弱等气郁表现为主要特征。

形体特征：形体瘦者多见。

常见表现：神情抑郁，情感脆弱，烦闷不乐，舌淡红，苔薄白，脉弦。

心理特征：性格内向不稳定，敏感多虑。

（九）特禀质（I型）

总体特征：先天失常，以生理缺陷、过敏反应等为主要特征。

形体特征：过敏体质者一般无特殊；先天禀赋异常者或有畸形，或有生理缺陷。

常见表现：过敏体质者常见哮喘、风团、咽痒、鼻塞、喷嚏等；患遗传性疾病者有垂直遗传、先天性、家族性特征；患胎传性疾病者具有母体影响胎儿个体生长发育及相关疾病特征。

心理特征：随禀质不同情况各异。

项目四　体质学说在中医学中的应用

体质与病因、发病、病机、辨证、治疗及养生预防均有密切的关系，体质学说在临床诊疗中具有重要的应用价值。

一、体质与病因

体质因素决定着个体对某些病邪的易感性。一般而言，阳虚质易感寒邪，阴虚质易感热邪。肥人多痰湿，善病中风；瘦人多火，易得痨嗽。

二、体质与发病

体质强弱决定着发病与否及发病情况。一般而言，体质强壮者，正气旺盛，抗病力强，邪气难以侵入致病；体质羸弱者，正气虚弱，抵抗力差，邪气易于乘虚侵入而发病。发病情况又因体质的差异，或即时而发，或伏而后发，或时而复发。

三、体质与病机

从化，即病情随体质而变化。不同的体质类型与不同的致病因素相结合，就会使病变性质发生不同的变化。如同为风寒之邪，偏阳质者易从阳化热，偏阴质者易从阴化寒。同为湿邪，阳热体质者易从阳化热，阴寒体质者易从阴化寒。

四、体质与辨证

体质决定疾病的证候类型。同一种疾病，因个体体质的差异可表现出不同的证候类型，即同病异证。如同样感受寒邪，素体强壮者，表现为恶寒发热、头身疼痛、苔薄白、脉浮等风寒表证。不同的疾病，由于体质在某些方面具有共同点，常可表现为相同或类似的证候类型。如阳热体质者，感受暑、热邪气势必出现热证，但若感受风寒邪气亦可郁而化热。

五、体质与治疗

体质特征在很大程度上决定着疾病的证候类型和个体对治疗反应的差异性，因而注重体质的诊察就成了辨证论治的重要环节。个体体质的不同，决定了证候的不同，治法和方药应当针对证候而有别。由于体质受先天禀赋、年龄、性别、生活条件及情志等多种因素的影响，故通常所说的"因人制宜"，其核心应是区别体质而治疗。

六、体质与养生

中医学的养生方法众多，养生调摄要根据各自不同的体质特征，选择相应的措施和方法。如饮食调摄，体质偏阳者，进食宜凉而忌热；体质偏阴者，进食宜温而忌寒；形体肥胖者多痰湿，食宜清淡而忌肥甘；阴虚体质，食宜甘润而忌辛热。在精神调摄方面，气郁质者，精神多抑郁愁闷，性格内向，多愁善感，应注意情感疏导，消除不良情绪。

复习思考

【A 型题】

1. 阳虚体质的特点不包括（　　　　）（2015 年中医执业助理医师试题）

　　A. 形体偏瘦　　　　B. 易感寒邪　　　　C. 可用温热药调理

　　D. 面色发白　　　　E. 或感疲惫乏力

2. 过食生冷寒凉，易形成（　　　　）

　　A. 火旺体质　　　　B. 痰湿体质　　　　C. 心气虚体质

　　D. 脾气虚体质　　　E. 肝郁体质

扫一扫，看答案

扫一扫，看课件

模块七

病　因

【学习目标】

　　掌握六淫致病的共同特点及各自的概念、性质和致病特点；疠气的概念及致病特点；掌握七情内伤的概念、七情与脏腑精气的关系和七情内伤的致病特点；痰饮、瘀血的概念、形成及致病特点。

　　熟悉饮食失宜、劳逸过度对人体生理功能的影响。

　　了解其他病因。

　　病因是指能导致疾病发生的原因，又称致病因素。《医学源流论》说："凡人之所苦，谓之病；所以致此病者，谓之因。"病因主要包括六淫、疠气、七情、饮食、劳逸、痰饮、瘀血、结石、外伤、寄生虫、虫兽伤、药邪、医过及先天因素等。

　　中医的病因学说是研究各种致病因素的概念、形成、性质、致病特点的学说，是中医学理论体系的重要组成部分。由于病因的多样性，古人对病因做过分类。《内经》把病因分为阴阳两类，《素问·调经论》说："夫邪之生也，或生于阴，或生于阳，其生于阳者得之风雨寒暑，其生于阴者得之饮食居处、阴阳喜怒。"自然界异常的气候变化，多伤人体外部肌表，归属为阳邪；饮食不节，居处无常，起居无常，房事失度，情志过激，多伤人体内脏腑，归属为阴邪。东汉末年张仲景在《金匮要略》中根据病因传变的途径不同，将其分为三类，指出："千般疢难，不越三条：一者，经络受邪入脏腑，为内所因也；二者，四肢九窍，血脉相传，壅塞不通，为外皮肤所中也；三者，房室、金刃、虫兽所伤。以此详之，病由都尽。"宋代陈言在张仲景分类的基础上，把病因与发病途径结合起来，在《三因极一病证方论》中提出："六淫，天之常气，冒之则先自经络流入，内合于脏腑，为外所因；七情，人之常性，动之则先自脏腑郁发，外形于肢体，为内所因；其如饮食饥饱、叫呼伤气，尽神度量，疲极筋力，阴阳违道，乃至虎狼毒虫，金疮踒折，疰忤附着，畏压溺等，有背常理，为不内外因。"陈言明确提出了"三因学说"，即外因为六淫侵袭，内因为七情所伤，不内外因为饮食劳倦、跌仆金刃及虫兽所伤。这种分类方法更加合理，明确了不同的病因有不同的侵袭和传变途径，使中医学病因理论更趋完善，对后世影响很大。现代对病因的分类基本沿用此法，将病因分为外感病因、内伤病因、病理产物性病因，以及其他病因四大类。

中医学对病因在疾病发生、发展变化过程中的作用非常重视，认为任何疾病的临床症状和体征都是在某种病因的影响和作用下产生的，因此，准确地探求病因是临床诊断疾病和治疗疾病的前提和依据。中医探求病因的方法有三种：一是通过详细询问发病的经过及其相关的情况，推断其病因，称为"问诊求因"。如感受自然界的风寒暑燥、强烈的精神情志刺激、饮食的过饥或过饱损伤脾胃、劳逸失度、跌仆金刃损伤，以及虫兽伤等。二是用类比的方法将疾病的临床症状和体征与自然界的事物或现象进行比较，从而推断出某些疾病的性质和致病特点，称为"取象比类"。如把具有寒冷、凝结、收引的临床表现比作自然界的寒，把具有黏滞、重浊、趋下的临床表现比作自然界的湿。三是根据疾病所反映出来的临床表现，通过分析其症状和体征来推求病因，从而为治疗用药提供依据，称为"辨证求因"。如根据患者身体某部出现刺痛，固定不移，拒按，夜间尤甚，舌质紫暗等，可以诊断为瘀血致病；如出现脘腹胀痛、厌食、嗳腐吞酸、腹泻等，可诊断为食积所伤。根据病因可分别采用活血化瘀、消食导滞的治法来消除病症。在《三因极一病证方论》中指出："凡治病，先须识因；不知其因，病源无目。"因此，学习掌握各种病因的性质和致病特点对临床疾病的诊治和预防都有重要意义。

项目一　外感病因

外感病因是指来源于自然界，多从肌表、口鼻侵入人体，引起外感性疾病的致病因素。外感病因包括六淫，疠气等。

一、六淫

知 识 链 接

"六元"的解释

六元即六气，以其为三阴、三阳之本元，故名。《素问·天元纪大论》说："厥阴之上，风气主之；少阴之上，热气主之；太阴之上，湿气主之；少阳之上，相火主之；阳明之上，燥气主之；太阳之上，寒气主之。所谓本也，是谓六元。"

　　综上所述，自然界的气候变化，是六气还是六淫，主要取决于两个条件：一是六气太过或不及导致机体阴阳失衡而发病，此时的六气固然称为六淫；二是六气变化规律基本正常，由于人体正气不足，抵抗力较差而发病，相对于患者而言此时的六气也称为六淫。因此，六淫的概念具有相对性。

　　六淫是对风、寒、暑、湿、燥、火六种外感病邪的概括。淫，有太过、浸淫之意，引申为不正、异常。风、寒、暑、湿、燥、火本为六种正常的自然界气候，称为六气，又称为"六元"，是万物生长的条件，也是人体赖以生存的外界环境，对人体是无害的。正如《素问·宝命全形论》言："人以天地之气生，四时之法成。"说明人的生存离不开自然界的大气及水谷，并遵循四时气候的生长收藏变化而生长发育。人们在长期的生活实践中，通过自身的调节机制产生了一定的适应能力，从而使人体的生理活动与六气变化相适应，所以正常的六气一般不易使人生病。当六气的变化失去规律超出限度，如六气太过或不及，非其时而有其气（如夏天应温而反寒、秋天应凉而反热等），以及气候变化过于急骤（如骤冷、骤热等），都会使人体不能与之相适应，或人体正气不足，机体适应六气变化的能力较差，以上都会导致疾病的发生，而能导致机体发生疾病的六气则称为"六淫"。

　　六淫致病，具有下列共同的特点：①外感性：六淫之邪多从肌表、口鼻侵犯人体而发病，如风寒多伤于肌腠，温邪多自口鼻而入，故又把六淫所致疾病称为外感病。外感病的初期，多以恶寒发热、舌苔薄白、脉浮为主要特征，称为表证。表证不愈多由表入里，由浅入深传变。②季节性：六淫致病常有明显的季节性。如春季多风病，夏季多暑病，长夏多湿病，秋季多燥病，冬季多寒病等。这是一般规律，还有特殊情况。比如气候变化异常，夏天应热而反寒、冬天应寒而反热，导致夏季出现寒病、冬季出现热病。③地域性：六淫致病常与居住地区和工作、生活环境密切相关。如西北高原地区比较寒冷、干燥，所以多寒病、燥病；东南沿海地区比较潮湿、炎热，所以多湿病、温病。久居潮湿环境多湿病，经常在高温环境下作业者多患火热燥病。④相兼性：六淫致病既可单独一种邪气侵袭人体导致发病，也可两种以上邪气相兼同时侵犯人体而导致发病。如风寒感冒是风邪与寒邪相兼致病，风寒湿痹是风、寒、湿三气相兼同时侵犯人体而致病。⑤转化性：六淫致病在一定条件作用下，其证候的寒、热、虚、实可发生转化，正如《医宗金鉴》所言："六气之邪，感人虽同，人受之而生病各异也，何也？盖人之形有厚薄，气有盛衰，脏有寒热，所受之邪，每从其人之盛气而化，故生病各异也。"例如感受风寒之邪可从表寒证转化为里热证，或由于患者为阳盛之体，虽感风寒之邪却从阳化热，一开始就表现为风热表证。此外，治疗的太过、不及或误治也可引起六淫致病的证候发生转化。

　　六淫致病从现代科学角度看，除气候因素外，还包括生物（细菌、病毒等）、物理、化学等多种致病因素作用于机体所引起的病理反应。

此外，临床上还有某些并非因为外感六淫之邪，而是由于脏腑气血功能紊乱所产生的内风、内寒、内湿、内燥、内火等五种病理反应，这五种病理反应的临床表现虽与六淫风、寒、暑、湿、燥、火的致病特点相似，但不是外感，而是由内而生，故称为"内生五邪"。有关"内生五邪"的内容将在第七章病机章节中予以介绍。

（一）风邪

1. 风邪的概念　自然界中凡致病具有轻扬开泄、善动不居特性的外邪，称为风邪。风邪所致疾病称为外风病。

风为春季的主气，在春季多见风邪引起的疾病，但在其他季节亦可发生。风邪侵犯人体多从皮毛肌腠而入，产生外风病证。《素问·风论》言："风气藏于皮肤之间……腠理开则洒然寒，闭则热而闷。"风为自然界一种无形的、流动不居的气流，来去匆匆，时有时无，且能使树木枝叶动摇，故以此之象来比拟人体感受风邪发病时所出现的症状或体征。

2. 风邪的性质和致病特点

（1）风为阳邪，其性开泄，易侵袭阳位　风具有轻扬、升散、向上、向外的特性，故风邪为阳邪。其性开泄，是指风邪侵犯人体可使人的腠理疏松而开张。正是因为风邪具有升散、向上、向外、开泄的特性，其侵袭人体常易伤及人体的阳位，如头面、肌表、腰背、阳经等部位而发病。如风邪袭表，腠理开泄，可见汗出、恶风等症；风邪循经上扰，导致头痛；风邪犯肺，可导致鼻塞、咽痒、咳嗽等症状。故《素问·太阴阳明论》说，"故犯贼风虚邪者，阳受之"，"伤于风者，上先受之"。

（2）风性善行而数变　"善行"是指风邪致病具有善动不居、行无定处的特征。如痹证中的"行痹"，四肢关节游走性疼痛，痛无定处，属于风邪偏盛的表现，故又称其为"风痹"。"数变"是指风邪致病具有发病迅速、变化快的特点。如荨麻疹的皮疹就有皮肤瘙痒、发无定处、此起彼伏的特点，又称为"风疹块"。又如小儿风水病，短时间内发生头面一身俱肿、小便短少等。故《素问·风论》说："风者善行而数变……"

（3）风性主动　"主动"，是指风邪致病临床表现出动摇不定的特点，类似于风能使物体摇动，故临床上见到的眩晕、震颤、抽搐、强直、角弓反张、两目上视等均可归属于风性主动的范畴。故《素问·阴阳应象大论》说："风胜则动。"《素问·至真要大论》则说："诸暴强直，皆属于风。"

（4）风为百病之长　《素问·生气通天论》说："风者，百病之始也。"长者，始也，首也。风为百病之长是指风邪致病极为广泛，即风邪为外感病因中的主要致病因素，凡寒、湿、燥、热诸邪多依附于风邪而侵犯人体致病，如外感风寒、风热、风湿等。《临证指南医案·卷五》说："盖六气之中，惟风能全兼五气。如兼寒则曰风寒，兼暑则曰暑风，兼湿则曰风湿，兼燥则曰风燥，兼火则曰风火。盖因风能鼓荡此五气而伤人，故曰百病之长。其余五气，则不能互相全兼，如寒不能兼暑与火，暑亦不能兼寒，湿不兼燥，燥不兼湿，火不兼寒。由此观之，病之因乎风而起者自多也。"所以风邪常为外邪致病的先导。古人甚至把风邪当作外感致病因素的总称，故《素问·骨空论》说："风者，百病之始也。"《素问·风论》说："风者，百病之长也。"

（二）寒邪

1. 寒邪的概念　自然界中凡致病具有寒冷、凝结、收引特性的外邪，称为寒邪。寒邪所致疾病称为外寒病。

寒为冬季的主气，在气温较低的冬季，或气温骤降，人体不注意防寒保暖，则常易感受寒邪。此外，淋雨涉水、汗出当风、贪凉饮冷、风餐露宿，都是感受寒邪的重要途径。外寒病根据寒邪所侵犯部位之不同有"伤寒"和"中寒"之别。寒邪侵犯肌表，郁遏卫阳，称为"伤寒"；寒邪直中于里，伤及脏腑，称为"中寒"。寒邪入侵造成的外寒病与体内阳气虚引起的内寒病两者既有区别又有联系，常相互影响。外感寒邪侵袭机体，损伤人体的阳气，导致内寒病发生；而阳虚内寒之体，由于阳气不足，常易感受外寒。自然界的寒冷，具有冰冻、凝结、收缩之象，故以此之象比拟人体感受寒邪后所表现的症状或体征。

2. 寒邪的性质和致病特点

（1）寒为阴邪，易伤阳气　寒为阴气偏盛的表现，其性属阴，故《素问·阴阳应象大论》说："阴盛则寒。"人体的阳气本可以制约阴寒，但阴寒偏盛，人体阳气不仅不足以驱散阴寒之邪，反被阴寒之邪所伤，故《素问·阴阳应象大论》说："阴胜则阳病"。所以寒邪为病，最易损伤人体阳气。阳气不足，失去正常的温煦气化作用，导致寒证。如寒邪侵袭肌表，卫阳被遏，可见恶寒；寒邪直中太阴，脾阳受损，可见脘腹冷痛、吐泻清稀等；寒邪直中少阴，肾阳受损，可见恶寒蜷卧、手足厥冷、下利清谷、精神萎靡、脉沉细等症状。

（2）寒性凝滞主痛　"凝滞"即凝结、阻滞不通之意。人身的气血津液所以能运行不息，畅通无阻，全依赖于一身阳气的温煦和推动。寒邪具有凝结、阻滞的特性，寒邪侵犯人体会使经脉气血运行缓慢，甚或凝结，从而出现疼痛的症状，《素问·举痛论》说："寒气入经而稽迟，泣而不行，客于脉外则血少，客于脉中则气不通，故猝然而痛。"如痹证中的寒痹，寒邪偏盛，肢体经脉气血不通，不通则痛，导致关节剧烈疼痛，又称为"痛痹"。寒邪侵犯上、中、下三焦，分别出现头疼、胸痛、腹痛等，这类疼痛遇寒加重，得热则减轻。可见寒邪致病多见疼痛症状，故《素问·痹论》说："痛者，寒气多也，有寒故痛也。"因此，有寒性凝滞主痛之说。

知 识 链 接

"痹"字的解释

痹，一是指病名，为风、寒、湿邪侵袭经络，痹阻气血，引起关节肌肉疼痛、拘急为主症的一类病证；二是泛指病邪闭阻肢体、经络、脏腑所致的各种疾病。《中藏经·论痹》说："痹者闭也。五脏六腑，感于邪气，乱于真气，闭而不仁，故曰痹。"

（3）寒性收引 "收引"，即收缩牵引之意。寒邪收引是指寒邪具有收缩、牵引的特性，故侵犯人体，可使气机收敛，腠理闭塞，经络筋脉收缩挛急。《素问·举痛论》说："寒则气收"，"寒气客于脉外则脉寒，脉寒则缩蜷，缩蜷则脉绌急，绌急则外应小络，故卒然而痛。"缩蜷、绌急，即经脉、血脉收引之意。如临床上寒邪侵袭肌表，毛窍腠理闭塞，卫阳被郁不得宣泄，可见恶寒发热\无汗；寒客经脉关节，则筋脉、经络收缩挛急，可见筋脉、关节屈伸不利；寒邪侵入足厥阴肝经，可见少腹拘急不仁。

（三）暑邪

1. 暑邪的概念 凡夏至以后、立秋以前，自然界中致病具有炎热、升散特性的外邪，称为暑邪。暑邪为病称为暑病。

暑为火热之气所化，是夏季的主气。暑气太过，伤人致病，称为暑邪，其致病具有明显的季节性，《素问·热论》曰："先夏至日者为病温，后夏至日者为病暑。"说明发生在夏至之前称为温病，发生在夏至以后、立秋之前为暑病，而在夏至以后、立秋之前气候炎热，雨水较多，空气湿度大，故暑邪具有热兼湿的特性。暑邪为病，发病缓者、轻者为"伤暑"，急者、重者为"中暑"。暑病只有外感，没有内生，这是六淫中独有的。

2. 暑邪的性质和致病特点

（1）暑为阳邪，其性炎热 暑为夏令之气所化，盛夏酷热难耐，故暑邪为阳邪，具有炎热的特性，因此暑邪伤人会出现一系列热性症状，如高热、心烦、面红、目赤、脉洪大等。

（2）暑性升散，最易伤津耗气 暑为阳邪，主升主散，加之在炎热的环境中人通过大量出汗来散热，故暑邪侵犯人体，可致腠理开泄而多汗。汗出过多，一方面耗伤津液，另一方面在大量出汗的同时气随津泄，导致津气两虚，甚至气随津脱，故《素问·举痛论》说："炅则气泄。"临床上不仅出现口渴喜饮、尿赤短少的伤津症状，还会出现气短乏力，甚则突然昏倒，不省人事。

（3）暑多夹湿 盛夏不仅炎热，而且常多雨潮湿，热蒸湿动，水汽弥漫，暑热湿气弥漫空间，故暑邪常夹湿邪侵犯人体，因而暑病临床表现除有发热、烦渴等暑热症状外，还常兼见四肢困倦、胸闷呕吐、大便稀溏不爽等湿滞症状。

（四）湿邪

1. 湿邪的概念　自然界中凡致病具有重浊、黏腻、趋下特性的外邪，称为湿邪。湿邪所致疾病称为外湿病。

湿为长夏的主气，长夏为夏秋之交，阳热下降，水气上腾，氤氲熏蒸，潮湿充斥，空气中湿度很大，为一年中湿气最盛的季节，故此季节多发湿病。此外，阴雨连绵，或居处环境潮湿，或涉水淋雨，或汗出后湿衣未能及时更换等，均可成为外感湿邪的致病途径。湿邪入侵造成的外湿病与脾失健运、水湿不化、停聚于体内而成的内湿病两者既有区别又有联系，常相互影响。伤于外湿，湿邪困脾，影响脾运，水湿不化，则可继发内湿病，而脾虚湿盛之体易招致外湿的入侵。自然界的湿，具有重浊、黏腻、趋下之象，故以此之象比拟人体感受湿邪后所表现的症状或体征。

2. 湿邪的性质和致病特点

（1）湿为阴邪，易阻遏气机，损伤阳气　湿性属水，故为阴邪。湿邪侵及人体，留滞于脏腑经络，因其为有形之邪，易阻滞气机，使气机升降失常，经络不畅，导致不同脏腑的气机升降、传导、气化等功能紊乱。如湿阻胸膈，气机不畅，则胸闷；湿困脾胃，升降不利，气机阻滞，则脘痞腹胀、大便不爽；湿停下焦，气机阻滞，气化不利，则小便短涩。湿为阴邪，阴胜则阳病，侵犯人体易损伤人体阳气，故叶天士在《温热论·外感温热篇》说："湿盛则阳微。"在五脏中，脾喜燥恶湿，故湿邪侵犯人体易伤脾阳。如湿邪留滞中焦，常先困脾，脾阳不振，运化无权，水湿停聚，发为腹泻不爽、小便短少、水肿等症，故《素问·六元正纪大论》说："湿盛则濡泄，甚则水闭胕肿。"

（2）湿性重浊　"重"，即沉重、重着之意，是指湿邪致病患者的临床表现具有沉重、重着的特点。如湿邪外袭肌表，困遏清阳，清阳不展，可见周身困重、四肢倦怠、头重如裹。又如湿邪留滞经络关节，阳气布达受阻，可见肌肤不仁、关节疼痛重着，故湿邪偏盛的痹证，称之为"湿痹"或"着痹"。"浊"，即混浊，秽浊之意，指湿邪为患，其排泄物和分泌物等呈现出秽浊不清的特点。湿邪侵袭人体部位不同，其临床表现不一样。如湿邪在上，其临床症状表现为面垢、眵多；湿滞大肠，其表现为大便溏泻、下痢黏液脓血；湿浊下注，其表现为小便混浊、妇女带下过多；湿邪浸淫肌肤，其表现为湿疹、滋水秽浊等。

（3）湿性黏滞　"黏"，即黏腻；"滞"，即停滞。湿性黏滞是指湿邪致病具有黏腻停滞的特点，这种特点主要表现在两个方面：一是症状的黏滞性。湿邪致病临床症状多表现为黏滞不爽，黏滞不清，如大便黏腻不爽、小便涩滞不畅，以及分泌物的黏腻和舌苔厚腻等。二是病程的缠绵性。湿性黏滞，胶着难解，易阻止气机，故湿邪致病多起病缓慢，病程较长，反复发作，时起时伏，缠绵难愈。例如湿温、湿疹、湿痹等，因有湿邪侵袭，故时起时伏、缠绵不愈，具有明显的病程长、难以速愈的特点。

（4）湿性趋下，易袭阴位　水性趋下，湿类于水为有质之邪，故湿邪有趋下的特性，人体下部属阴，同类相求，故湿邪为病，易于伤及人体下部。例如水湿所致的浮肿，多以下肢肿胀明显。又如淋浊、泄痢、妇女带下及下肢溃疡、水疝等多由湿邪下注所致，故《素问·太阴阳明论》说："伤于湿者，下先受之。"

（五）燥邪

1. 燥邪的概念　自然界中凡具有干燥、收敛清肃等特性的外邪，称为燥邪。燥为秋天的主气，秋季气候干燥，其气收敛清肃，空气中缺乏水分，自然界呈现一派肃杀的景象。燥气太过，人感受燥邪而出现一系列干燥症状者，称为燥病。燥邪多从口鼻而入，侵犯肺卫，致人发病，为外燥病证。燥邪为病，根据相兼的寒热邪气不同，可分为温燥和凉燥。温燥多是初秋有夏热之余气，久晴无雨，秋阳以曝，燥与热相合侵犯人体所导致；而凉燥多是深秋近冬，西风肃杀，燥与寒相合侵犯人体所导致。故清代著名医家费伯雄在《医醇賸义》中说："初秋尚热则燥而热，深秋既凉则燥而凉。"

2. 燥邪的性质和致病特点

（1）燥性干涩，易伤津液　干，干燥；涩，涩滞。燥邪其性干燥，侵犯人体，最易损伤人体的津液，出现各种干燥、涩滞的症状。如口干唇燥，鼻咽干燥，皮肤干燥，甚则皲裂，毛发干枯，小便短少，大便干结等。故《素问·阴阳应象大论》说："燥胜则干。"

（2）燥易伤肺　肺为娇脏，喜润恶燥；肺主气、司呼吸，开窍于鼻，外合皮毛，而燥邪多自口鼻而入，故燥邪最易伤肺。燥邪犯肺，使肺阴受损，影响肺气宣降，宣降失司，甚则损伤肺络，出现干咳少痰，或痰黏难咯，或喘息胸痛，痰中带血。由于肺与大肠相表里，燥邪犯肺，肺津耗伤，大肠失润，故燥邪自肺影响大肠，出现大便干燥不畅等症状。

（六）热（火）邪

1. 热（火）邪的概念　自然界中凡具有火之炎热升腾等特性的外邪，称为火热之邪。火热之邪所致病证，称为外热病证。火热旺于夏季，但是不具有明显的季节性，不受季节气候的限制，所以火热之邪伤人致病，一年四季均可发生。火热之邪伤人所致的病证，称为外感火热病。

在中医学中热邪与火邪是异名同类，都是阳盛，故常统称为火热之邪。但是对于广义的热与火而言还是有一定区别的。一般来说，热归属于邪气，而火既可指具有温煦生化作用的阳气，称为"少火"；又可指火热之邪，称为"壮火"。就发病而言，热邪多指外感，例如风热、暑热之类病邪；而火常指内生，如心火上炎、肝火亢盛等证。就临床表现而言，热邪致病多表现为全身弥漫性发热，而火邪致病多表现为某些局部症状，如肌肤局部的红、肿、热、痛等。故热与火的阴阳属性为热性弥散属阳，火性结聚属阴。

2. 热（火）邪的性质和致病特点

（1）热（火）为阳邪，其性炎上　寒为阴，热为阳，故热为阳邪。阳邪伤人，人体阴气与之相搏，由于人体阳气病理性偏亢，"阳盛则热"，临床上多见高热、恶热、面红、脉洪数等热的症状。火热有燔灼向上的特性，易伤害人体上部，故火热之邪侵犯人体，其症状多表现在人体上部。如风热上壅出现的面红目赤、咽喉红肿疼痛，阳明热盛出现的牙龈肿痛，心火上炎出现的口舌生疮糜烂等症。

（2）热（火）易伤津耗气　火热之邪在内一方面迫津外泄，另一方面消灼煎熬阴津，从而耗伤人体的阴液，故火热之邪致病临床表现除热象显著外，往往伴有口渴喜冷饮、咽干舌燥、小便短赤、大便秘结等津亏液耗的症状。此外，人体之热靠气化而生，热太盛，势必耗气过多，故《素问·阴阳应象大论》有"壮火食气"之说。再加上热邪迫津外泄，气随津脱，使气更耗伤，因此临床上还可见到体倦乏力、少气懒言等气虚的症状。

（3）热（火）邪易生风动血　火热之邪侵犯人体，燔灼肝经，耗伤津液，使肝阳偏亢，阳动生风，进而出现肝风内动。由于此肝风因热甚引起，故又称"热极生风"。临床表现为高热神昏、四肢抽搐、两目上视、角弓反张等。故《素问·至真要大论》说："诸热瞀瘛，皆属于火。"火热之邪入于血脉，轻则可扩张血脉，加速血行，甚则可灼伤脉络，迫血妄行，引起各种出血病证，如衄血、吐血、尿血、便血、皮肤发斑，以及妇女月经过多、崩漏等。

（4）热（火）邪易扰心神　心在五行中属火，火热与心气相通应，故火热之邪易入于营血侵犯心，尤易影响心神。又因火热性躁动，临床上轻者心神不宁而心烦失眠；重者可扰乱心神，出现狂躁不安、神昏谵语等症。故《素问·至真要大论》说："诸躁狂越，皆属于火。"

（5）火毒结聚，易致疮痈　火毒之邪入于人体血分，可聚于局部，腐蚀血肉而发为疮疡痈肿。临床表现除全身高热症状外，局部还会出现红肿热痛，严重会化脓溃烂等。故《灵枢·痈疽》说："大热不止，热盛则肉腐，肉腐则为脓……故命曰痈。"《医宗金鉴·痈疽总论歌》概括为"痈疽原是火毒生"。

二、疠气

（一）疠气的概念

疠气，是一类具有强烈致病性和传染性的外感病邪。在中医文献中，疠气又被称为"戾气""疫气""疫毒""异气""毒气""乖戾之气"等。疠气引起的疾病称为"疫病""瘟病"或"瘟疫病"。疠气与六淫不同，《伤寒全生集》中认为，疫病"盖受天行疫疠之气而为病，乃非伤寒比也"。《温疫论》则明确提出："夫温疫之为病，非风、非寒、非暑、非湿，乃天地间别有一种异气所感。"可见疠气是有别于六淫，具有强烈传染性的外感病邪。

疠气可以通过空气传染，从口鼻侵入致病，也可随饮食入里，或蚊叮虫咬，或虫兽咬伤，或皮肤接触等途径而发病。

疠气致病的种类很多，如痄腮、大头瘟、虾蟆瘟、疫毒痢、白喉、猩红热（烂喉丹痧）、天花、肠伤寒、霍乱、鼠疫、疫黄、流行性出血热、艾滋病、禽流感、中东呼吸综合征等，都属于感染疠气引起的疫病，实际上包括了现代许多传染病。

（二）疠气形成和疫病流行的因素

1. 气候反常　自然界气候的异常变化，如久旱、酷热、水涝、雾露瘴气、地震等，均可滋生疠气而导致疾病的发生。《证治准绳》说："时气者，乃天疫暴疠之气流行，凡四时之令不正乃有此气。"

2. 环境污染和饮食不洁　环境卫生不好，如水源、空气污染也会滋生疠气。如《医学入门》说："东南两广，山峻水恶，地湿沤热，如春秋时月，外感雾毒，寒热胸满不食，此瘴毒从口鼻而入也。"同样，食物污染、饮食不当也可引起疫病发生。如疫毒痢、疫黄等病，多是疠气直接通过饮食进入体内而发病的。

3. 预防隔离工作不当　由于疠气具有强烈的传染性，人触之者皆病，如果预防隔离工作做得不好，也往往会使疫病发生或流行。因此，《松峰说疫》强调说："凡有疫之家，不得以衣服、饮食、器皿送于无疫之家，而无疫之家亦不得受有疫之家衣服、饮食、器皿。"

4. 社会因素　社会因素对疠气的发生与疫病的流行也有较大的影响。若战乱不停，社会动荡不安，工作环境恶劣，生活极度贫困，则疫病不断发生和流行。若国家安定，且注意卫生防疫工作，采取一系列积极而有效的防疫和治疗措施，疠气即能得到有效的控制。

（三）疠气的性质和致病特点

1. 传染性强，易于流行　疠气可通过空气、食物等多种途径在人群中传播，所以具有强烈的传染性和流行性。《温疫论》说："此气之来，无论老少强弱，触之者即病。"强调了疠气流行的地方，无论男女老幼、体质强弱，触之多可发病。当然，疠气发病既可大面积流行，也可散在发生。

2. 发病急骤，病情危笃　一般而言，疠气多属热毒之邪，而且常兼夹毒雾、瘴气等秽浊之邪侵犯人体，故疠气致病比六淫发病更急，来势凶猛，变化多端，病情危重。《温疫论》提及某些疫病，如"瓜瓤瘟、疙瘩瘟，缓者朝发夕死，重者顷刻而亡"。因此在发病过程中常出现发热、神昏、出血、生风、剧烈吐泻等危重症状。

3. 一气一病，症状相似　疠气种类繁多，不同的疠气侵犯脏腑、组织、器官所引起的疾病具有一定的特异性，即一种疠气引起一种疫病，故其临床症状基本相似，《素问·刺法论》：称"无问大小，症状相似。"例如痄腮，患者无论是男是女，一般都表现为耳下腮部发肿。说明疠气有一种特异的亲和力，某种疠气会专门侵犯某一脏腑、经络或某一部位而发病，所以"众人之病相同"。

项目二　内伤病因

内伤病因是指因人的情志或行为不寻常，超出了人体自身的适应范围，直接伤及脏腑而发病的致病因素。内伤病因是与外感病因相对而言的，包括七情内伤、饮食失宜、劳逸过度等。

一、七情内伤

（一）七情内伤的概念

七情是指人的喜、怒、忧、思、悲、恐、惊七种正常的情志变化，若将七情分属于五脏，则以喜、怒、思、悲、恐为代表，分属于心、肝、脾、肺、肾，称为五志。在正常的情况下，七情是人体对客观外界事物的现象所做出的七种不同的情志反应，即人体的生理和心理活动对外界环境刺激的不同回应，一般不会导致或诱发疾病。只有突然、强烈或长期持久的情志刺激，超越了人体本身的生理和心理的调节范围，引起脏腑气血功能紊乱，才会导致疾病的发生。此时的七情便成为致病因素，例如不理想的生活、工作环境恶劣、人际关系紧张、天灾人祸及社会动荡、经济上的大起大落等，均可引发七情内伤而导致疾病。

七情能否导致发病还与个体心理承受能力和调节能力有关，同样的情志变化，针对不同的人，心理承受能力和调节能力强者不发病，心理承受能力和调节能力者则就发病，而心理承受能力和调节能力的强弱与个体脏腑气血阴阳盛衰及身体素质有着密切关系。如长期情绪悲伤，损伤肺气，导致肺气虚而咳嗽。

（二）七情与脏腑精气血的关系

人的情志活动与脏腑气血有着密切的关系，情志活动的物质基础就是五脏的气血，正如《素问·阴阳应象大论》说："人有五脏化五气，以生喜怒悲忧恐。"因此，情志活动与五脏有相对应的关系，即心在志为喜、肺在志为忧、肝在动为怒、脾在志为思、肾在志为恐。所以内在脏腑气血的变化会影响情志的变化，如《灵枢·本神》说："肝气虚则恐，实则怒……心气虚则悲，实则笑不休。"《素问·调经论》说："血有余则怒，不足则恐。"反之，七情太过也会损伤相应的内脏，引起相应疾病。

（三）七情内伤的致病特点

七情直接影响内脏，使腑腑气血失调，导致各种疾病的发生。概括起来，七情致病具有下列三个特点。

1. 直接伤及内脏　由于五脏精气是情志活动的物质基础，因此，七情致病导致气血运行失常直接影响脏腑的功能。例如心主喜，过喜则伤心；肝主怒，过怒则伤肝；脾主思，过思则伤脾；肺主忧，过忧则伤肺；肾主恐，过恐则伤肾。但也不能太绝对，因为人是一个有机的整体，一种情志引发的病理变化不仅局限某一脏腑，还会引起人体多方面的变化。所以《灵枢·口问》说："故悲哀愁忧则心动，心动则五脏六腑皆摇。"说明心为五脏六腑之大主，精神之所舍，七情发生之处，故七情太过首先伤及心神，然后影响其他脏腑而引起疾病，所以心在七情发病中起着主导作用。

心主血而藏神，肝藏血则主疏泄，脾主运化为气血生化之源。从临床上看，七情致病与心、肝、脾三脏关系最为密切。如惊喜伤心，可致心神不宁，出现心悸、失眠、健忘，甚则精神失常等症状。郁怒伤肝，肝经气郁，则见两胁胀痛、善太息、咽中如有物梗阻等症状；或气滞血瘀则见胁痛，妇女月经不调、痛经、闭经、癥瘕等症状；怒则气上，肝气上逆，可见头痛、呕血等症状。思虑伤脾，脾失健，运则可见食欲不振、脘腹胀满、大便溏泄等症状。

2. 影响脏腑气机 七情致病主要通过影响脏腑气机，导致气血运行紊乱。

（1）怒则气上 是指过度愤怒，导致肝气的疏泄太过，肝气上逆，血随气逆，并走于上的病机变化。临床主要表现为：头胀头痛，面红目赤，呕血，甚则昏厥卒倒。《素问·生气通天论》说："大怒则形气绝，而血菀于上，使人薄厥。"如果兼有肝气横逆，影响脾胃运化，出现腹胀、泄泻、吞酸、呕吐等症。《素问·举痛论》说："怒则气逆，甚则呕血及飧泄。"

（2）喜则气缓 正常情况下，喜能缓和精神紧张，使心情平静、舒畅。如果过度喜乐，可使心气涣散不收，出现精神不能集中，故《灵枢·本神》说："喜乐者，神惮散而不藏"。重者心气暴脱或神不守舍，出现失神狂乱、大汗淋漓、气息微弱、脉微欲绝等症状。如《淮南子·精神训》说："大喜坠阳。"

（3）悲则气消 是指过度悲忧，损伤肺气，导致肺失宣降及肺气耗伤的病机变化。临床主要表现为气短胸闷、精神萎靡不振、乏力懒言等症。故《素问·举痛论》说："悲则心系急，肺布叶举，而上焦不通，荣卫不散，热气在中，故气消矣。"

（4）恐则气下 是指恐惧过度伤肾，导致肾气不固，气泄于下的病机变化。临床主要表现为二便失禁，甚至昏厥、遗精等。《灵枢·本神》说："恐惧而不解则伤精，精伤则骨酸痿厥，精时自下。"

（5）惊则气乱 是指突然受惊，伤及心肾，导致心神不定，肾气不固，气机紊乱的病机变化。临床主要表现为惊悸不安、神志错乱，甚则二便失禁等症。《素问·举痛论》说："惊则心无所倚，神无所归，虑无所定，故气乱矣。"

（6）思则气结 是指思虑过度，伤及心脾，导致心脾气机郁结，运化失职的病机变化。临床主要表现为精神萎靡、反应迟钝、纳呆、脘腹胀满、便溏等症状。

　　七情内伤多影响脏腑气机，气机失调导致脏腑功能失职，引起气、血、津液、精的生成、输布、代谢障碍，继而导致发病。同时，七情导致的气机失调并不是绝对的，如惊则气乱，有时也可引起气下。此外，七情致病易化热，如《临证指南医案》华岫云按曰："郁则气滞，气滞久必化热。"说明气机失调，尤其是气郁，久则化热，其在疾病过程中可出现面赤、心烦易怒、失眠及吐血等症状，称之为"五志化火"。

　　3.情志波动，影响病情　情绪积极乐观，反应适度，当悲则悲，当怒则怒，悲怒而不过，有利于病情好转及痊愈；而情绪消沉，悲观失望，情绪波动剧烈，则会加重病情，甚至使病情恶化。如临床上由于肝气郁滞导致的梅核气、胃脘痛及腹泻等病证，会因情志剧烈刺激而病势加重。把握好情志活动对病情正负双面的影响，对全面正确治疗，具有重要指导意义。

二、饮食失宜

　　宋代严用和《济生方》说："善摄生者，谨于和调，使一饮一食，入于胃中，随消随化，则无留滞为患。"说明虽然饮食是人体所需精微物质的重要来源，是转化成水谷精微及气血、维持生命活动的最基本条件。但是，饮食失宜又常常成为致病因素。饮食失宜包括饮食不节、饮食不洁和饮食偏嗜三个方面。

（一）饮食不节

　　1.饥饱失常　饥饱失常是指明显少于或超过本人的营养需要，前者称为过饥，后者称为过饱。良好的饮食习惯，就是适量定时。每个人适度的饮食量是根据其年龄、性别、体质、工作种类等而不同，基本要求是满足人体的营养需要。

　　（1）过饥　指摄食不足，如饥而不得食，或有意识限制饮食，或脾胃虚弱，或不能按时饮食，导致化源不足，气血得不到足够的补充而衰少，故《灵枢·五味》有"谷不入，半日则气衰，一日则气少"之说。临床上常可出现面色少华、心悸气短、全身乏力等症状，同时还可因为化生正气衰少、抵抗力下降而继发其他病证。

　　（2）过饱　指饮食过量、暴饮暴食，或脾胃虚弱而强食，超过了人体脾胃的受纳运化能力，则可导致饮食积滞，脾胃损伤，出现脘腹胀满、嗳腐吞酸、厌食、吐泻等症，故《素问·痹论》说："饮食自倍，肠胃乃伤。"小儿由于脾胃功能较弱，又不能自控食量，常会出现饮食过量，伤及脾胃，形成食积，日久郁而化热，聚湿生痰，酿成疳积，出现面黄肌瘦、脘腹胀满、手足心热、心烦易哭等症。其次，经常地饮食过量，不仅导致消化不良，而且会影响气血流通，筋脉郁滞，引起痢疾或痔疮。《素问·生气通天论》说："因而饱食，筋脉横解，肠澼为痔。"此外，在疾病初愈阶段，由于脾胃尚虚，饮食过量或吃不容易消化的食物，常可引起疾病复发，称为"食复"。如《素问·热论》说："病热少愈，食肉则复，多食则遗。"

2. 饮食无时　每天按固定时间有规律地进食，可以保证消化、吸收有节奏地进行，脾胃则可协调配合，有张有弛，水谷精微化生有序，并持续不断地输布全身。俗话说："早饭吃好，午饭吃饱，晚饭吃少。"若饮食无时，可损伤脾胃，而变生他病。

（二）饮食不洁

饮食不洁是指食用了不洁净、不卫生，或陈腐变质，或有毒的食物。饮食不清洁、不卫生而致的病变是以胃肠道疾病为主，出现腹痛、吐泻、痢疾等，或引起寄生虫病，如蛔虫病、蛲虫病等，临床表现为腹痛时作、嗜食异物、面黄肌瘦等。若进食腐败变质、有毒食物，可致食物中毒，常出现剧烈腹痛、呕吐腹泻，重者毒气攻心，神志昏迷，甚至出现死亡。《金匮要略·禽兽鱼虫禁忌并治》说："秽饭、馁肉、臭鱼，食之皆伤人……六畜自死，皆疫死，则有毒，不可食之。"

（三）饮食偏嗜

饮食要品种多样，寒热适中，无所偏嗜，这样才能满足人体对各种营养成分的需要。若过分偏爱某些食物，就会造成人体某些营养成分的过剩或不足，导致阴阳失调或营养失调而发病。所谓饮食偏嗜就是指过分爱吃某些食物。饮食偏嗜可分为饮食的五味偏嗜、寒热偏嗜及种类偏嗜三个方面。

1. 五味偏嗜　人体的精神气血都是由饮食五味所资生，食物的五味与人体的五脏，各有其亲和性。《素问·至真要大论》说："夫五味入胃，各归所喜，故酸先入肝，苦先入心，甘先入脾，辛先入肺，咸先入肾。"如果长期嗜好某种食物，会造成与之相应的内脏功能偏胜，久之则可损伤其他脏腑，破坏五脏的平衡协调，导致疾病的发生。《素问·五脏生成》说："多食咸，则脉凝泣而变色；多食苦，则皮槁而毛拔；多食辛，则筋急而爪枯；多食酸，则肉胝皱而唇揭；多食甘，则骨痛而发落。"偏嗜咸味的食物，咸入肾，肾盛乘心，可出现胸闷气短、面色无华、血脉瘀滞；偏嗜苦味的食物，苦入心，心盛乘肺，可出现皮肤干燥、毫毛脱落及脾胃失调的症状；偏嗜辛味的食物，辛入肺，肺盛乘肝，出现爪甲干枯不荣、筋脉拘急不利；偏嗜酸味的食物，酸入肝，肝盛乘脾，可出现皮肉变厚变皱、口唇干裂掀起；偏嗜甘味的食物，甘入脾，脾盛乘肾，可出现面色黧黑、胸闷气喘、腰膝酸痛、脱发。临床多见偏食肥甘厚味，导致内生痰热阻滞气血，而发生多种疾病，如胸痹、肥胖病、痈肿疮疡等。故《素问·生气通天论》说："膏粱之变，足生大疔。"

2. 寒热偏嗜　《灵枢·师传》说："食饮者，热无灼灼，寒无沧沧。寒温中适，故气将持，乃不致邪僻也。"说明良好的饮食习惯要寒热适中。食物不仅有酸、苦、甘、辛、咸五味之分，还有寒、热、温、凉四气之别。偏嗜寒性食物和偏嗜热性食物，易导致人体阴阳失调而发生疾病。如过食生冷寒凉之品，可损伤脾胃阳气，从而内生寒湿，出现腹痛、泄泻等症。若偏嗜辛温燥热之品，则会导致胃肠热盛，出现牙痛、口臭、腹满、便秘等症；严重时，化燥伤阴，损伤脉络，出现形体消瘦、下血等。

3. 种类偏嗜 饮食种类要多样化，膳食结构要合理，人体才能获得充足的营养，以满足生命活动的需要。若专食某种或某类食品，或厌恶某种或某类食物而不食，或膳食中缺乏某些食物等，久之则可成为某些疾病发生的原因。如瘿瘤（碘缺乏）、佝偻病（钙、磷代谢障碍）、夜盲（维生素 A 缺乏）等。如偏嗜肥甘厚味，可聚湿生痰、化热，易致肥胖、眩晕、中风、胸痹、消渴等病变。如偏嗜饮酒则可损伤肝胆脾胃，内生湿热，临床常见脘腹胀满、胃纳减退、口苦口腻、舌苔厚腻等症。巢元方在《诸病源候论》中专门列有"饮酒中毒候"。喻嘉言在《医门法律》也提到："过饮滚酒，多成膈证。"说明偏嗜饮酒或饮酒不当，均可引起多种疾病。若因偏食而致某些营养物质缺乏，也可发生多种病变。

三、劳逸过度

在日常生活中，劳动与休息要合理调配，适度的劳动有助于气血流通，增强体质，必要的休息可以消除疲劳，恢复体力和脑力，这是保证人体健康的必要条件。如果长时间过度劳累或过度安逸，则易导致脏腑、经络及精、气、血、津液、神的失常而致人发病，《素问·经脉别论》明确提出"生病起于过用"。作为致病因素的过度疲劳和过度安逸，简称过劳和过逸。

（一）过劳

过劳，也称劳倦，包括劳力过度、劳神过度和房劳过度三方面。

1. 劳力过度 又称为"形劳"，是指长时间地从事繁重的体力劳动，损伤形体之气，而积劳成疾。其病变特点主要表现在两个方面：一是过度劳力而损耗形体之气，损伤内脏的精气，导致脏气亏虚，功能减退。由于气之主为肺，生气之源为脾，故过劳易耗伤脾肺之气。常见的临床症状如少气懒言、体倦神疲、喘息汗出等。《素问·举痛论》曰："劳则气耗。"二是过度劳力而导致形体损伤，即伤其筋骨。体力劳动主要依靠筋骨、关节、肌肉的牵拉、支撑等运动完成，如果长时间用力太过，会导致形体组织损伤，久而成疾。如《素问·宣明五气》说："久立伤骨，久行伤筋。"

2. 劳神过度 又称为"心劳"，指长时间思虑劳神，用脑过度而积劳成疾。由于脾主运化，为气血生化之源，在志为思，心主血脉，藏神，而血是神志活动的主要物质基础，故思虑太过则可暗耗心血，损伤脾气，以致心神失养，脾失健运可见心悸、健忘、失眠、多梦及纳呆、腹胀、便溏、消瘦等症。

3. 房劳过度 又称为"肾劳"，主要指性生活太过，没有节制，或手淫恶习，或妇女早孕多育等，损伤肾精、肾气而致病。肾藏精，为主封藏之本，肾精不宜过度耗泄。若性生活不节，房事过频，则损伤肾中精气，动摇根本，临床上常见腰膝酸软、眩晕耳鸣、精神萎靡，或遗精、早泄、阳痿等。《素问·生气通天论》说："因而强力，肾气乃伤，高骨乃坏。"妇女早孕多育，亏耗精血，累及冲任及胞宫，易致月经不调、带下过多等妇科疾病。

（二）过逸

过逸，是指过度安逸，包括体力过逸和脑力过逸。长时期不从事适当的体力劳动或脑力劳动，气血运行不畅，阳气不振，可使人体脏腑、经络及精、气、血、津液、神失调而发病。

1. 体力过逸　人在日常生活中必须做适当的运动，才能使脏腑功能正常运行，气血流畅。若安逸少动，易使人体气血不畅，导致脾胃等脏腑功能活动减退，出现食少、胸闷、肢体软弱、精神不振，或发胖臃肿，动则心悸、气喘、汗出等，或继发其他疾病。《素问·宣明五气》说"久卧伤气"，就是这个道理。

2. 脑力过逸　是指长期用脑过少。合理的思考能保持大脑有足够的血液供应，可以防止大脑功能减退。如果长期懒于动脑，就会出现健忘、反应迟钝、精神萎靡等。

复习思考

【A型题】

1. "六气"是指（　　　）（2005年中医执业助理医师试题）
　　A. 六种时令疫邪　　　　　B. 六种致病因素　　　　　C. 六种病理产物
　　D. 六种外感病邪的总称　　E. 六种自然界的气候变化

2. 其性开泄、易袭阳位、具有升发向上特性的邪气是（　　　）
　　A. 湿邪　　　　　　　　　B. 风邪　　　　　　　　　C. 暑邪
　　D. 火邪　　　　　　　　　E. 寒邪

3. 下列何种邪气能兼其他邪气致病（　　　）
　　A. 暑邪　　　　　　　　　B. 湿邪　　　　　　　　　C. 寒邪
　　D. 风邪　　　　　　　　　E. 热邪

4. 下列各项与疼痛关系最密切的是（　　　）（2005年中医执业助理医师试题）
　　A. 寒　　　　　　　　　　B. 火　　　　　　　　　　C. 风
　　D. 燥　　　　　　　　　　E. 湿

5. 导致"中寒"的原因是（　　　）
　　A. 寒邪自内而生　　　　　B. 寒邪侵及血分　　　　　C. 寒邪伤于肌表
　　D. 寒邪直中脏腑　　　　　E. 寒邪入中经脉

6. 趋下，易袭阴位，致病后病程较长、反复发作、缠绵难愈的邪气是（   ）（2012年中医执业助理医师试题）

　　A. 风邪　　　　　　　　　B. 火邪　　　　　　　　　C. 寒邪

　　D. 暑邪　　　　　　　　　E. 湿邪

7. 患者突发皮肤瘙痒，红疹发无定处，此起彼伏，是因感受哪种邪气导致（   ）（2003年中医执业助理医师试题）

　　A. 湿邪　　　　　　　　　B. 燥邪　　　　　　　　　C. 火邪

　　D. 风邪　　　　　　　　　E. 以上都不是

8. 寒邪与湿邪的共同致病特点是（   ）

　　A. 易伤阳气　　　　　　　B. 阻遏气机　　　　　　　C. 黏腻停滞

　　D. 凝滞收引　　　　　　　E. 易袭阴位

9. 致病后致排泄物和分泌物呈现出秽浊不清的邪气是（   ）

　　A. 热（火）邪　　　　　　B. 寒邪　　　　　　　　　C. 风邪

　　D. 湿邪　　　　　　　　　E. 燥邪

10. 燥邪侵犯人体最易损伤人体的（   ）

　　A. 肾精　　　　　　　　　B. 气血　　　　　　　　　C. 津液

　　D. 肝血　　　　　　　　　E. 阳气

11. 六淫中易致疮痈的邪气是（   ）

　　A. 湿邪　　　　　　　　　B. 风邪　　　　　　　　　C. 火邪

　　D. 燥邪　　　　　　　　　E. 寒邪

12. 下列哪项不属热（火）邪的致病特点（   ）

　　A. 易伤津耗气　　　　　　B. 易生风动血　　　　　　C. 易扰心神

　　D. 易致疮痈　　　　　　　E. 易阻遏气机

13. 六淫中致病临床表现出动摇不定特点的邪气是（   ）

　　A. 暑邪　　　　　　　　　B. 湿邪　　　　　　　　　C. 寒邪

　　D. 热邪　　　　　　　　　E. 风邪

14. 下列哪一项是热（火）邪、燥邪、暑邪的共同致病特点（   ）

　　A. 善行　　　　　　　　　B. 伤津　　　　　　　　　C. 耗气

　　D. 动血　　　　　　　　　E. 生风

15. 六淫致病具有明显季节性的邪气是（   ）

　　A. 热（火）邪　　　　　　B. 寒邪　　　　　　　　　C. 燥邪

　　D. 湿邪　　　　　　　　　E. 暑邪

16. 六淫中只有外感没有内生的邪气是（　　　）

    A. 风邪　　　　　　　　　B. 湿邪　　　　　　　　　C. 燥邪

    D. 暑邪　　　　　　　　　E. 热邪

17. 六淫中具有升散易伤津耗气，又夹湿特性的邪气是（　　　）

    A. 热邪　　　　　　　　　B. 燥邪　　　　　　　　　C. 湿邪

    D. 暑邪　　　　　　　　　E. 寒邪

18. 七情致病主要影响脏腑气机，悲则（　　　）

    A. 气缓　　　　　　　　　B. 气上　　　　　　　　　C. 气乱

    D. 气消　　　　　　　　　E. 气结

19. 七情致病主要影响脏腑气机，惊则（　　　）

    A. 气乱　　　　　　　　　B. 气上　　　　　　　　　C. 气下

    D. 气耗　　　　　　　　　E. 气结

20. 以下哪种情志伤脾（　　　）（2009 年中医执业助理医师试题）

    A. 怒　　　　　　　　　　B. 忧　　　　　　　　　　C. 悲

    D. 思　　　　　　　　　　E. 恐

21. 寒邪导致气机（　　　）

    A. 气结　　　　　　　　　B. 气缓　　　　　　　　　C. 气收

    D. 气泄　　　　　　　　　E. 气上

22. 瘀血形成之后，导致的疼痛特点为（　　　）

    A. 胀痛　　　　　　　　　B. 冷痛　　　　　　　　　C. 空痛

    D. 灼痛　　　　　　　　　E. 刺痛

23. 瘀血形成之后，导致的出血特点为（　　　）

    A. 出血量少　　　　　　　B. 出血颜色鲜明　　　　　C. 出血量多

    D. 出血夹有瘀血块　　　　E. 出血色淡质清稀

24. 与人体情志活动关系最密切的是（　　　）（2004 年中医执业助理医师试题）

    A. 心肺肝　　　　　　　　B. 心肝脾　　　　　　　　C. 肺脾肾

    D. 心脾肾　　　　　　　　E. 心肝肾

25. 在下面的选项中不属于疠气形成和疫病流行的因素是（　　　）

    A. 饮食不洁　　　　　　　B. 环境污染　　　　　　　C. 社会因素

    D. 暴饮暴食　　　　　　　E. 气候反常

【B 型题】

    A. 易伤津耗气　　　　　　B. 易损伤阳气　　　　　　C. 凝滞主痛

    D. 善行而数变　　　　　　E. 易阻遏气机

26. 热邪致病（　　）

27. 风邪致病（　　）

28. 湿邪致病（　　）

   A. 外先受之　　　　　　B. 下先受之　　　　　　C. 阴受之
   D. 阳受之　　　　　　　E. 上先受之

29. 犯贼风虚邪者（　　）

30. 伤于湿者（　　）

31. 伤于风者（　　）

   A. 火邪　　　　　　　　B. 湿邪　　　　　　　　C. 寒邪
   D. 燥邪　　　　　　　　E. 风邪

32. 为百病之长的邪气是（　　）

33. 易致疮痈的邪气是（　　）

   A. 气上　　　　　　　　B. 气结　　　　　　　　C. 气下
   D. 气缓　　　　　　　　E. 气耗

34. 怒则（　　）

35. 喜则（　　）

36. 思则（　　）

37. 恐则（　　）

   A. 直接伤及脏腑　　　　B. 影响新血生成　　　　C. 易蒙蔽神明
   D. 易损伤脉络　　　　　E. 发病急骤，病情危笃

38. 疠气的致病可见（　　）

39. 七情内伤致病可见（　　）

40. 瘀血致病可见（　　）

【问答题】

1. 六淫致病的共同特点是什么？

2. 简述风邪的性质和致病特点。

3. 简述湿邪的性质和致病特点。

4. 简述热（火）邪的性质和致病特点。

5. 简述七情内伤的致病特点。

项目三　病理产物性病因

在疾病发生和发展过程中，原因和结果可以相互交替和相互转化。由原始致病因素所引起的后果，可以在一定条件下转化为另一些变化的原因，成为继发性致病因素。痰饮、瘀血、结石都是在疾病过程中所形成的病理产物。它们滞留体内而不去，又可成为新的致病因素，作用于机体，引起各种新的病理变化，因其常继发于其他病理过程而产生，故又称"继发性病因"。

一、痰饮

痰饮，是人体脏腑功能失调，津液代谢障碍，由津液凝聚而成的病理产物，可由多种原因引起。这种病理产物一经形成，就作为一种致病因素作用于机体，导致脏腑功能失调而引起各种复杂的病理变化，故痰饮是继发性病因之一。一般说来，痰得阳气煎熬而成，炼液为痰，浓度较大，其质稠黏；饮得阴气凝聚而成，聚水为饮，浓度较小，其质清稀。故有"积水为饮，饮凝为痰"，"饮为痰之渐，痰为饮之化"，"痰热而饮寒"之说。

（一）痰饮的分类

1. 有形的痰饮　有形的痰饮是指视之可见、触之可及、闻之有声的实质性的痰浊和水饮。如咳咯而出的痰液、呕泄而出的水饮痰浊等。

2. 无形的痰饮　无形的痰饮是指由痰饮所引起的特殊症状和体征，看不到实质性的痰饮，因无形可征，故称无形之痰饮。其作用于人体，可表现出头晕目眩、心悸气短、恶心呕吐、神昏谵狂等，多以苔腻、脉滑为重要临床特征。

总之，痰饮不仅指从呼吸道咳出来的痰液，更重要的是指痰饮作用于机体后所表现出来的症状和体征。痰、饮、水、湿同源而异流，都是由于人体津液的运行、输布、传化失调而形成的病理产物，又是致病因素。

知 识 链 接

饮证的分类

饮，指大量清稀的水液停留在机体的各种空腔内，停留部位不同会产生不同的病证，《金匮要略》将饮证分为"支饮""悬饮""痰饮""溢饮"。饮在胸膈为"支饮"，饮在胸胁为"悬饮"，饮在肠间为"痰饮"，饮溢肌肤为"溢饮"。

（二）痰饮的形成

痰饮多由外感六淫，或饮食及七情内伤，使肺、脾、肾及三焦等脏腑气化功能失常，水液代谢障碍，以致水津停滞而成。肺主宣降，敷布津液，通调水道；脾主运化水湿；肾主水；三焦为水液运行之道路。故肺、脾、肾及三焦功能失常，均可聚湿而形成痰饮。一般而言，饮多留积于肠胃、胸胁及肌肤。若在肠胃，即为狭义之"痰饮"，可见肠鸣有声；若在胸胁，即为"悬饮"，可见胸胁胀满、咳唾引痛；若在胸膈，即为"支饮"，可见胸闷咳喘、不能平卧、其形如肿；若溢肌肤，即为"溢饮"，可见肌肤水肿、无汗、身体疼重等。痰则随气升降流行，内至脏腑，外及筋骨皮肉，泛滥横溢，无处不到，其症状表现各异，变化多端。

（三）痰饮的致病特点

1. 阻碍经脉气血运行　痰饮随气流行，机体内外无所不至。若痰饮流注经络，以致经络阻滞，气血运行不畅，则肢体麻木、屈伸不利，甚至半身不遂等。若结聚于局部，易致瘰疬、痰核，或阴疽、流注等。"瘰疬"指发生于颈部、下颌部的淋巴结结核。小者为瘰，大者为疬，以其形状累累如珠故名。"痰核"指发生在颈项、下颌及四肢等部位的结块，不红不肿，不硬不痛，常单个出现于皮下，以其肿硬如核大，故名痰核。"疽"为发于肌肉筋骨间之疮肿，其中漫肿平塌、皮色不变、不热少痛者为"阴疽"。"流注"指毒邪流走不定而发生于较深部组织的一种化脓性疾病。

📚 **案例分析**

　　患者，女性，晨起头重如蒙，伴见面色萎黄，胸脘满闷，纳呆，恶心欲吐，倦怠乏力，舌胖，苔白腻，脉弦缓。应诊断为何证？

　　辨证：痰浊中阻。

2. 阻滞气机升降出入　痰饮为水湿所聚，停滞于内，易于阻遏气机，使脏腑气机升降失常。例如，肺以清肃下降为顺，痰饮停肺，以致肺失宣肃，则见胸闷、咳嗽、喘促等。胃气宜降则和，痰饮停留于胃，以致胃失和降，则见恶心呕吐等。

3. 影响水液代谢　痰饮本为水液代谢失常的病理产物，其一旦形成之后，便作为一种致病因素反过来作用于机体，进一步影响肺、脾、肾的水液代谢功能。如寒饮阻肺，可致宣降失常，水道不通；痰湿困脾，可致水湿不运；饮停于下，影响肾阳的功能，可致蒸化无力。

4. 易于蒙蔽神明　痰浊上扰，蒙蔽清阳，则见头昏目眩、精神不振；痰迷心窍，或痰火扰心，心神被蒙，可见胸闷、心悸、神昏谵妄，或癫、狂、痫等病证。

5. 症状复杂，变幻多端　就发病部位言，饮多见于胸腹、四肢，与脾胃关系较为密切。痰之为病，无处不到，全身各处均可出现，与五脏之病均有关系，其临床表现也十分复杂。一般而言，痰之为病，多表现为胸部痞闷、咳嗽、痰多、恶心、呕吐、腹泻、心悸、眩晕、癫狂、皮肤麻木、关节疼痛，或肿胀、皮下肿块，或溃破流脓，久而不愈；饮之为害，多表现为咳喘、水肿、疼痛、泄泻等。总之，痰饮在不同的部位表现出不同的症状，变化多端，其临床表现可归纳为咳、喘、悸、眩、呕、满、肿、痛八大症。

二、瘀血

瘀血，又称蓄血、恶血、败血，是因血行失度，使机体某一局部的血液凝聚而形成的一种病理产物。这种病理产物一经形成，就成为某些疾病的致病因素而存在于体内，故瘀血又是一种继发性的致病因素。

一般而言，因瘀致病者叫"血瘀"，因病致瘀叫"瘀血"；先瘀后病者为病因，先病后瘀者为病理，常统称"瘀血"。

（一）瘀血的形成

1. 外伤　各种外伤或跌打损伤、负重过度等，或外伤肌肤，或内伤脏腑，致血行经外，停留体内，不能及时消散或排出体外，或血液运行不畅，从而形成瘀血。

2. 出血　在出血之后，离经之血未能排出体外而为瘀，所谓"离经之血为瘀血"。或因出血之后，固涩太过，过用寒凉，使离经之血凝固，未离经之血瘀滞不畅而形成瘀血。

3. 气虚　气为血之帅，气行则血行，气虚运血无力，血行迟滞致瘀；或气虚不能摄血，血逸脉外而为瘀，此为因虚致瘀。

4. 气滞　气行则血行，气滞血亦滞，气滞必致血瘀。

5. 血寒　血得温则行，得寒则凝。感受外寒，或阴寒内盛，使血液凝涩，运行不畅，则成瘀血。

6. 血热　热入营血，血热互结，血液黏滞，运行不畅，或热灼脉络，血逸于脏腑组织之间，亦可导致瘀血。

7. 情绪和生活失宜　情志内伤可致血瘀，多因气郁而致血瘀。此外，饮食、起居失宜亦可致血瘀而变生百病。

瘀血的形成主要有两个方面：一是由于气虚、气滞、血寒、血热等内伤因素，导致气血功能失调而形成瘀血；二是由于各种外伤或内出血等因素，直接形成瘀血。

（二）瘀血的致病特点

瘀血形成之后，不仅失去正常血液的濡养作用，而且还会影响全身或局部血液的运行，导致疼痛、出血、经脉瘀塞不通，脏腑发生癥积，甚至"瘀血不去，新血不生"等不良后果。

瘀血临床表现的共同特点可概括为以下几点：

1. **疼痛**　一般多为刺痛，固定不移，且多有昼轻夜重的特征，病程较长。

2. **肿块**　肿块固定不移，在体表色青紫或青黄，在体内为癥积，较硬或有压痛。

3. **出血**　血色紫暗或夹有瘀块。

4. **紫绀**　面部、口唇、爪甲青紫。

5. **舌质紫暗（或瘀点、瘀斑）**　是瘀血最常见也是最敏感的指征。

6. **脉象**　脉细涩沉弦或结代。

此外，面色黧黑、肌肤甲错、皮肤紫癜、精神神经症状（善忘、狂躁、昏迷）等也较为多见。

知 识 链 接

瘀血是否存在，临床上可从以下几方面判断：

1. 凡有瘀血临床表现特点者。

2. 发病有外伤、出血、月经胎产史者。

3. 瘀血征象虽不太明显，但屡治无效，或无瘀血证之前久治不愈者。

三、结石

结石，是指停滞于脏腑管腔的坚硬如石的物质，是一种砂石样的病理产物。其形态各异，大小不一，停滞体内，又可成为继发性致病因素，引起某些疾病。

（一）结石的形成

1. **饮食不当**　偏嗜肥甘厚味，影响脾胃运化，蕴生湿热，内结于胆，久见胆结石。湿热下注，蕴结于下焦，日久可形成肾结石或膀胱结石。如空腹多吃柿子，影响胃的受纳通降，可形成胃结石。此外，某些地域的饮水中含有过量或异常的矿物及杂质等，也是促使结石形成的原因之一。

2. **情志内伤**　情欲不遂，肝气郁结，疏泄失职，胆气不达，胆汁淤积，排泄受阻，日久可煎熬而成结石。

3. **服药不当**　长期过量服用某些药物，致使脏腑功能失调，或药物潴留残存体内，诱使结石形成。

4. **其他因素**　外感六淫、过度安逸等，也可导致气机不利，湿热内生，形成结石。此外，结石的发生还与年龄、性别、体质和生活习惯有关。

（二）结石的致病特点

1. 好发于空腔性器官 肝气的疏泄，关系着胆汁的生成和排泄；肾的气化，影响尿液的生成和排泄。故肝肾功能失调易生成结石。结石为病，易停留于空腔性器官。

2. 病程较长，轻重不一 结石多为湿热内蕴，日久煎熬而成，故其形成过程多漫长。结石的大小不等，停留部位不一，其临床表现各异。一般来说，结石小，病情较轻，甚至无任何症状；结石大，则病情较重，症状明显，发作频繁。

3. 阻滞气机，损伤脉络 结石为有形之邪，停留体内，阻滞气机，影响气、血、津液运行，可见局部胀闷酸痛，程度不一，时轻时重，甚至因结石损伤脉络而见出血。

4. 疼痛 结石引起的疼痛，以阵发性为多，时呈持续性，或隐痛，或胀痛，或绞痛。疼痛部位常固定不移，但亦可随结石的移动而有所变化。结石性疼痛具有间歇性特点，发作时剧痛难忍，而缓解时一如常人。

项目四 其他病因

在中医病因学中，除了外感病因、七情内伤和病理产物性病因以外，还有外伤、寄生虫、胎传等病因。因其不属外感内伤和病理产物性病因，故称为其他病因。

一、外伤

外伤指因受外力如扑击、跌仆、利器等击撞，以及虫兽咬伤、烫伤、烧伤、冻伤等而致皮肤、肌肉、筋骨损伤的因素。

常见外伤的致病特点

1. 枪弹、金刃、跌打损伤、持重努伤 这些外伤可引起皮肤肌肉瘀血肿痛、出血，或筋伤骨折、脱臼，重则损伤内脏，或出血过多，可导致昏迷、抽搐、亡阳等严重病变。

2. 烧烫伤 烧烫伤又称"火烧伤""火疮"等。烧烫伤多由沸水（油）、高温物品、烈火、电等作用于人体而引起，一般以火焰和热烫伤为多见。机体受到火毒的侵害以后，受伤的部位立即发生外证，轻者损伤肌肤，创面红、肿、热、痛，表面干燥或起水疱，剧痛，重度烧伤可损伤肌肉筋骨，痛觉消失，创面如皮革样，蜡白、焦黄或炭化，干燥。严重烧烫伤热毒炽盛，热必内侵脏腑，除有局部症状外，常因剧烈疼痛，火热内攻，体液蒸发或渗出，出现烦躁不安、发热、口干渴、尿少尿闭等，甚至亡阴、亡阳而死亡。

3. 冻伤 冻伤是指人体遭受低温侵袭所引起的全身性或局部性损伤。温度越低，受冻时间越长，则冻伤程度越重。寒冷是造成冻伤的重要条件。冻伤一般有全身性冻伤和局部性冻伤之分。

（1）全身性冻伤 寒为阴邪，易伤阳气，寒主凝滞收引。阴寒过盛，阳气受损，失去温煦和推动血行的作用，临床可见寒战，体温逐渐下降，面色苍白，唇舌、指甲青紫，感觉麻木，神疲乏力，或昏睡，呼吸减弱，脉迟细等，如不救治，易致死亡。

（2）局部性冻伤　多发生于手、足、耳郭、鼻尖和面颊部。初起，因寒主收引，经脉挛急，气血凝滞不畅，影响受冻局部的温煦和营养，致局部苍白、冷麻，继则肿胀青紫，痒痛灼热，或出现大小不等的水疱等；重则受冻部位皮肤亦苍白，冷痛麻木，触觉丧失，甚则暗红漫肿，水疱破后创面为紫色，出现腐烂或溃疡，甚至损伤肌肉筋骨而呈干燥黑色，亦可因毒邪内陷而危及生命。

4.虫兽伤　虫兽伤包括毒蛇、猛兽、疯狗咬伤等，轻则局部肿疼、出血，重可损伤内脏，或出血过多，或毒邪内陷而死亡。

（1）毒蛇咬伤　毒蛇咬伤后，其临床表现常以麻木为主，无明显红肿热痛。全身症状，轻者头晕头痛、出汗、胸闷、四肢无力，重者昏迷、瞳孔散大、视物模糊、语言不清、流涎、牙关紧闭、吞咽困难、呼吸减弱或停止。

知识链接

蝰蛇、眼镜蛇、大眼镜蛇咬伤的临床表现

蝰蛇、眼镜蛇、大眼镜蛇咬伤的伤口红肿灼热疼痛，起水疱，甚至发黑，日久形成疮。全身症状见寒战发热，肌肉酸痛，皮下或内脏出血，尿血、便血、吐血、衄血，继则出现黄疸和贫血等，中毒严重者可导致死亡。

（2）疯狗咬伤　疯狗咬伤初起仅局部疼痛、出血，伤口愈合后，经过一段潜伏期，然后出现烦躁、惶恐不安、牙关紧闭、抽搐、恐水、恐风等症。

二、寄生虫

寄生虫是动物性寄生物的统称。寄生虫寄居于人体内，不仅消耗人的气血津液等营养物质，而且能损伤脏腑的生理功能，导致疾病的发生。

中医学早已认识到寄生虫能导致疾病的发生，诸如蛔虫、钩虫、蛲虫、绦虫（又称寸白虫）、血吸虫等。患病之人，或因进食被寄生虫虫卵污染的食物，或接触疫水、疫土而发病。由于感染的途径和寄生虫寄生的部位不同，临床表现也不一样。如蛔虫病，常可见胃脘疼痛，甚则四肢厥冷等，称之为"蛔厥"；蛲虫病可有肛门瘙痒之苦；血吸虫病，因血液运行不畅，久则水液停聚于腹，形成"蛊胀"。上述蛔虫、钩虫、绦虫等肠道寄生虫，其为病多有面黄肌瘦、嗜食异物、腹痛等临床特征。

三、胎传

胎传是指禀赋与疾病由亲代经母体而传及子代的过程。禀赋和疾病经胎传使胎儿出生之后易于发生某些疾病，成为一种由胎传而来的致病因素。胎传因素引起的疾病称之为胎证、胎中病。

1. 胎弱　胎弱，又称胎怯、胎瘦，为小儿禀赋不足、气血虚弱的泛称。临床上常见皮肤脆薄、毛发不生、形寒肢冷、面黄肌瘦、筋骨不利、腰膝酸软，以及五迟、五软、解颅等病证。其主要病机为五脏气血阴阳不足。胎儿在母体能否正常生长发育，除与禀受于父母的精气有关外，还与母体的营养状态密切相关。如母体之五脏气血阴阳不足，必然会导致胎儿气血阴阳的不足，从而出现五脏系统的病变。

2. 胎毒　胎毒是指婴儿在胎妊期间受母体毒火，因而出生后发生疮疹和遗毒等病的一种病因。胎毒多由父母恣食肥甘，或多郁怒悲思，或纵情淫欲，或梅疮等毒火蕴藏于精血之中，隐于母胞，传于胎儿而成。胎毒为病，一指胎寒、胎热、胎黄、胎搐、疮疹等；二指遗毒，又名遗毒烂斑，即先天性梅毒，系胎儿染父母梅疮遗毒所致。

胎传因素所导致的疾病是可以防治的。除早期诊治这类疾病外，早期预防显得更加重要，注意护胎与孕期卫生，对保证胎儿正常生长发育、避免发生胎传疾病是十分重要的。

复习思考

【A 型题】

1. 痰与饮形成关系较小的内脏是（　　　）

A. 肺　　　　　　　　B. 脾　　　　　　　　C. 心

D. 肾　　　　　　　　E. 三焦

2. 下列哪一项属于痰饮的致病特点（　　　）（2013 年中医执业助理医师试题）

A. 症状复杂，变化多端　　B. 生风动血，易致疮痈　　C. 善动数变，百病之长

D. 耗气伤津，易扰心神　　E. 气血凝滞，筋脉挛急

3. 具有随气流行、机体内外无处不至特征的致病因素是（　　　）（2012 年中医执业助理医师试题）

A. 风邪　　　　　　　B. 结石　　　　　　　C. 疠气

D. 痰饮　　　　　　　E. 瘀血

4. 患者，女，68 岁，喘而胸闷，甚不能平卧，咳嗽痰多黏腻色白，咳吐不利，兼呕恶纳呆，苔白厚腻，脉滑，病因为（　　　）（2014 年中医执业助理医师试题）

A. 风寒　　　　　　　B. 过劳　　　　　　　C. 七情

D. 痰饮　　　　　　　　　E. 瘀血

5. 瘀血引起的出血特点是（　　　）（2011 年中医执业助理医师试题）

  A. 血色鲜红　　　　　B. 伴有血块　　　　　C. 色淡质清晰

  D. 出血量多　　　　　E. 出血量少

6. 下列不属于瘀血常见症状的是（　　　）（2015 年中医执业助理医师试题）

  A. 肿块　　　　　　　B. 胀痛　　　　　　　C. 出血

  D. 唇甲青紫　　　　　E. 肌肤甲错

7. 下列除哪项外，均与瘀血的形成有关（　　　）（2012 年中医执业助理医师试题）

  A. 气滞　　　　　　　B. 血寒　　　　　　　C. 饮食偏嗜

  D. 气虚　　　　　　　E. 血热

8. 下列哪项不是结石多发部位（　　　）（2010 年中医执业助理医师试题）

  A. 大肠　　　　　　　B. 胃　　　　　　　　C. 胆

  D. 膀胱　　　　　　　E. 肾

9. 空腹进食大量未成熟的柿子，易形成（　　　）（2013 年中医执业助理医师试题）

  A. 肝结石　　　　　　B. 胃结石　　　　　　C. 胆结石

  D. 膀胱结石　　　　　E. 肾结石

扫一扫，看答案

扫一扫，看课件

模 块 八
病　机

【学习目标】
　　掌握发病的基本原理；正邪盛衰、阴阳失调和气血失常等基本病机。
　　熟悉疾病的传变规律。
　　了解影响疾病发病和传变的因素；了解发病类型。

　　"病机"一词，首见于《素问·至真要大论》："谨守病机，各司其属。"病机是指疾病发生、发展、变化及其转归的关键或机制。它是医生透过错综复杂的临床表现，经过仔细的分析，把握邪正的盛衰、阴阳的消长、病变所在的脏腑经络，以及气、血、津液失调的具体情况而归纳出来的。由于病机反映了病证变化的机制，所以病机是决定治疗法则和处方用药的前提。故中医治病，历来注重审察病机。

　　病机学说是阐明疾病发生、发展、变化及其转归规律的学说，包括疾病发生的机理、病变的机理、病程演变的机理三个部分。

项目一　发病机制

　　人体作为一个有机的整体，不仅自身的五脏六腑之间，而且人体与外界环境之间也维持着相对稳定的动态平衡，从而保证了机体生理功能活动的正常进行，即"阴平阳秘，精神乃治"（《素问·生气通天论》）。当机体这种健康的平衡状态在一定致病因素的作用下被破坏，机体与周围环境及机体内部各系统之间的相互关系失调，出现功能或形态等方面的异常改变时，疾病就发生了。

　　发病机制就是指疾病发生的机制。它是一个十分复杂的病理变化过程，但是从总体上来说，主要表现为邪气对人体的损害和正气对损害的修复这两方面的斗争。因此，中医学认为，发病的原理在于邪正相搏，并且把邪正相搏作为疾病病理演变全过程中最基本的规律。

一、正邪与发病

正，即正气，是指人体正常的生理功能活动，以及对外界环境的适应能力、抗病能力和康复能力。邪，即邪气，是指导致人体生病的各种致病因素。二者在疾病发生过程中，相互作用、相互影响，是疾病发生的最主要矛盾。

（一）正气不足是发病的内在因素

正气具有防御和祛除邪气、修复机体损害的功能，在疾病的发生、发展及转归中都起着重要的作用。

正气的作用具体表现在以下三方面：一是调节适应，通过机体的自我调节，稳定机体内环境以适应外环境的变化，同时维持脏腑功能的协调平衡，以防"内生五邪"及痰饮、瘀血等病理产物的形成。二是防御病邪，正气强盛可抵抗致病因素对机体的侵袭，或在机体感邪后对机体内的病邪进行控制和驱逐。三是康复自愈，对受损机体的自我更新、自我修复和自我补充，可促使疾病向愈，或邪去正虚而恢复健康，发病后也可能不治而愈。

中医学对人体的正气非常重视，如《素问·刺法论》曰："正气存内，邪不可干。"《素问·评热病论》曰："邪之所凑，其气必虚。"《灵枢·百病始生》更明确指出："卒然逢疾风暴雨而不病者，盖无虚，故邪不能独伤人。"这些都确切地说明了正气的强弱是疾病发生与否的决定性因素，正气虚是发病的前提和依据。所以说正气不足是疾病发生的内在因素。

（二）邪气是发病的重要条件

疾病的发生与邪气的侵袭有着直接的关系。邪气在发病中的作用，主要表现在三个方面：一是导致发病的原因，如六淫、七情内伤、饮食失宜、劳逸过度、痰饮、瘀血、结石、外伤、寄生虫、胎传等。二是可影响发病的性质、类型和特点。因为邪气的种类和性质各异，所以作用于人体后可引发不同的疾病，从而表现出不同的发病特点、病证性质或证候类型。三是可影响病情与病位。病情的轻重除与正气的强弱有关外，亦与邪气的轻重有关，如六淫发病与疠气致病表现出的病轻和病重；同时邪气还可以影响病位，如风邪易袭阳位、湿邪其性趋下等。

邪气对机体的伤害，有三方面的表现：一是造成形质损害。如外伤等造成机体不同程度的损伤，又如火邪炽盛造成对津液的耗伤及对脉络的损伤等。二是导致生理功能失常。如饮食不节致使脾胃升降失常，导致恶心呕吐、腹泻便溏等。三是能使机体抗病修复能力下降，长期损伤可致机体形成病理性体质。

中医学重视正气，强调正气在发病中的主导地位，但是也不能忽视邪气的重要作用。在一定的条件下，邪气甚至起主导作用。如烧伤烫伤、刀枪伤害、毒蛇咬伤、化学毒剂等，即使正气强盛，也难免被其所伤。又如疫疠之气，在特定条件下可导致疾病的大流行。

（三）正邪胜负决定着疾病的发生与否

疾病的发生，总是伴随着邪气对机体的侵害和正气的抵抗这对矛盾斗争，即正邪相搏。如果正气旺盛，能抗御邪气的侵袭，或邪气即使侵入，正气也能及时祛邪外出并消除其影响，不使机体产生病理反应，即正胜邪去则不发病。反之，正气不足，卫外不固，无力抗邪，邪气可乘虚而入致机体发病；又或者邪气强盛，正气虽不虚，然不足以抗邪祛邪，不能消除其病理损害，亦致疾病的发生，即邪胜正负则发病。可见，疾病的发生与否，取决于正邪斗争的胜负。

$$\left.\begin{array}{l}内因——正气不足\\外因——邪气侵袭\end{array}\right\}邪正相搏\rightarrow邪胜正负\rightarrow发病$$

二、影响发病的主要因素

发病时，正气、邪气和邪正相搏要受到来自机体内外的各种因素影响，其中主要是外环境（自然环境和社会环境）、内环境（体质因素和情志因素）的影响。

（一）外环境与发病

人生活在一定的自然和社会环境之中，有不同的季节、不同的地方、不同的工作生活条件。这些不同的环境都能对人体造成不同的影响，以致发病也有差异性。当人们长期生活在一个稳定的环境中，就会逐渐获得对该环境的适应性而不容易生病，但是当环境发生变化时，一旦人们不能适应，就会发病。

1. 自然环境与发病

（1）季节气候与发病　人生于天地之间，赖自然而生存，《素问·四气调神大论》所谓"春夏养阳，秋冬养阴"，说明了机体须适应四季变化。当机体不能适应气候的变化时就会生病，此时的疾病也表现出季节性的特点，如春易伤风、夏易中暑、秋易伤燥、冬易病寒等。正如《素问·生气通天论》所谓："四时之气，更伤五脏。"另外，疫疠的暴发或流行，也与自然气候的变化是密切相关的。

（2）地域环境与发病　不同的地域，有着不同的气候特点、水土性质、物产及生活习俗的差异，对疾病的发生起着重要影响，甚至形成地方性的常见病和多发病。如我国地势西北高、东南低，故西北干燥而寒冷而多风寒或燥邪为病，东南潮湿而炎热而多湿邪或湿热为患，部分山区或因水土作物缺碘而好发瘿病等。

2. 社会环境与发病　人们生活在一定的社会环境中，卫生舒适的生活和工作环境，对健康起着重要的作用。故而在一些城市或社区，因为社会福利高、公共卫生条件好，能有效地减少疾病的发生。近年来，随着工农业的迅速发展，环境治理相对滞后，废气、废

水、废渣、农药等对大气、水源、土地和食品的污染，损害了人体正气，成为导致多种疾病发生和流行的因素。

（二）内环境与发病

人体是一个有机的整体，有形的身体和无形的精神通过机体的多种调节机制，保持着内环境的稳定。在某些情况下，机体正常的调节控制能力降低，不能很好地适应外环境时，内环境的气血阴阳失衡，就会发生疾病。影响内环境的因素主要有体质因素和情志因素。

1. 体质因素与发病　人的体质有强壮、虚弱、偏胖、偏瘦等的不同，体质的强弱对发病有着潜在影响。一般而言，正气旺盛者，体质强健，抗病力强，对邪气的耐受性较强，不易发病；正气虚弱者，体质羸弱，抵抗力差，对邪气的耐受性较弱，容易发病。因此，人体是否感受外邪而发病，主要取决于个体的体质状况对病邪的耐受性。个体体质的特异性，常导致个体对某些疾病有易感性或易患倾向性。如胖人多痰湿，善病中风；瘦人多火，易患劳嗽；老人肾气虚衰，多病痰饮咳喘。又如阳气素弱之人易病寒，阴气素衰之体易病热。这些均说明体质的差异与发病有着密切的联系。

2. 情志因素与发病　情志是人体正常的心理活动，也是人体五脏生理活动的一种表现。《素问·天元纪大论》曰："人有五脏化五气，以生喜怒忧思恐。"若人的情志舒畅，精神愉快，气机畅通，气血调和，脏腑功能协调，则正气旺盛，邪气难于入侵，不易发病；若情志不畅，精神异常，气机逆乱，阴阳气血失调，脏腑功能异常，则正气减弱，邪气留滞而易于发病。另外，因情志状态不同，其发病的缓急、病证的类型也可能不一致。如大悲、大喜、大怒、大惊等剧烈的情志波动，可引起脏腑气机逆乱，出现五志过极化火，扰乱神志，从而引起急性发病。若所愿不遂、抑郁不已、久悲失志等持续过久，也可影响脏腑气血的生理功能而导致缓慢起病。

三、发病类型

由于感受邪气的部位、性质和程度的不同，加上人体正气的差异，因此在发病形式上表现为不同的类型。发病类型主要有卒发、暴发、缓发、伏发、继发、合病与并病、复发等 7 种。

（一）卒发

卒发，又称"顿发"，是指感邪之后立即发病。主要有以下几种情况：

1. 感邪较盛　外感六淫邪气或疠气，当感受邪气较盛时，可导致立即发病。

2. 情志剧变　剧烈的情志变化，可导致立即发病。

3. 毒物所伤　误服毒物，或被毒虫、毒蛇咬伤，或吸入毒秽之气等，可导致立即发病。

4. 急性外伤　跌打伤、金刃伤、烧烫伤、冷冻伤、枪弹伤等各种外伤，可导致立即发病。

（二）暴发

暴发，是指发病急骤，病情危笃，常相"染易"以致迅速扩散，广为流行，一般见于疠气所致疾病。某些疠气，致病力强，善"染易"流行，发病急骤，危害性大。

（三）缓发

缓发，又称"徐发"，是指感邪之后缓慢发病。长期持续性的情志变化，如思虑、悲哀、忧愁等过度，以及饮食失宜、劳逸不当易引起缓慢发病。外感六淫邪气中，因湿性黏滞，故湿邪伤人，亦多缓慢发病。

（四）伏发

伏发，是指人体感受邪气后，邪气在体内潜伏一段时间，或在诱因作用下才发病。如破伤风、狂犬病等，均经过一段潜伏期之后发病。温病中"伏暑"亦属此类，前人称其为"伏气温病"。正如《素问·生气通天论》所谓："夏伤于暑，秋必痎疟。"

（五）继发

继发，是指在原发疾病的基础上，继而发生新的疾病。继发疾病与原发疾病在病理上联系密切。例如肝病日久，可继发癥积、鼓胀；眩晕日久，可继发中风。

（六）合病与并病

合病与并病之说，首见于《伤寒论》，主要用于六经辨证。两者的区别，主要是发病时间的差异，合病为同时出现，并病为先后出现。合病指两经或三经同时受邪所出现的病证，多见于感受邪气较甚，正气相对不足，邪气同时侵犯两经或三经。如伤寒病的太阳和少阳合病、太阳和阳明合病等，甚则有太阳、阳明和少阳三阳合病。并病指一经病证未罢，又出现另一经的病证。如伤寒病的太阳和少阳并病。

（七）复发

复发，又称"复病"，是指即将痊愈或已经痊愈的疾病再度发作。

1.复发的特点 复发的临床表现类似初病，但又不仅是原有病理过程的再现，一般比初病更复杂。复发的次数愈多，预后愈差。复发大多有诱因。

2.复发的主要类型 由于邪气的性质不同，正气的盛衰各异，邪正斗争的结果不一，因此复发包括以下两种类型。

（1）疾病少愈即复发 多见于外感性疾病的恢复期。由于余邪未尽、正虚未复，在用药不当、饮食失宜、劳累过度或外感邪气等诱因的作用下，可致余邪复燃，正气更虚，引起复发。例如温热、温毒、湿温等，恢复期如常人，在各种诱因的作用下，易致复发。

（2）缓解与复发交替 多见于发作性疾病的缓解期。由于正气不足，无力祛除邪气，或是邪气黏滞，难以祛除，因此体内留有宿根，在情志变化、饮食失宜、劳累过度或外感邪气等诱因的作用下，引起复发。例如哮喘、休息痢、癫痫、结石等，缓解期如常人，在各种诱因的作用下，易致复发。

3. 复发的诱因

（1）复感新邪 疾病初愈或在缓解期，因外感邪气，而致旧病复发。此为复发最常见的诱因。外感性疾病、内伤性疾病，均可因外感邪气而复发，尤以外感热病初愈后复发为多见。

（2）食复 疾病初愈或在缓解期，因饮食失宜，而致旧病复发。如饮食不节可导致脾胃病复发，鱼虾海鲜等"发物"可导致瘾疹、哮喘等复发，饮酒、过食辛辣炙煿之物可导致痔疮、淋证等复发。

（3）劳复 疾病初愈或在缓解期，因劳力、劳神或房劳过度，而致旧病复发。外感性疾病、内伤性疾病，如胸痹心痛、中风、哮喘、慢性水肿、疝气等，均可因劳累过度而复发。

（4）药复 疾病初愈或在缓解期，因用药不当，而致旧病复发。如急于求成、滥投补剂，导致虚不受补或闭门留寇而复发。

项目二　基本病机

基本病机，即病理变化的机制，是指疾病过程中病理变化的一般规律和基本原理。疾病的发生，是正邪斗争的结果，整个疾病过程中始终贯穿着正邪斗争。在正邪斗争的过程中，正气受到损伤，阴阳平衡被破坏，气血津液运行失常。因此，尽管疾病多种多样，表现千变万化，但都离不开正邪盛衰、阴阳失调、气血津液失常等基本病理变化机制。研究基本病机，对于把握疾病的本质和发展变化规律，并有效地指导辨证论治，具有重要意义。基本病机包括正邪盛衰、阴阳失调、气血失常、津液代谢失常、内生五邪等。

一、正邪盛衰

正邪盛衰，是指在疾病过程中，正气与邪气相互斗争所引起的正邪双方力量变化。邪气入侵人体后，人体正气与邪气相互发生作用，一方面邪气对人体正气起着损害作用，另一方面人体正气对邪气起着消除作用。在正邪斗争过程中，正邪双方的力量不断地发生着盛衰变化，不仅可以产生单纯的虚、实病理变化，还可以产生虚实转化、虚实错杂和虚实真假的病理变化，对疾病的发展与转归起着决定性作用。

（一）正邪盛衰与虚实变化

虚与实，是相比较而言的一对病机概念。《素问·通评虚实论》说："邪气盛则实，精气夺则虚。"指出了虚与实病机的实质。

1. 实　所谓实，是以邪气盛为矛盾主要方面的病理变化。其病机特点是邪气充实，正气不虚。也就是说，正气和邪气都较充实，正邪斗争剧烈，故反应明显。所以临床表现为亢盛有余的实证。

实证多见于体质强壮者或疾病的初、中期，所谓"新病多实"。患者体内积聚了痰饮、瘀血、饮食等病理产物。主要表现为精神亢奋，或壮热，或声高气粗，或疼痛剧烈而拒按、二便不通、脉实有力等症。《素问·玉机真脏论》以"脉盛，皮热，腹胀，前后不通，闷瞀"为"五实"之证候。

2. 虚　所谓虚，是以正气虚为矛盾主要方面的病理变化。其病机特点是邪气不充，正气亏虚。也就是说，正气和邪气都不充实，正邪斗争不剧烈，故反应不明显。所以临床表现为虚弱不足的虚证。

虚证多见于体质虚弱者或疾病的后期，所谓"久病多虚"。患者体内气血阴阳等正气出现了虚损。其中，以气虚为主，主要表现为气短自汗、精神倦怠等；以血虚为主，主要表现为面唇色淡、头晕眼花等；以阴虚为主，主要表现为潮热盗汗、消瘦颧赤等；以阳虚为主，主要表现为畏寒肢冷、舌胖色淡等。《素问·玉机真脏论》以"脉细，皮寒，气少，泄利前后，饮食不入"为"五虚"之证候。

3. 虚实转化　虚证和实证形成之后，并不是一成不变的。由于正邪斗争过程中，正邪双方的力量对比经常发生变化，因此虚证和实证之间也经常发生转化。虚证和实证相互转化有两种形式：一是由实转虚，一是因虚致实。

（1）由实转虚　是指因邪气久留而致正气受损。疾病本来是以邪气盛为矛盾主要方面的实证，在疾病过程中，由于失治、误治，导致病程迁延，邪气不断损伤正气，继而疾病转化为以正气虚为矛盾主要方面的虚证。如外感病的初、中期，主要表现为邪气亢盛有余的实证，若迁延至后期，而见气血阴阳亏虚的虚证表现，即是由实转虚。

（2）因虚致实　是指因正气不足而致邪气积聚。疾病本来是以正气虚为矛盾主要方面的虚证，在疾病过程中，由于正气不足，产生痰饮、瘀血等病理产物积聚体内，继而疾病转化为以邪气盛为矛盾主要方面的实证。如肾阳虚衰，主要表现为肾脏温化功能减退的虚证，若迁延至后期，而见水液停留于体内的实证表现，即是因虚致实。

4. 虚实错杂　在疾病的发展过程中，不仅可以产生单纯的虚、实病理变化，还可以产生邪实和正虚同时存在的病理变化。虚实错杂既有虚证的临床表现，又有实证的临床表现。虚实错杂分为实中夹虚和虚中夹实两类。

（1）实中夹虚　是指以邪气实的病理变化为主，兼见正气虚的病理变化，多由实证发展而来。如外感热病中的热盛伤津证，既有壮热、汗出、脉洪大等热盛邪实之象，又兼见口渴、尿少等津伤正虚之症。

（2）虚中夹实　是指以正气虚的病理变化为主，兼见邪气实的病理变化，多由虚证发展而来。如虚人外感，既有肢体倦怠、脉浮无力等气虚之症，又见恶寒、发热等邪实之象。根据邪气所在部位的不同，虚实错杂还可以分为表虚里实、表实里虚、上实下虚、上虚下实等不同类型。

5. 虚实真假 一般情况下，疾病的本质和现象是一致的。但在某些特殊情况下，由于正邪斗争的复杂性，出现了疾病的现象与病变的虚实本质不一致的病理变化。虚实真假分为真虚假实和真实假虚两类。

（1）真虚假实 是指病理变化的本质是"虚"，而"实"是表现出来的假象。多由于正气不足，功能减退所致。如脾气虚衰，反见腹部胀满的"虚胀"，即属此类。临床既可见纳食减少、疲乏无力、舌胖嫩而苔润、脉虚而细弱等脾虚表现，又可见腹部胀满、腹痛、大便秘结等类似实证的"虚胀"假象。故明代张景岳在《景岳全书》中说："至虚之病，反见盛势。"

（2）真实假虚 是指病理变化的本质是"实"，而"虚"是表现出来的假象。多由于邪气积聚，阻滞经络所致。如燥屎内结，反见下利清水的"热结旁流"，即属此类。临床既可见脐腹疼痛、按之坚硬有块，口舌干燥，脉滑实等邪实表现，又亦可见下利清水等类似虚证的假象。故明代张景岳在《景岳全书》中说："大实之病，反有羸状。"总之，临床分析病机，要求透过现象看本质，而不能被假象所迷惑，应把握住正邪盛衰所反映的真正虚实病理变化，从而了解疾病的本质。

知 识 链 接

虚胀与实胀的鉴别

实胀表现为腹胀持续不减，腹痛拒按，为真"实"；虚胀表现为腹胀时有减轻，腹痛喜按，为假"实"。

（二）正邪盛衰与疾病发展转归

疾病过程中，由于正气和邪气相互斗争，从而使正邪双方力量不断产生消长盛衰变化。这种变化对于疾病发展的趋势与转归起着决定性的作用。一般情况下，正盛则邪退，疾病趋向好转，或痊愈；邪盛则正衰，疾病趋向恶化，甚至导致死亡。

1. 正盛邪退 是指在疾病过程中，正气日趋强盛，邪气日益衰减，正气战胜邪气，疾病趋向好转或痊愈，是最常见的一种转归。出现这种转归，或是因为正气相对充足，抗御邪气能力较强；或是因为得到及时正确的治疗，使邪气对人体的损害得到控制，被耗伤的物质得到充实，受损伤的组织得到修复，则疾病趋向好转或痊愈。如外感六淫邪气所致的疾病，邪气从皮毛和口鼻侵入人体，若人体正气充足，抗御邪气能力较强，则可使邪从外而解；或用发汗解表药，驱邪外出，疾病也就痊愈。

2. **邪盛正衰**　是指在疾病过程中，邪气亢盛，正气不足，抗邪无力，疾病趋向恶化，甚至死亡。出现这种转归，或是因为正气过于虚弱，或是因为邪气过于亢盛，或是因为治疗不当，使人体受到的损害日渐加重，则疾病趋向恶化。若正气衰竭，邪气独盛，阴阳离绝，人体就会死亡。如在外感热病发展过程中出现的"亡阴""亡阳"，即是正不胜邪，邪盛正衰的典型表现。

3. **邪去正虚**　是指在疾病过程中，邪气虽被祛除，但正气也受到了严重的损伤。多见于严重疾病的恢复期。出现这种转归，或是因为正邪斗争剧烈，或是因为治疗方法过于峻猛，虽然祛除了邪气，但正气也被耗伤，使疾病处于恢复状态。其最终的转归，仍然是趋向好转或痊愈。但若此时调养不当，或感染邪气，也可以使疾病复发。

4. **正邪相持**　是指在疾病过程中，正邪双方势均力敌，正气既不能完全祛除邪气，邪气也不能进一步损害人体，使疾病处于迁延状态。

5. **正虚邪恋**　是指在疾病过程中，邪气未尽，正气大虚，正气无力驱邪外出，使疾病处于缠绵难愈状态。

二、阴阳失调

阴阳失调，是指在疾病过程中，人体阴阳之间失去了正常的平衡协调关系，从而产生阴阳偏盛、阴阳偏衰、阴阳互损、阴阳格拒、阴阳转化、阴阳亡失等病理变化。《素问·生气通天论》说："阴平阳秘，精神乃治，阴阳离决，精气乃绝。"可见，阴阳失调是脏腑、经络、气血等相互关系失调，以及气机升降出入关系失调的高度概括，是疾病发生的最基本病机。

（一）阴阳偏盛

阴阳偏盛是指在疾病过程中，阴阳双方中的某一方偏盛，而另一方不衰的病理变化，见于"邪气盛则实"的实证。《素问·阴阳应象大论》说："阴胜则阳病，阳胜则阴病。阳胜则热，阴胜则寒。"指出了阴阳偏盛病机的实质和发展趋势。

1. **阳偏盛**　又称阳胜，是指在疾病过程中，出现阳气偏盛、产热过剩、功能亢奋的病理变化。形成阳偏盛的原因，或因感受阳热邪气；或因感受阴邪，从阳化火；或因过食辛温；或因情志过极化火；或因气滞、瘀血、食积等郁久化火所致。

阳偏盛表现为实热证，即所谓"阳胜则热"。临床表现以热、动、燥为其特点，可见壮热面赤、渴喜冷饮、咽干口臭、心烦不安甚至神昏、小便短赤、大便秘结、舌红苔黄、脉洪数等症。

阴虚是阳偏盛病机的发展趋势。由于阴阳的对立制约，阳长则阴消，阳邪亢盛，必然损伤阴液，出现口干咽燥、小便短少等伤阴的表现，即所谓"阳胜则阴病"。

2. 阴偏盛　又称阴胜，是指在疾病过程中，出现阴气偏盛、产热不足、功能抑制，以及阴寒性病理代谢产物积聚的病理变化。形成阴偏盛的原因，或因感受阴寒邪气，或因过食生冷所致。

阴偏盛表现为实寒证，即所谓"阴胜则寒"。临床表现以寒、静、湿为其特点，可见面白肢冷、腹痛腹冷、舌淡苔白腻、脉迟紧等症。

阳虚是阴偏盛的病机发展趋势。由于阴阳的对立制约，阴长则阳消，阴邪亢盛，必然损伤阳气，出现精神萎靡、喜静蜷卧、小便清长、大便溏薄等伤阳的表现，即所谓"阴胜则阳病"。

（二）阴阳偏衰

阴阳偏衰是指在疾病过程中，阴阳双方中的某一方偏衰的病理变化，见于"精气夺则虚"的虚证。

1. 阳偏衰　是指在疾病过程中，阳气不足，产热不足，功能抑制，以及阴寒性病理代谢产物积聚的病理变化。

阳偏衰的形成，或因先天禀赋不足；或因过食生冷，日久伤阳所致。

阳偏衰表现为虚寒证，即所谓"阳虚则寒"。临床表现以虚、寒为主要特点，可见面白肢冷、腹痛腹冷、精神萎靡、喜静蜷卧、小便清长、大便溏薄、舌淡脉弱等症。

阳偏衰和阴偏盛的鉴别：阴偏盛是实寒，表现虚不明显。阳偏衰是虚寒，以虚为主，常见虚弱不足症状，如精神萎靡、喜静蜷卧等。

2. 阴偏衰　是指在疾病过程中，阴液不足，产热过剩，功能虚性亢奋的病理变化。

阴偏衰的形成原因，或因感受阳热邪气；或因过食辛温；或因情志过极化火，日久伤阴所致。

阴偏衰表现为虚热证，即所谓"阴虚则热"。临床表现以虚、热为主要特点，可见潮热盗汗、五心烦热、颧红形瘦、口干咽燥、小便短少、大便干结、舌红苔少、脉象细数等。

阴偏衰和阳偏盛的鉴别：阳偏盛是实热，表现亢盛有余，如壮热不退、满面通红、舌红苔黄燥、脉洪数。阴偏衰是虚热，以虚为主，常见虚弱不足症状，如五心烦热、颧红潮热、舌红苔少或无、脉细数。

（三）阴阳互损

阴阳互损是指在疾病的发展过程中，阴阳双方中的某一方虚损到一定程度，由于阴阳的互根互用，从而影响另一方，形成阴阳两虚的病理变化。阴阳互损分为阴损及阳和阳损及阴两类。

1. 阴损及阳　是指在阴虚的基础上，继而导致阳虚，形成以阴虚为主的阴阳两虚的病理变化。由于阴液亏损，"无阴则阳无以化"，进一步导致阳气化生不足，或者阳气无所依附而耗散。如原有咳嗽、盗汗、遗精、咯血等阴虚表现，病变发展日久，若出现气喘、自汗、大便溏泄等阳虚表现，此时的病机已转化为阴损及阳的阴阳两虚证。其特征是阴虚表现出现在前，阴阳两虚的表现出现在后。

2. 阳损及阴 是指在阳虚的基础上，继而导致阳虚，形成以阳虚为主的阴阳两虚的病理变化。由于阳气亏损，"无阳则阴无以生"，进一步导致阴液生成减少。如原有水肿、腰酸、膝冷等阳虚表现，病变发展日久，若出现烦躁、咽喉干痛、齿龈出血、小便短赤等阴虚表现，此时的病机已转化为阳损及阴的阴阳两虚证。其特征是阳虚表现出现在前，阴阳两虚的表现出现在后。

（四）阴阳格拒

阴阳格拒是指在疾病的过程中，阴阳双方中的某一方偏盛至极，由于阴阳的对立制约，从而将另一方格拒于外，形成疾病现象与寒热本质不相一致的病理变化。阴阳格拒分为阴盛格阳和阳盛格阴两类。

1. 阴盛格阳 又称格阳，是指在疾病过程中，阴寒偏盛至极，而将阳气格拒于外，形成内有真寒外有假热的病理变化，又称真寒假热证。"阴寒偏盛"是病机的本质，故可见四肢厥冷、精神萎靡、畏寒蜷卧、小便清长、大便溏薄、脉微欲绝等真寒表现。"格阳于外"则是病机表现出来的假象，故可见身热反不恶寒、面如红妆、口渴、脉大等假热之象。鉴别要点为身虽热但欲盖衣被，口虽渴但渴喜热饮，饮亦不多，脉虽大但无力。

2. 阳盛格阴 又称格阴，是指在疾病过程中，阳热偏盛至极，而将阴气格拒于外，形成内有真热外有假寒的病理变化，又称真热假寒证。"阳热偏盛"是病机的本质，故可见壮热面赤、渴喜冷饮、咽干口臭、心烦不安、小便短赤、大便秘结、舌红苔黄而干等真热表现。"格阴于外"则是病机表现出来的假象，故可见面色苍白、四肢厥冷、脉象沉伏等假寒之象。鉴别要点为虽有四肢厥冷，但身反不恶寒而恶热，脉虽沉伏但数而有力。

（五）阴阳转化

阴证和阳证形成之后，并不是一成不变的，在一定条件下，阴证和阳证可以发生相互转化。其转化有两种形式：一是由阳转阴，一是由阴转阳。

1. 由阳转阴 是指阳证在一定条件下转为阴证的病理变化。如急性温热病，初期可见壮热面赤、渴喜冷饮、心烦不安、舌红苔黄、脉数等阳证表现。若阳邪极盛，严重损伤正气，突然出现面色苍白、四肢厥冷、大汗淋漓、脉微欲绝等阴证之象，即是病机已由阳转阴。

2. 由阴转阳 是指阴证在一定条件下转为阳证的病理变化。如感冒，初期可见恶寒重、发热轻、无汗、头身疼痛、鼻塞流涕、苔薄白、脉浮紧等阴证表现。若阴邪郁而化热，出现发热汗出、心烦口渴、舌红苔黄、脉数等阳证之象，即是病机已由阴转阳。

（六）阴阳亡失

阴阳亡失是指在疾病的过程中，阴阳双方中的某一方突然大量亡失，导致全身功能严重衰竭而出现生命垂危的病理变化。《素问·生气通天论》说："阴阳离绝，精气乃绝。"阴阳亡失包括亡阳、亡阴两种情况。

1.亡阳　是指在疾病过程中，阳气突然大量亡失，导致全身功能严重衰竭而生命垂危的病理变化。

亡阳的形成，多因阴邪亢盛，正不胜邪，阳气突然脱失；或因过用汗、吐、下法，阳随阴泄而外脱；或因久病，阳气长期消耗，终至阳气耗尽。

临床表现多为神情淡漠、神疲蜷卧甚至神志昏迷、面色苍白、四肢厥冷、大汗淋漓、汗冷清稀、脉微欲绝等危重证候。

2.亡阴　是指在疾病过程中，阴液突然大量亡失，导致全身功能严重衰竭而生命垂危的病理变化。

亡阴的形成，多因阳邪亢盛，正不胜邪，阴液突然亡失；或因过用汗、吐、下法，阴液大量消耗；或因久病，阴液长期消耗，终至阴液耗尽。

临床表现多为烦躁不安甚至昏迷谵妄、身体干瘪、皮肤皱褶、目眶深陷、四肢温和、汗出如油、汗热黏稠、脉细数无力或躁动无根等危重证候。

知 识 链 接

亡阴与亡阳的鉴别

亡阴是阴液大量亡失，表现为四肢温和，汗出如油、质稠而热；亡阳是阳气大量亡失，表现为四肢逆冷，大汗淋漓、质稀而冷。

三、气血失常

气血失常，是指在疾病过程中，气与血的不足，以及气血运行障碍，从而导致人体功能失常的病理变化。气血是全身脏腑组织、经络、官窍生理活动的物质基础。《素问·调经论》说："血气不和，百病乃变化而生。"如果气血失常，必然会影响人体的各种功能活动，从而导致各种疾病的发生。

（一）气失常

1.气虚　气虚是指气不足及其功能低下的病理变化。

气虚的形成，多因先天禀赋不足、后天失于调养等导致气的化生不足；或因劳倦过度、大病久病等导致气的耗散太过。

临床表现以疲倦乏力、少气懒言、脉虚无力为主要特点。由于气的功能各不相同，因而气虚的表现复杂多样。若气的推动作用下降，则见精神疲倦、四肢乏力；若气的温煦作用下降，则见手足不温；若气的固摄作用下降，则见自汗；若气的防御作用下降，则易于感冒。又因气由肺吸入的自然界清气、脾化生的水谷精气及肾中精气所构成，气虚可导致各脏腑功能减退，表现为一系列脏腑虚弱征象。如元气虚则生长发育迟缓，生殖功能低下，生理活动衰退；肺气虚则少气懒言；脾气虚则纳呆便溏。同时，气与血、津液的关系极为密切，气虚必然会波及血和津液的正常生理功能，导致血和津液或生成不足，或运行失常等多种病理变化。如气虚可引起血虚、血瘀和出血，也可致津液代谢障碍形成痰饮、水肿等。

2. 气机失调　气机失调是指在疾病发展过程中，由于邪气的侵害，或脏腑功能的失常，从而导致气的升降出入运动失常所引起的病理变化。在脏腑的功能活动中，例如肺的宣发与肃降，脾的升清与胃的降浊，心肾的阴阳相交、水火既济，肺主呼吸、肾主纳气，肝气主升、肺气主降，皮肤的排泄汗液、膀胱的排出尿液等生理功能，都是气机升降出入运动的具体体现。因此，气升降出入运动正常与否，不仅影响着气血津液的生成和运行，而且还影响着全身脏腑组织的功能活动。气机失调，主要包括气滞、气逆、气陷、气闭、气脱等5个方面。

（1）气滞　气滞是指气在局部运行不畅而阻滞不通，从而导致脏腑功能障碍的病理变化。由于肝升肺降、脾升胃降，在调整全身气机中起着极其重要的作用，气滞以肝气郁滞、肺气壅滞和脾胃气滞为多见。

气滞的形成，多因情志抑郁，或因痰饮、食积、瘀血等有形之邪阻碍气机所致。

临床表现有胀痛，胀闷的感觉甚于疼痛，并且气行则舒。肝郁气滞，可见胁肋或少腹胀痛、善太息等；肺气壅滞，可见胸闷、咳喘等；脾胃气滞，可见脘腹胀痛、时作时止，得嗳气或矢气则舒。

（2）气逆　气逆是指气的上升运动太过或下降运动不及，从而导致以上逆为特征的病理变化。气逆以肝气上逆、胃气上逆、肺气上逆为多见。

气逆的形成，多因情志所伤，或因饮食失宜，或因痰饮阻滞所致。

临床表现以肝、胃、肺等脏腑最为多见。肝气上逆，可见头痛头胀、面红目赤、烦躁易怒、口苦等，重者血随气逆而见咯血、咳血，或壅遏清窍而致昏厥；胃气上逆，可见恶心呕吐、嗳气呃逆等；肺气上逆，可见咳喘、咯痰等。

（3）气陷　气陷是指气的上升运动不及或下降运动太过，从而导致以升举无力而下陷为特征的病理变化。多由气虚发展而来。由于脾的升清功能，能使水谷精微清阳之气上达于头目，以荣养清窍；而气的升提涉及正常的升降出入运动，以保证人体内脏器官位置的相对恒定。因此，气陷与脾气虚弱关系密切。气陷可分为"上气不足"与"中气下陷"两种。

气陷的形成，多因先天禀赋不足，或因久病失调，或因妇女生产过多所致。

临床表现多见头晕、目眩、耳鸣、疲倦乏力等。如《灵枢·口问》说："上气不足，脑为之不满，耳为之苦鸣，头为之苦倾，目为之眩。"中气下陷，可见胃下垂、肾下垂、子宫脱垂、脱肛等病。由于气陷是在气虚基础上发展而来，故又见疲乏无力、少气懒言、面色不华、少腹胀满重坠、便意频频、脉弱无力等症状。

（4）气闭　气闭是指气郁闭于内，导致气的外出受阻，出现突然昏厥的病理变化。

气闭的形成，多因情志刺激，肝失疏泄，阳气内郁，不得外达，气郁心胸；或因外邪闭郁，痰浊壅盛，肺气闭塞，气道不通；或因剧烈疼痛等，导致气机外出受阻所致。

临床表现常见突然昏厥、不省人事、手紧握拳、牙关紧闭、气急鼻扇等，兼见四肢不温、四肢拘挛。心气郁闭可见突然昏厥、不省人事；胸肺气闭，可见呼吸困难、气喘声哑；膀胱气闭可见小便不通；大肠气闭可见大便秘结。

（5）气脱　气脱是指气不内守而外脱，导致全身功能突然衰竭的病理变化。

气脱的形成，或因邪气亢盛，正不敌邪；或因慢性疾病，长期消耗，气虚至极；或因大汗、大吐、大泻、大出血而致气随津脱、气随血脱所致。

临床表现多见面色苍白、四肢厥冷、汗出不止、目闭口开、全身瘫软、二便失禁、脉微欲绝等危重证候。

（二）血失常

1. 血虚　是指血不足及其功能低下的病理变化。

血虚的形成，或因大出血等导致失血过多，新血未能及时补充；或因化源不足，如饮食营养不足，血液来源减少，或脾胃虚弱，运化无力，或肾精亏损，精不化血等；或因久病不愈，或思虑太过，或寄生虫暗耗营血等；或因瘀血阻络，新血不生所致。

临床表现以面色无华、疲倦乏力、脉细为重要特点。由于全身各脏腑、经络及组织器官，皆依赖于血的濡养作用而维持其正常的生理功能，故血虚则不能充养周身组织器官，脏腑经络失荣失养，以致营养不足，功能活动逐渐衰退。由于心主血，肝藏血，脾为血液化生之源而又统血，故血虚与此三脏关系最为密切。因此又可见心肝及其所主组织的异常，如心悸怔忡、失眠多梦、唇甲淡白、两目干涩、视物昏花、肢体麻木或关节屈伸不利等。

2. 血液运行失常　是指在疾病发展过程中，脏腑功能或气的功能失调，使得血液运行迟滞不畅，或血液运行加速，甚至血液妄行，逸出脉外的病理变化。人体血液的正常运行，取决于心、肝、脾、肺等脏腑的功能正常，以及气的推动、温煦、固摄等作用的共同配合。当致病因素导致上述脏腑功能及气的功能失调，均可以引起血液运行失常。血液运行失常，主要包括血瘀、血热、血寒和出血4个方面。

（1）血瘀　是指血液运行迟缓或流行不畅的病理变化。

血瘀的形成原因很多，血非气不运，血又得寒而凝，得热而行，故血瘀的形成与气的功能、血中寒热关系十分密切。气虚则行血无力；气滞则阻滞血行；血寒则血液凝滞；血热则血液黏滞；痰湿则阻滞血脉，皆可影响血的运行。

临床表现可见局部刺痛、固定不移、拒按，甚至有肿块；出血反复不止、色泽紫暗、夹有血块，或大便色黑如柏油；面色黧黑，肌肤甲错、口唇爪甲青紫，或皮下紫斑，或腹部青筋外露；妇女经行不畅、闭经或痛经；舌质紫暗，或见瘀点、瘀斑，脉细涩。

（2）血热　是指血分有热、血液运行加速的病理变化。

血热的形成，或因外感阳热邪气，或因情志过极化火，或因痰湿等阴邪郁久化热，热入血分所致。

临床表现以既有热象，又有动血、出血等为其特征。常见壮热面赤、心烦口渴、舌干红或绛、脉弦数及咳血、吐血、尿血、衄血等。

（3）血寒　是指血脉受寒、血液运行迟缓或流行不畅的病理变化。

血寒的形成，或因感受阴寒邪气，或因阳虚生寒等所致。

临床表现可见疼痛，唇舌、爪甲和皮肤青紫。如寒凝心脉，可见真心痛；寒凝肝脉，可见胁下、少腹、阴部冷痛，或妇女痛经、闭经等。

（4）出血　是指血液运行不循常道，逸出脉外的病理变化。

出血的形成，或因感受阳热邪气或脏腑阳气旺盛，迫血妄行；或因气虚无力摄血；或因外伤损伤脉络或瘀血阻滞，血不归经等。

临床表现为脏腑、组织、器官等不同部位出血。如鼻窍脉络受损，则为衄血等；肺络受损，则为咳血；胃络受损，则为呕血、便血；大肠络伤出血，则为便血；膀胱或尿道络受损，则为尿血；冲任脉络受损，则月经量多和经期提前。若出现突然性大出血，则亦可致气随血脱，甚则发生"精气乃绝"而死亡。

（三）气血关系失调

气血之间相互依存、相互为用。"气为血之帅"，气能生血、气能行血、气能摄血；"血为气之母"，血液则能濡养和运载气。在疾病过程中，气与血也相互影响，气的虚衰和升降出入运动失常，必然累及于血。

1. 气滞血瘀　是指气机郁滞，运血受阻，以致血行障碍，继而出现血瘀的病理变化。由于肝主疏泄气机而藏血、心主血脉而行血，因此气滞导致的血瘀中，以肝郁气滞和气滞心脉多见。

气滞血瘀的形成，多因情志内伤，抑郁不遂；或因闪挫外伤等所致。

临床表现可见胸胁胀满、走窜疼痛，胁下痞块、刺痛拒按，妇女可见经闭或痛经，经色紫暗或夹有血块，舌紫暗或见紫斑，脉涩。气滞心脉所致血瘀，可见心胸憋闷、痛如针刺刀割，胸闷气短等。

2.**气虚血瘀**　是指气虚运血无力，以致血行瘀滞的病理变化。由于肺主一身之气而助心行血，脾为气血生化之源，因此气虚导致的血瘀中，以肺脾气虚多见。

气虚血瘀的形成，或因先天禀赋不足、后天失于调养等导致气的化生不足，或因劳倦过度、大病久病等导致气的耗散太过，气虚无力行血。

临床表现轻者可见血行迟缓，运行无力；重者可见局部瘫软不用，甚至萎缩。

3.**气不摄血**　是指气虚统摄血液无力，以致血不循经，血逸脉外而出血的病理变化。

气不摄血的形成，或因先天禀赋不足、后天失于调养等导致气的化生不足，或因劳倦过度、大病久病等导致气的耗散太过，气虚无力摄血。

临床表现既有气短、少气懒言、疲倦乏力、面色无华、舌淡、脉细弱等气虚表现，又有吐血、便血、皮下瘀点瘀斑、女性崩漏等出血之象。

4.**气随血脱**　是指在大量出血的同时，气随着血液流失而脱散，从而形成气血并脱危象的病理变化。血为气之载体，血脱则气失其附载，故气亦随之暴脱而亡失。

气随血脱的形成，多因外伤、呕血、便血、妇女分娩、崩漏等大失血所致。

临床表现多见大量出血、突然晕厥、面色苍白、四肢厥冷、大汗淋漓、舌苔淡而白、脉微弱等症。

5.**气血两虚**　是指气虚和血虚同时存在的病理变化。

气血两虚的形成，多因久病耗气，气虚不能生血；或因慢性失血，气随血耗或血虚不能养气所致。

临床表现既可见头晕目眩、少气懒言、乏力、自汗等气虚之象，又可见面色淡白或萎黄、心悸失眠、舌淡而嫩、脉细弱等血虚表现。

四、津液代谢失常

津液代谢失常是指在疾病过程中，津液的代谢出现障碍，从而导致人体功能失常的病理变化。津液的代谢，实质上就是津液不断生成、输布和排泄的过程。津液的正常代谢主要取决于肺、脾、肾、肝、三焦、膀胱等多个脏腑的密切配合，也离不开气的升降出入运动和气化功能活动的正常。这一过程是在五脏的共同参与下完成的，其中以脾的运化、肺的通调和肾的气化尤为重要。因此，肺、脾、肾等脏腑的功能失常，气的升降出入运动失去平衡，均可以导致津液代谢失常，从而形成体内津液不足或水液停聚于体内，产生痰饮、水湿、水肿等津液失调的病理变化。

（一）津液不足

津液不足是指津液，不能润泽濡养脏腑组织，从而产生一系列干燥失润的病理变化。津液不足分为伤津与脱液两类。

津液不足的形成，或因感受阳热邪气，或因过用汗法、吐法、下法，或因情志过极化火，或因过食辛温；或因辛燥药物引起津液耗伤所致。

临床表现可见口干舌燥、肌肤干燥、目陷颧瘪、尿少便干等伤津症状；或见形瘦骨立、大肉尽脱、毛发枯槁、舌光红干枯，甚则手足蠕动、痉挛肉瞤等脱液症状。

（二）津液输布排泄障碍

津液输布排泄障碍是指津液不能正常输布和排泄，导致津液在体内流动迟缓或留滞于某一局部的病理变化。

津液输布排泄障碍的形成，或因感受六淫邪气，或因情志变化，或因饮食失宜所致。

临床表现较为复杂，湿浊困阻可见胸脘痞闷、恶心、呕吐痰涎、腹泻便溏、头身困重、面黄肤肿、苔腻脉滑等。痰饮阻肺可见咳喘咯痰；痰阻于胃，则见恶心、呕吐痰涎；痰扰于心，则见胸闷心悸；痰阻咽喉，则见咽喉如有物梗阻、吐之不出、咽之不下的梅核气等。水饮潴留，可见水肿或腹水。

五、内生五邪

内生五邪是指在疾病的发展过程中，脏腑和气、血、津液等功能失常而产生类似于风、寒、湿、燥、火五种外感邪气致病的病理变化。由于病起于内，不是外感，故称作内生"五邪"，即"内风""内寒""内湿""内燥""内火"。

（一）风气内动

1.概念 风气内动，又称"内风"，是指在疾病发展过程中，或因阳气亢盛，或因阴虚不能制约阳气，导致阳升无制，出现动摇、眩晕、震颤、抽搐等类似风动特征的病理变化。

2.形成原因及临床表现 内风的病理变化主要有肝阳化风、热极化风、阴虚生风、血虚生风等。

（1）肝阳化风 因肝阳亢逆无制或阴虚筋失其养所致。如《素问·至真要大论》说"诸风掉眩，皆属于肝"，明确指出了内风与肝的功能失调有关。临床表现以各种动摇症状为特征，轻者出现头痛剧烈、眩晕欲仆、肢麻震颤、筋惕肉瞤等症；严重者卒然仆倒、两眼上翻、口眼㖞斜、半身不遂，或为闭证，或为脱证。如《素问·至真要大论》说："诸暴强直，皆属于风。"

（2）热极化风 因感受阳热邪气，煎灼津液，筋脉失其濡养所致，多见于热性病的极期。临床表现在高热不退的基础上，出现痉厥、颈项强直、角弓反张、四肢抽搐、两目上视、鼻翼扇动，或神昏、谵语等症。

（3）阴虚生风　因热病后期或久病耗伤，阴液亏损所致，多见于热性病的后期。临床表现既可见潮热盗汗、五心烦热、目陷消瘦、口干咽燥、舌光少津、脉细等阴虚之象，又可见筋惕肉瞤、手足蠕动等风象。

（4）血虚生风　因久病耗伤营血，或因年老精亏血少，或因失血过多所致。临床表现可见肢体麻木、筋跳肉瞤，或时有手足拘挛不伸等症。

知 识 链 接

外风与内风的鉴别

外风由外感风邪引起，临床表现有明显的外感症状，如发热、恶风等，有发病急、变化快和病位游移不定的特点；内风由脏腑功能失调引起，与肝的关系最为密切，临床表现有动摇不定的特点，以眩晕、肢麻、震颤、抽搐为主要特征。

（二）寒从中生

1.概念　寒从中生　又称"内寒"，是指在疾病发展过程中，人体阳气虚衰，阳不制阴，虚寒内生的病理变化。

2.形成原因　多因阳气虚损，阴寒内盛，脏腑组织失于温煦所致。以脾肾阳虚为主，肾阳虚衰尤为关键。如《素问·至真要大论》说："诸寒收引，皆属于肾。"

3.临床表现　若温煦功能减退，则见面色苍白、畏寒喜暖、四肢不温、舌淡不渴、苔白滑润、脉沉迟弱，以及筋脉拘挛、肢节痹痛等；若气化功能减退而水液代谢障碍，则见涕唾痰涎稀薄清冷，尿频清长、大便泄泻，或水肿、痰饮等。不同脏腑的内寒病变，其临床表现也各不相同。心阳虚，见心胸憋闷或绞痛、面唇青紫等；脾阳虚，见泄泻便溏；肾阳虚，见腰膝冷痛、小便清长、下利清谷、男子阳痿、女子宫寒不孕。

（三）湿浊内生

1.概念　湿浊内生，又称"内湿"，是指在疾病发展过程中，由于脾失健运，津液输布障碍，水湿、痰浊蓄积停滞的病理变化。

2.形成原因　或因素体肥胖而痰湿过盛，或因素体阳虚，或因过食生冷肥甘所致。

3.临床表现　根据湿浊停留的部位不同而有不同的临床表现。如湿邪留滞经脉，则见头重如裹、肢体重着或屈伸不利；湿犯上焦，则见胸闷咳嗽；湿阻中焦，则见脘腹痞满、食欲不振、口腻或口甜、舌苔厚腻；湿滞下焦，则见腹胀便溏、小便不利；若水湿泛滥，溢于皮肤肌腠之间，则发为水肿。故《素问·六元正纪大论》说："湿胜则濡泄，甚则水闭跗肿。"

（四）津伤化燥

1. 概念 津伤化燥，又称"内燥"，是指在疾病发展过程中，由于津液不足，导致全身脏腑组织失去濡润，从而出现一系列干燥枯涩的病理变化。

2. 形成原因 多因久病伤津，或因过用汗法、吐法、下法或亡血失精导致津液亏损，或因感受阳热邪气伤津所致。常见于肺、胃、大肠等脏腑。

3. 临床表现 多见一系列津液枯涸失润的症状，如肌肤干燥、起皮落屑，甚则皲裂，口燥唇焦，鼻干咽燥，双目干涩，爪甲脆折等。以肺燥为主者，可兼见干咳无痰，甚或咯血；以胃燥为主者，可兼见舌光红无苔；以肠燥为主者，可兼见便秘等症。

（五）火热内生

1. 概念 火热内生，又称"内火"或"内热"，是指在疾病发展过程中，由于阳盛有余，或阴虚阳亢，或邪郁日久，或五志化火等而致火热内扰、功能亢奋的病理变化。

2. 形成原因 内热的病理变化主要有阳气过盛化火、邪郁化火、五志过极化火、阴虚火旺等。

（1）阳气过盛化火 人体的阳气在正常情况下具有温煦脏腑组织的作用，在这种正常情况下的阳气，中医学称为"少火"。但在病理情况下，在阳邪的作用下，导致人体阳气过盛，功能亢奋，以致伤阴耗液，此种病理性的阳气过亢，中医学称为"壮火"，即所谓"气有余便是火"。

（2）邪郁化火 表现在两个方面：一是外感六淫中的寒、湿等阴邪，在疾病发展过程中，邪气郁久而化热；二是体内产生的代谢产物，如痰湿、瘀血、食积等，郁久而化火。

（3）五志过极化火 情志变化，影响脏腑气血阴阳，导致人体阳气过盛，或造成气机郁结，郁久化火。

（4）阴虚火旺 多由于阴液大伤，阴不制阳，阳气偏亢，导致虚火内生。

3. 临床表现

（1）实火 起病急，病程短。可见壮热面赤、渴喜冷饮、心烦、小便短少、大便干硬等症。

（2）虚火 起病缓，病程长。可见五心烦热、午后颧红、潮热盗汗、眩晕耳鸣、形体消瘦等症。

项目三 疾病的传变

任何疾病都有其发生、发展到结局的过程，这个过程称为病程。致病因素的不同、患者体质的不一、外部环境的差异，以及医护措施的差别，都能影响病程的演变，所以疾病的过程是复杂多变的。中医学在长期的实践过程中，逐步认识到疾病演变过程中的一些基本规律。如从病位的基本传变形式来看，不外乎表里之间、内脏之间的转变；从疾病的性质变化来看，不外乎寒与热、虚与实的相互转化；从疾病的转归来看，不外乎痊愈、死亡、缠绵、后遗等结局。探明这些演变规律及其机制，有利于更进一步揭示疾病的本质，更好地进行辨证论治。以下主要讨论病位传变、病性转化与疾病转归等内容。

一、病位传变

病位传变，是指在疾病的发展过程中，病变部位发生相互转移的病理过程。人体是一个有机整体，通过经络的联系，人体的表里上下、脏腑组织之间都是互相沟通的，因而某一部位或某一脏腑的病变，可以向其他部位或其他脏腑传变，引起疾病的发展变化。掌握病位的传变规律，便能把握病势发展趋向，抓紧时机进行治疗，防止疾病发展，将疾病治愈在初期阶段。如《素问·阴阳应象大论》说："邪风之至，疾如风雨，故善治者治皮毛，其次治肌肤，其次治筋脉，其次治六腑，其次治五脏。治五脏者，半死半生也。"这段话说明了掌握病位传变规律，实施早期治疗的重要性。

（一）外感病的传变

外感病发于表，发展变化过程是自表入里、由浅而深的传变，所以外感病的基本传变是表里之间的传变。

1. 表里之间传变　又称表里出入、内外传变，主要表现为表邪入里或里病出表。

（1）表邪入里　是指邪气原在人体的卫表肌肤，而后内传入里的病理传变过程。表邪入里，多因正气不足，或邪气亢盛，或失治、误治等所致。如外感风寒，初见恶寒、发热、无汗、脉浮紧等表寒证表现，若失治、误治，则在表之邪不解而内传入里，影响肺、胃功能，出现高热、口渴、喘咳、腹满、便秘等里热证表现，即是由表入里。又如伤寒病，先太阳，而阳明，而少阳，而三阴；温病先卫分，而气分，而营分，而血分。这些均是病邪由表入里的传变过程。

（2）里病出表　是指邪气原在人体的内在脏腑，而后外传出表的病理传变过程。里邪出表，多因正气充足或治疗护理得当等。如伤寒病，由三阴病变转化为三阳病变；温病内热炽盛，出现汗出热解或疹痦透发于外等。这些均属于里病出表的传变过程。

2. 表里之间传变的形式

（1）六经传变　是指伤寒病过程中，病变部位在六经之间的转移变化。六经之中，三阳主表，三阴主里。三阳之中，太阳为一身之藩篱而主表，阳明主里，少阳主半表半里；三阴之中，太阴居表，依次为少阴、厥阴。六经传变规律：外邪循六经传变，由表入里，由阳入阴，渐次深入，即太阳→阳明→少阳→太阴→少阴→厥阴，称为"循经传"。说明正气由盛而衰，疾病由轻到重的发展过程；反之，由阴出阳，说明正气由衰而盛，疾病由重到轻的好转过程。

（2）卫气营血传变　是指温热病过程中，病变部位在卫、气、营、血四个阶段的转移变化。卫气营血传变规律，是指邪气由卫传气，由气传营，由营传血。一般来说，病在卫分，是温热病的初期阶段，病势较轻浅，病位在肺卫，以发热恶寒为其临床特点；病在气分，是温热病的中期，病邪已传里，病势较重，病位在肺、脾、胃、胆、肠，以但恶热不恶寒为其临床特点；病在营分，是温热病的严重阶段，病邪已深入，病势更重，病位在心包及心，以舌质红绛、心烦不寐为其临床特点；病在血分，是温热病的晚期，病邪更深入，最为严重，病位在心、肝、肾，以舌质红绛及耗血、动血、伤阴、动风为其临床特点。这种传变规律，反映了温热病由表入里、由外而内、由浅入深、由轻而重的疾病演变过程，揭示了病变的不同程度和阶段。

（3）三焦传变　是指温热病过程中，病变部位在上、中、下三焦之间的转移变化。三焦病变的传变规律有顺逆之分。顺传，即温热病邪首先侵犯上焦肺卫，再由上焦传入中焦脾胃，中焦病不愈，最后传入下焦肝肾。若温热病邪从由肺卫直接传入心包，则为逆传，是病情发展恶化，超越了一般传变规律。此外，三焦传变还有一些特殊的传变形式，如在传变过程中，有上焦证未罢而又见中焦证，亦有中焦证未除又出现下焦证等。

（二）内伤病的传变

内伤病起于脏腑，发展变化过程是由患病脏腑波及其他脏腑及经脉组织，所以内伤病的基本传变是脏腑传变。

1. 脏腑之间传变　是指病位传变发生于脏腑之间。人体各脏腑之间是密切联系的，因此在疾病的发展过程中，某一脏腑的病理变化，常常影响其他脏腑，从而发生传变。脏腑之间的传变包括五脏之间、六腑之间、脏与腑之间传变三种情况。

（1）五脏之间传变　五脏除按照其生克制化规律传变之外，其他传变形式主要与其生理联系有关。如心与肺、心与脾、心与肝、心与肾之间，其病变都可以相互影响。但由于五脏生理功能和生理联系各不相同，其产生的病变也各有特点。在心与肺之间，主要是心主血脉与肺主气、司呼吸病变的相互影响；心与脾之间，主要是心主血与脾生血病变的相互影响；心与肝之间，主要是心主血、肝藏血，心主神、肝主疏泄病变的相互影响；心与肾之间，主要是心阳与肾阴不相交济与精血亏损病变的相互影响。

（2）六腑之间传变　是指病变部位在六腑之间发生转移变化。六腑以通为用、以降为顺，若任何一腑的气机不通或气机上逆，均可破坏六腑整体"实而不能满"，或宜通、宜降的功能特点，从而使病变部位在六腑中发生相应的转移。胆、胃、小肠、大肠、膀胱、三焦等六腑，均参与饮食物的受纳、消化、传导和排泄，以及津液的输布和排泄，若其中一腑发生病变，势必累及其他的腑。如胃病腐熟功能失职，常易影响小肠的化物和分别清浊功能；大肠传导不利，腑气不通，常致胃气不降，甚则气逆，出现嗳气、呕恶等症状；胃中湿热蕴结，熏蒸于胆，则引起胆汁外溢，出现口苦、黄疸等症。

（3）脏与腑之间传变　相合的脏腑之间有经脉直接络属，从而使病气在相表里脏腑之间相互传变。如肺与大肠相表里，脏腑气化相通，大肠得肺之肃降而传导粪便。若肺有病变，肺肃降失职，则可致大肠腑气不通而发生便秘；而大肠实热，积滞不通，亦反过来影响肺气的肃降，从而发生胸满而喘咳。脏与腑亦可出现非表里相传，如肝气横逆犯胃、脾阳虚影响大肠的下利清谷、脾之湿热熏蒸影响胆汁外溢而成黄疸等。

2. 经脉之间传变　是指经脉之间阴阳相贯，一经有病必然传至他经，或影响相连的其他各经，如足厥阴肝经，布胁肋，注肺中，故肝气郁结，郁而化火，循经上犯，灼伤手太阴肺经，即所谓木火刑金，出现胸胁灼痛、咳嗽痰血、咳引胸痛等肝肺两经之症。

3. 经脉脏腑之间传变

（1）经脉传至脏腑　寒邪袭表，多客于手太阴肺经，再内传于肺而致肺失宣肃，出现咳嗽、喘促等症。如《素问·缪刺论》说："邪之客于形也，必先舍于皮毛，留而不去，入舍于孙脉，留而不去，入舍于络脉，留而不去，入舍于经脉，内连五脏，散于肠胃，阴阳俱感，五脏乃伤，此邪之从皮毛而入，极于五脏之次也。"又如《素问·痹论》说："五脏皆有合，病久而不去者，内舍于其合也。故骨痹不已，复感于邪，内舍于肾。筋痹不已，复感于邪，内舍于肝。脉痹不已，复感于邪，内舍于心。肌痹不已，复感于邪，内舍于脾。皮痹不已，复感于邪，内舍于肺……诸痹不已，亦益内也。"风寒湿邪气侵袭人体，形成皮、肉、筋、脉、骨等形体组织受邪的五体之痹，因与五脏有相合关系，而传入于所合之脏，形成五脏痹。病至五脏，则病情深重。

（2）脏腑传至经脉　足厥阴肝经绕阴器，抵小腹，布胁肋，上连目系，肝气郁结会表现出少腹、两胁等胀满疼痛，肝火上炎易见两目红赤，肝经湿热多见阴部湿疹瘙痒等。又如心肺疾患会通过其所属经络的循行部位而反映出来，出现胸痛、臂痛等。

二、病性转化

病性转化包括寒热转化和虚实转化两类。

（一）寒热转化

寒热转化是指在疾病的发展过程中，病证的寒热性质在一定条件下发生转化的病理变化。阴阳是不断消长变化的，当阴阳消长达到一个极限水平时，病证的性质就可以发生转化，或由寒化热，或由热转寒，即所谓"重阴必阳""重阳必阴"，或"寒极生热""热极生寒"。

1. 由寒化热　由寒化热是指疾病或病证的性质原本属寒，继而又转化为属热的病理过程，多发生于阳盛或阴虚体质。或邪侵于属阳的脏腑或经络，邪从阳化热；或误治伤阴，邪从热化。如太阳病初起恶寒重、发热轻、无汗、脉浮紧，此为表寒证；若在表之邪不解，可入里化热，转化为阳明里热证，症见壮热、不恶寒反恶热、心烦口渴、脉洪数，则表示病变已从表入里，从阳而化热。又如虚寒性肺疾，初见不发热、咳嗽、喘逆、痰稀而白，继则转见发热、咳嗽、胸痛、痰黄黏稠，即表示病变性质已由寒化热。

2. 由热转寒 由热转寒是指疾病或病证的性质原本属热，继而又转化为属寒的病理过程，多发生于阳虚或阴盛体质。或邪侵于属阴的脏腑或经络，邪从阴化寒；或误治伤阳，邪从寒化。常见两种情况：一是急性转化，如高热太甚，或救治不及时，在持续高热的情况下，可见大汗淋漓、体温骤降、面色苍白、四肢厥冷、脉微细欲绝等亡阳虚脱的危症；二是慢性转化，如热性病证，持久不愈，正气日损，而逐步转化为寒证。如大便出血，初起血色鲜红如注、口干舌燥、大便干结不爽等，若经久不愈，血去正伤，阳气虚衰，可见血色紫暗、脘腹隐痛、喜温喜按、畏寒肢冷、大便溏薄、舌淡而脉细无力等，此时病变性质已由实热转为虚寒。

（二）虚实转化

虚实转化是指在疾病的发展过程中，病证的虚实性质在一定条件下发生相互转化的病理变化。虚实转化取决于正邪的盛衰变化。在疾病发展过程中，正邪双方的力量对比经常发生变化，当正邪双方力量的消长变化达到主要与次要矛盾方面互易其位的程度时，虚与实的病机也就发生了转化，出现由实转虚或因虚致实的情况。

1. 由实转虚 由实转虚是指以邪气盛为主的实性病证，转化为以正气虚为主的虚性病证的病理变化。多因邪气亢盛，正不胜邪，或因正气虚弱，或因失治、误治等，使病程迁延，虽邪气已去，但正气耗伤，因而逐渐转化为虚性的病理变化。如痢疾，腹痛后重，利下赤白，本属湿热下注的实证，但由于未能及时泻去积滞，则泻痢日久，损伤正气，以致体质日渐瘦弱，则由实转虚。

2. 因虚致实 因虚致实是指以正气虚为主的虚性病证，转化为以邪气盛为主的实性病证的病理变化。多因脏腑功能减退，气血阴阳亏虚，产生气滞、痰饮、水湿、瘀血、食积等具体的病理性产物；或因正虚抗邪无力而复感外邪，邪盛则实，形成虚实并存、以实为主的病理变化。如脾气虚损，中气不足，健运失职之腹满便秘。因虚致实并不意味着正气来复，多提示病证性质由原本的单纯正虚，又增加了邪实病机，是病情更为复杂、更为严重的表现。

三、疾病转归

（一）疾病转归的含义

疾病的转归，是指疾病后期阶段的变化状态和结局。

（二）疾病转归的形式

在疾病的发展过程中，正气与邪气不断地进行斗争，产生正邪盛衰的病理变化。正胜邪退，疾病向好转和痊愈方面转归；邪胜正衰，疾病向恶化甚至死亡方面转归。此外，在正邪消长盛衰的过程中，若邪正双方的力量对比势均力敌，出现邪正相持或正虚邪恋、邪去正气不复等情况，则常常是许多疾病由急性转为慢性，或留下某些后遗症，或慢性疾病持久不愈的主要原因之一。总之，疾病的转归是正邪斗争趋势及其盛衰的表现。一般而言，疾病的转归，可分为痊愈、死亡、缠绵、后遗等。

1. 痊愈　痊愈是指疾病逐渐好转乃至病理状态完全消失，生理功能恢复正常，阴阳气血重新处于平衡状态，是疾病转归中的最佳结局，也是许多疾病最常见的一种转归。疾病获得痊愈，除依靠正气的抗病祛邪、康复自愈能力之外，及时、正确、积极的治疗也是十分重要的。在疾病痊愈过程中，体内发生的变化主要有：一是邪气逐渐衰退，对机体的损害作用停止；二是正气来复，表现为受损耗的气血阴阳逐渐得到补充，受损伤的形质得到修复。此时，患者的症状、体征全部消失，脏腑经络等组织器官的功能恢复正常，社会行为包括劳动力也逐渐得到恢复，疾病即告痊愈。

2. 死亡　死亡是指人体生命活动和新陈代谢的终止。死亡可分为生理死亡（自然死亡）、病理死亡和意外死亡。生理死亡，指享尽天年，无病而终，为自然衰老的结果。意外死亡是指跌打、外伤、中毒、车祸等各种意外损伤所造成的死亡。因各种疾病造成的死亡，称为病理死亡，占死亡人数的绝大多数。病理死亡是正邪斗争及其盛衰变化的过程中，形成邪盛正衰，使疾病逐渐恶化而导致的一种不良结局。死亡的发生大致经历三个阶段：一是临终期，又称濒死状态。此期体内各脏腑功能发生严重障碍或衰竭，阴阳出现离决之势，临床表现为意识模糊或消失、反应迟钝、循衣摸床、撮空理线、郑声自语、呼吸微弱、脉微欲绝等。二是临床死亡期，又称可逆性死亡阶段。此期体内的阴阳已经离决，精气已经衰败致竭，只是部分脏腑组织残存着极其微弱的功能活动。临床以心跳、脉搏和呼吸停止为主要标志。此时如能及时进行有效的抢救治疗，可使极少部分患者恢复生机。三是生物学死亡期，又称不可逆死亡阶段。此时人的气机气化完全停止，脏腑功能已丝毫无存，阴阳之气彻底离决，不可再复。临床表现为目睛混浊，神志、体温、呼吸、心跳、脉搏全无，躯体僵冷，或见尸斑等。

3. 缠绵　缠绵是指久病不愈的一种病理变化。正邪双方势均力敌，处于邪正相持或正虚邪恋的状态，是病理过程演变为慢性迁延性的表现。缠绵多见于疾病后期，亦常由于多种疾病由急性转为慢性，或慢性病经久不愈，正气亏虚，祛邪无力所致。由于正气不能完全祛邪外出，邪气也不能深入，致使疾病处于缠绵难愈的病理过程。常向两种方向转变：一是在积极的治疗调养下，正气增强，邪气减弱，疾病趋于好转或痊愈；二是治疗调养不当，或正气无力祛除余邪或邪气缠绵难祛而致正气难复，则病势日趋恶化，甚至死亡。

4. 后遗 后遗又称后遗症，是指疾病的病理过程结束，或在恢复期后症状、体征消失，病因的致病作用基本终止，只遗留原有疾病所造成的形态或功能的异常。后遗症主要表现为形态的异常，如肢体震颤、身体畸形、痴呆、偏瘫等，或脏腑经络功能障碍和精神神志障碍。

复习思考

【A 型题】

1. 人体正常的生理功能活动，以及对外界环境的适应能力、抗病能力和康复能力被称之为（   ）（2014 年中医执业助理医师试题）

    A. 正气　　　　　　　　B. 邪气　　　　　　　　C. 六气

    D. 六淫　　　　　　　　E. 疠气

2. 导致人体生病的各种致病因素被称之为（   ）（2013 年中医执业助理医师试题）

    A. 正气　　　　　　　　B. 邪气　　　　　　　　C. 六气

    D. 六淫　　　　　　　　E. 疠

3. 导致人体发病的内在因素是（   ）（2015 年中医执业助理医师试题）

    A. 邪气太盛　　　　　　B. 七情损伤　　　　　　C. 正气不足

    D. 饮食不节　　　　　　E. 房劳所伤

4. 主要与正气的强弱有关的是（   ）（2013 年中医执业助理医师试题）

    A. 居住的地域条件　　　B. 工作环境　　　　　　C. 精神状态

    D. 气候变化　　　　　　E. 以上均非

5. 下列关于与疾病发生有关的外环境的叙述，错误的是（   ）（2014 年中医执业助理医师试题）

    A. 气候因素　　　　　　B. 地域因素　　　　　　C. 生活环境

    D. 工作场所　　　　　　E. 外界精神刺激

6. 人体各种病变的最基本病机是（   ）（2012 年中医执业助理医师试题）

    A. 邪正盛衰　　　　　　B. 气血失常　　　　　　C. 阴阳失调

    D. 津液代谢失常　　　　E. 以上都不是

7. 机体感受病邪，病邪潜伏一段时间之后发病者，属于（   ）（2013 年中医执业助理医师试题）

    A. 徐发　　　　　　　　B. 继发　　　　　　　　C. 复发

    D. 伏而后发　　　　　　E. 感而即发

8. 原病再度发作，或反复发作，称为（　　　　）（2015 年中医执业助理医师试题）

    A. 徐发　　　　　　　　　B. 继发　　　　　　　　　C. 复发

    D. 伏而后发　　　　　　　E. 感而即发

9. 邪气侵犯人体后能否发病取决于（　　　　）

    A. 正气的盛衰　　　　　　B. 邪气的性质　　　　　　C. 感邪的轻重

    D. 禀赋的强弱　　　　　　E. 邪正斗争的胜负

10. 患者持续高烧，突然出现面色苍白，四肢厥冷，脉微欲绝，其病机应是（　　　　）

    A. 重阳必阴　　　　　　　B. 寒极生热　　　　　　　C. 阳胜则热，从阴化寒

    D. 阳损及阴　　　　　　　E. 阳长阴消

11. 患者先有阴虚内热病症，以后又出现畏寒肢冷，大便溏泄，其病机应是（　　　　）

    A. 阴损及阳　　　　　　　B. 阳损及阴　　　　　　　C. 阴盛格阳

    D. 阳盛格阴　　　　　　　E. 阴阳亡失

12. 气陷的病理表现；下列哪项是不确切的（　　　　）

    A. 内脏下垂　　　　　　　B. 腰腹胀满重坠　　　　　C. 里急后重

    D. 子宫脱垂　　　　　　　E. 久利脱肛

13. 何种气血关系失调，可出现人体某部瘫痪不用，甚至萎缩（　　　　）

    A. 气滞血瘀　　　　　　　B. 气虚血瘀　　　　　　　C. 气不摄血

    D. 气随血脱　　　　　　　E. 气血两虚

14. 三焦病位传变，当肺病逆传时，应传何脏（　　　　）

    A. 肝　　　　　　　　　　B. 心　　　　　　　　　　C. 心包

    D. 肾　　　　　　　　　　E. 脾

15. 内湿与那个脏关系最为密切（　　　　）

    A. 心　　　　　　　　　　B. 肝　　　　　　　　　　C. 脾

    D. 肾　　　　　　　　　　E. 肺

16. 哪一项不属于内寒所表现的症状（　　　　）

    A. 四肢逆冷　　　　　　　B. 面色苍白　　　　　　　C. 恶寒

    D. 蜷卧　　　　　　　　　E. 少腹冷痛拒按

扫一扫，看答案

模块九
养生、防治、康复原则

【学习目标】

掌握中医治病求本，正治与反治，扶正祛邪，调整阴阳，调和气血，因时、因地、因人制宜，调理脏腑等治疗原则。

熟悉中医治未病的思想。

了解中医养生的基本原则和康复原则。

养生是根据人的生命过程规律主动进行的身心养护活动。防治原则是预防疾病发生、发展和治疗疾病所遵循的基本原则。康复是针对残疾、老年病、慢性病及急性病后期者，通过各种有效措施，以减轻功能障碍带来的影响。中医学在长期的发展过程中，形成了一套比较完整的养生、防治及康复理论，是中医学理论体系的重要组成部分，对于防治疾病、保障人们健康和长寿有重要的指导意义。

项目一 养生的基本原则

养生，又名摄生、道生、保生等，即保养生命之意。养生是通过各种调摄保养措施，增强自身的体质，提高人体的正气，增强机体的抗病能力，从而达到预防疾病、延年益寿的目的。《素问·上古天真论》云："上古之人，其知道者，法于阴阳，和于术数，食饮有节，起居有常，不妄作劳，故能形与神俱，而尽终其天年，度百岁乃去。"其中精辟阐述了中医养生的基本原则。

一、适应自然

人生于天地之间，依赖于自然而生存，也必然受自然规律的支配和制约，即人与天地相应。因此，人必须主动地采取养生措施以适应自然界的变化，方能保持健康，避邪防病。《素问·四气调神大论》提出"春夏养阳，秋冬养阴"的养生原则，即是指导人们应遵循四时变化规律，做到起居有常、动静和宜、衣着适当、饮食调配合理等。

二、调摄精神

人的精神情志活动与疾病、健康有密切的关系。心情舒畅，精神愉快，心静神安，有利于调畅气机和脏腑气血调和。七情太过，特别是暴喜暴怒、过度悲伤及长期忧思抑郁，可引起气机紊乱、气血失调，损害身心健康，甚至引起疾病。通过调摄精神，注重精神修养，可改善气质性格，增强心理调摄能力，有益于健康长寿。

三、饮食有节

饮食有节应注意三个方面：一是饮食要有节制，要养成良好的饮食习惯，提倡定时定量，防止饥饱失常，损伤脾胃。二是要注意饮食卫生，不吃不洁、腐败变质食物，防止胃肠疾患、寄生虫病、传染病或食物中毒。三是忌饮食偏嗜，合理平衡膳食。如偏嗜生冷寒凉，易伤脾胃阳气；偏嗜辛温燥热，易致胃肠积热。

四、锻炼形体

中医养生主张动以养形，以"形劳而不倦"为度，通过运动锻炼，调和气血，疏通经络，从而达到保健抗衰防老的效果。我国的传统健身术，如五禽戏、太极拳、易筋经、八段锦、气功及武术运动等，其功法各异，各具特色。有的以动为主，使人体各部位的关节、筋骨、肌肉得到充分的锻炼，百脉通畅，气血调和，脏腑功能活跃，机体健壮结实。有的以静为主，主张练"意、气、形"，强调自我的身心锻炼，增强体质，促进身心健康。

五、护肾保精

肾为先天之本，主藏精。肾精禀于先天，养于后天，对促进人体的生长发育、维持生殖功能及影响衰老有重要的作用。中医养生学强调节欲以护肾保精，使精气充盛，有利于心身健康。若纵情泄欲，则精液枯竭，真气耗散而未老先衰。节欲不是禁欲，是指房事要有节制。除节欲保精外，还可以通过运动保健、按摩益肾、食疗补肾和药物调养等方法来保护肾精。

项目二 预 防

预防，就是采取一定的措施，防止疾病的发生和发展。中医学历来注重预防，早在《内经》中就提出了"治未病"的预防思想。《素问·四气调神大论》中指出："圣人不治已病治未病，不治已乱治未乱。"预防，包括未病先防和既病防变两个方面。

一、未病先防

未病先防，是指在疾病未发生之前，采取各种预防措施，避免病邪的入侵，防止疾病的发生。疾病的发生，主要关系到邪正盛衰，正气不足是疾病发生的内在因素，邪气外侵是发病的重要条件。未病先防，一是养生以增强体质，提高自身抗病能力；二是主动采取措施，防止邪气入侵。

（一）避其邪气

在日常生活中，要注意躲避邪气的侵害。如夏季要避暑、冬季要避寒；时行感冒流行时，要减少外出活动，避免去人群集中的场所；注意饮食卫生，防止水源、食物污染；避免各种物理、化学因素导致的外伤；避免各种虫兽伤。

（二）药物预防

早在古代，我国人民就开始用药物预防疾病了。如《内经》中有服用小金丹预防疫疠的记载，在16世纪发明了人痘接种法预防天花等。近年来，使用中药预防疾病更加普遍，如用板蓝根、大青叶预防流感、腮腺炎，用茵陈、贯众预防肝炎等，都是简便易行、行之有效的方法。

知 识 链 接

中医"治未病"与健康管理

随着现代医学的不断进步，生活质量的提高，人们对健康的认识和需求不断提高。现代医疗模式正逐渐由传统的"生病就医"向"预防为主"的健康管理新模式转变。

中医"治未病"，强调防重于治，重视疾病的预防、早期诊断和早期治疗。而健康管理是通过监测、分析、评估群体或个体的健康状况，提供健康的咨询和指导，并对健康危险因素实施干预的过程。因此，中医治未病思想充分体现了现代健康管理的理念，用于指导具有中国特色的健康管理，为中医药的发展提供了新的方向。

二、既病防变

既病防变，是指在疾病发生的初始阶段，应做到早期诊断、早期治疗，以防止疾病的发展与传变。

（一）早期诊治

疾病初期，病情轻浅，正气未衰，所以比较易治。倘若不及时治疗，病邪就会由表入里，病情加重，以致病情危重，治疗困难。因此，在疾病发生的初始阶段，就要争取及早诊治，防止疾病由浅入深、由轻到重、由局部到整体，防微杜渐，这是防治疾病的重要原则。

（二）防止传变

传变，亦称传化，是指脏腑组织病变的转移变化。在疾病防治工作中，只有掌握疾病发生、发展规律及其传变途径，做到早期诊断、有效治疗，才能防止疾病的传变。如《金匮要略·脏腑经络先后病脉证》中所说："见肝之病，知肝传脾，当先实脾。"其主张根据其传变规律，实施预见性治疗，以控制其病理传变。因此，临床上治疗肝病时常配合健脾和胃之法，就是要先补脾胃，使脾气旺盛而不受邪，以防止肝病传脾。

项目三　治　则

治则是治疗疾病时所必须遵循的基本原则。治则是在整体观念和辨证论治理论指导下，根据四诊合参，在对疾病进行全面分析、综合与判断的基础上，从而制订出来的对临床立法、处方、遣药具有普遍指导意义的治疗规律。治法是在治则指导下制订的治疗疾病的具体方法，从属于一定的治疗原则。

一、治病求本

治病求本，是指在治疗疾病时，必须抓住疾病的本质，并针对其本质进行治疗。《素问·阴阳应象大论》云："治病必求于本。"在治病求本思想的指导下，要明确治标与治本这两个方面。

标即现象，本即本质。标和本是用来说明病变过程中矛盾的主次先后关系，是一个相对的概念。在不同的情况下，标与本所指不同。如从邪正关系来说，人体的正气为本，致病的邪气为标；从病因与症状的关系来说，病因为本，症状为标；从疾病先后来说，旧病为本、新病为标，先病为本、后病为标；从疾病的部位来说，病在脏腑为本，病在肌表、经络为标。临床病证复杂多变，标本主次不同，故治疗上应分清先后缓急。

（一）急则治标

急则治标适用于卒病且病情非常严重，或疾病在发展过程中出现危及生命的某些症状。如治暴病不宜缓，如大失血病变，出血为标，出血之因为本，但其势危急，故常以止血治标为首务，待血止后再治出血之因以图本。

（二）缓则治本

缓则治本一般多用在病情缓和、病势迁延、暂无急重症状的情况下，此时必须着眼于疾病本质的治疗。因标病产生于本病，本病得治，标病自然也随之而去。如痨病肺肾阴虚之咳嗽，肺肾阴虚是本，咳嗽是标。此时标病不至于危及生命，故治疗不用单纯止咳法来治标，而应滋养肺肾以治本，本病得愈，咳嗽也自然会消除。

（三）标本兼治

当标本并重或标本均不太急时，当标本兼治。如在热性病过程中，阴液受伤而致大便燥结不通，此时邪热内结为本、阴液受伤为标，治当泻热攻下与滋阴通便同用；又如脾虚失运，水湿内停，此时脾虚是本，水湿为标，治可补脾祛湿同用；再如素体气虚，抗病力低下，反复感冒，如单补气则易留邪，纯发汗解表则易伤正，此时治宜益气解表。

总之，病证之变化有轻重缓急、先后主次之不同，因而标本的治法运用也就有先后与缓急、单用或兼用的区别，这是中医治疗的原则性与灵活性有机结合的体现。区分标病与本病的缓急主次，有利于从复杂的病变中抓住关键，做到治病求本。

二、正治与反治

疾病的变化是错综复杂的，一般情况下，疾病的现象与疾病的性质是一致的，但有时也会出现疾病的现象与性质不一致的情况，因此有正治与反治的不同，要始终抓住对其本质的治疗。

（一）正治

正治是指采用与疾病的证候性质相反的方药以治疗的一种治疗原则。由于采用的方药与疾病证候性质相逆，故又称"逆治"。

正治适用于疾病的征象与其本质相一致的病证。实际上，临床上大多数疾病的外在征象与其病变本质是一致的，如热证见热象、寒证见寒象等，故正治是临床最为常用的治疗原则。正治主要包括以下几方面。

1. 寒者热之　是指寒性病证出现寒象，用温热方药来治疗，即以热药治寒证。如表寒证用辛温解表方药，里寒证用辛热温里方药等。

2. 热者寒之　是指热性病证出现热象，用寒凉方药来治疗，即以寒药治热证。如表热证用辛凉解表方药，里热证用苦寒清里方药等。

3. 虚则补之　是指虚损性病证出现虚象，用补益的方药来治疗，即以补益药治虚证。如阳虚用温阳方药，阴虚用滋阴方药，气虚用益气方药，血虚用补血方药等。

4. 实则泻之　是指实性病证出现实象，用攻逐邪实的方药来治疗，即以攻邪泻实药治实证。如食滞用消食导滞方药，水饮内停用逐水方药，瘀血用活血化瘀方药，湿盛用祛湿方药等。

（二）反治

反治是指疾病的临床表现与其本质不相一致情况下的治法，采用的方法和药物与疾病的征象是相顺从的，故又称为"从治"。

《素问·至真要大论》说："微者逆之，甚者从之……逆者正治，从者反治。"这是指反治法一般多属病情发展比较复杂，病势危重，出现假象症状才可运用。其具体应用有热因热用、寒因寒用、塞因塞用、通因通用。

1. 热因热用　即以热治热，是指用热性药物来治疗具有假热征象的病证。它适用于阴盛格阳的真寒假热证。如格阳证中，由于阴寒内盛，逼迫阳气浮越于外，故可见身反不恶寒、面赤如妆等假热之象，同时也见下利清谷、四肢厥逆、脉微欲绝、舌淡苔白等真寒的表现。因此，当用温热方药以治其本。

2. 寒因寒用　即以寒治寒，是指用寒性药物来治疗具有假寒征象的病证。它适用于阳盛格阴的真热假寒证。如热厥证中，由于里热盛极，阳气郁阻于内，不能外达于肢体起温煦作用，并格阴于外而见手足厥冷、脉沉伏之假寒之象，但躯干部壮热而欲掀衣揭被，或见恶热、烦渴饮冷、小便短赤、舌红绛、苔黄等真热表现，故须用寒凉药清其内热。

3. 塞因塞用　即以补开塞，是指用补益药物来治疗具有闭塞不通症状的虚证。适用于因体质虚弱，脏腑精气功能减退而出现闭塞症状的真虚假实证。如血虚而致经闭者，由于血源不足，故当补益气血而充其源，则无需用通药而经自来。又如脾气虚弱，出现纳呆、脘腹胀满、大便不畅时，是因为脾气虚衰无力运化所致，当采用健脾益气的方药治疗，使其恢复正常的运化及气机升降，则症自减。

4. 通因通用　即以通治通，是指用通利药物来治疗具有通泻症状的实证。适用于因实邪内阻出现通泻症状的真实假虚证。如瘀血内阻所致的崩漏，若用止血药则瘀阻更甚而血难循其经，出血难止，此时当活血化瘀，瘀去则血自归经而出血自止。再如湿热下注而致的淋证，见尿频、尿急、尿痛等症，以利尿通淋而清其湿热，则症自消。

三、扶正祛邪

疾病过程就是正邪相争的过程，其中正气起主导作用。如果正能胜邪，则病轻而逐渐痊愈；若正不胜邪，则病重而渐趋恶化。因此，治疗过程中应注意维护正气。

（一）扶正祛邪的概念

1. 扶正　即扶助正气，增强体质，提高机体的抗邪及康复能力。适用于各种虚证，即所谓"虚则补之"。益气、养血、滋阴、温阳、填精、增水，以及补养各脏的精气阴阳等，均是扶正治则下确立的具体治疗方法。

2. 祛邪　即祛除邪气。适用于各种实证，即所谓"实则泻之"。发汗、涌吐、攻下、消导、化痰、活血、散寒、清热、祛湿等，均是祛邪治则下确立的具体治疗方法。

（二）扶正祛邪的应用

扶正与祛邪是相辅相成的两个方面。扶正是为了祛邪，通过增强正气的方法，驱邪外出，从而恢复健康，即所谓"正盛邪自去"。祛邪是为了扶正，消除致病因素的损害而达到保护正气、恢复健康的目的，即所谓"邪去正自安"。因此运用扶正祛邪的治则时，要认真仔细分析正邪力量的情况，分清主次，决定扶正或祛邪，或决定扶正祛邪的先后。应以"扶正不致留邪，祛邪不致伤正"为度。具体情况如下：

1. 扶正 适用于虚证或真虚假实证。扶正的运用，当分清虚证所在的脏腑、经络等部位及其精、气、血、津液、阴阳中的何种虚衰，还应掌握用药的峻缓量度。虚证一般宜缓图，少用峻补，免成药害。

2. 祛邪 适用于实证或真实假虚证。祛邪的运用，当辨清病邪性质、强弱、所在病位，进而采用相应的治法。还应注意中病则止，以免用药太过而伤正。

3. 扶正与祛邪并用 即攻补兼施，适用于虚实夹杂的病证。由于虚实有主次之分，因而攻补同时使用时亦有主次之别。扶正兼祛邪以扶正为主、辅以祛邪，适用于以正虚为主的虚实夹杂证。祛邪兼扶正以祛邪为主、辅以扶正，适用于以邪实为主的虚实夹杂证。

4. 先扶正后祛邪 即先补后攻。适用于正虚为主，机体不能耐受攻伐者。此时兼顾祛邪反能更伤正气，故当先扶正以助正气，正气能耐受攻伐时再予以祛邪，可免"贼去城空"之虞。

5. 先祛邪后扶正 即先攻后补。适用于以下两种情况：一是邪盛为主，兼扶正反会助邪；二是正虚不甚，邪势方张，正气尚能耐攻者。此时先行祛邪，邪气速去则正亦易复，再补虚以收全功。

总之，扶正祛邪的应用，应知常达变，灵活运用，据具体情况而选择不同的用法。

四、调整阴阳

调整阴阳，是指在疾病过程中机体阴阳出现偏盛偏衰，应损其有余而补其不足，恢复阴阳的相对平衡。调整阴阳是临床上治疗疾病的一条基本原则。

（一）损其有余

损其有余，又称损其偏盛，是指阴或阳的一方偏盛有余的病证，应当用"实则泻之"的方法来治疗。

1. 泻其阳盛 "阳胜则热"的实热证，据阴阳对立制约原理，宜用寒凉药物以泻其偏盛之阳热，此即"热者寒之"之意。若在阳偏盛的同时，由于"阳胜则阴病"，每易导致阴气的亏减，此时不宜单纯清其阳热，而须兼顾阴气的不足，即清热的同时，配以滋阴之品，即祛邪为主兼以扶正。

2. 损其阴盛 "阴胜则寒"的寒实证，宜用温热药物以消解其偏盛之阴寒。此即"寒者热之"之意。若在阴偏盛的同时，由于"阴胜则阳病"，每易导致阳气的不足，此时不宜单纯温散其寒，还须兼顾阳气的不足，即在散寒的同时，配以扶阳之品，同样是祛邪为主兼以扶正。

（二）补其不足

补其不足，又称补其偏衰，适用于阴或阳一方不足的病证。如阴虚不能制阳，常表现为阴虚阳亢的虚热证，则应滋阴以制阳。肾阴为一身阴气之根，阴虚最终导致的是肾阴亏虚，故应"壮水之主，以制阳光"。如阳虚不能制阴而致阴寒偏盛者，则应补阳以制阴。肾阳为一身阳气之本，阳虚最终导致的是肾阳虚损，则应"益火之源，以消阴翳"。

由于阴阳偏衰可以互损，而阴阳又互根互用，故在治疗阴阳偏衰病证时，还应注意阳中求阴或阴中求阳，在补阴时应适当配用补阳药，补阳时应适当配用补阴药，即所谓"此又阴阳相济之妙用也"。

五、调和气血

气血是人体生命活动的基本物质，也是脏腑身形生理活动的物质基础。调和气血是针对气血失调病机而确立的治疗原则。

（一）调气

1. 补气　气虚证宜补气。在补气时，应注意调补脏腑的生理特性，调补脾胃尤为治疗气虚证的重点。

2. 调理气机　一是顺应脏腑气机的升降规律。脏腑气机有着特定的升降出入规律，如脾气主升、胃气主降、肝宜升发、肺气肃降等，调理气机时应针对证候特点而顺应这种规律。如胃气上逆者，宜降逆和胃；脾气下陷者，宜益气升提等。二是调理气机紊乱的病理状态。气机紊乱有多种表现形式，应针对其不同的证候性质予以调理。如气滞者宜行气，气闭者宜开窍通闭，气逆者宜降气，气陷者宜补气升气，气脱者则宜益气固脱。

（二）调血

1. 补血　血虚证宜补血。补血应注意调补脏腑的功能，且调补脾胃尤为治疗血虚证的重点。

2. 调理血液的运行　血的运行失常可呈现以下三种病理状态，即血瘀、脉流薄疾和血逸脉外，且三者间可互为影响。因而，调理血液运行的原则可以概括为：血瘀证，治之以活血化瘀；脉流薄疾者，常宜清热凉血或滋阴降火；出血病证，则宜根据导致出血的不同病因病机而施以不同的治疗方法，如清热止血、温经止血、补气摄血、化瘀止血、收涩止血等。

（三）气血同调

气血之间有着互根互用的关系，气血失调常有气病及血或血病及气的病理变化，而且有着因果、先后及主次的不同，因而调理气血关系的具体方法也较丰富。

1. 气病及血的调理方法 应以调气为主，或先调气后理血，在临床上以气血双调为常见。例如：气虚致血瘀者，补气为主，佐以活血化瘀；气虚不能摄血者，补气为主，佐以收涩止血等。

📖 **案例分析**

　　宋某，女，39 岁。素感动则气短、纳食无味、四肢无力，此次行经则血崩不止，伴精神倦怠，气短懒言，面色萎黄，经血色淡、质清，舌淡苔白，脉虚。
　　讨论其治疗原则和治疗方法。

2. 血病及气的调理方法 应以理血为主，佐以调气。如血虚致气少者，宜以养血为主，佐以益气。但气随血脱者，中医传统上主张先益气固脱止血，病势缓和后再进养血之剂。因为有形之血，不能速生，无形之气，所当固脱。

气血失调多与脏腑的功能失调紧密联系，因而，调理气血亦常与调理脏腑结合起来运用。

六、因时、因地、因人制宜

疾病的发生、发展与转归，受多方面因素的影响。如气候变化、地理环境、个体的体质差异等，均对疾病有一定的影响。因此，治疗疾病时，必须考虑这些因素，根据具体情况具体分析，区别对待，以采取适宜的治疗方法。

（一）因时制宜

四时气候的变化，对人体的生理功能、病理变化均产生一定的影响。根据不同季节气候的特点，考虑治疗用药的原则，就是因时制宜。

一年四季，有寒热温凉的变迁，所以治病时要考虑当时的气候条件。例如：春夏季节，气候由温渐热，阳气升发，人体腠理疏松开泄，即使外感风寒，也应注意慎用麻黄、桂枝等发汗力强的辛温发散之品，以免开泄太过，耗伤气阴；而秋冬季节，气候由凉变寒，阴盛阳衰，人体腠理致密，阳气潜藏于内，此时若病热证，也当慎用石膏、薄荷等寒凉之品，以防苦寒伤阳。

（二）因地制宜

因地制宜是根据不同地理环境特点，考虑治疗用药的原则。地势有高下，气候有寒热湿燥、水土性质各异。因而，在不同地域长期生活的人具有不同的体质，加之其生活与工作环境、生活习惯及方式各不相同，使其生理活动与病理变化亦不尽相同，因地制宜就是考虑这些差异而实施治疗。

如我国东南一带，气候温暖潮湿，阳气容易外泄，人们腠理较疏松，易感外邪而致感冒，且一般以风热居多，故常用桑叶、菊花、薄荷一类辛凉解表之剂；即使外感风寒，也少用麻黄、桂枝等温性较大的解表药，而多用荆芥、防风等温性较小的药物，且分量宜轻。而西北地区，气候寒燥，阳气内敛，人们腠理闭塞，若感邪则以风寒居多，以麻黄、桂枝之类辛温解表药多用，且分量也较重。也有一些疾病的发生与不同地域的地质水土状况密切相关，如地方性甲状腺肿、大骨节病、克山病等地方性疾病，治疗时就必须针对疾病发生的不同地域背景而实施适宜的治疗方法与手段。

（三）因人制宜

因人制宜，即根据患者年龄、性别、体质、生活习惯等不同特点，考虑治疗用药的原则。在治疗时不能孤立地看待疾病，而要看到患者的整体情况。

1. 年龄 年龄不同，生理功能及病变特点亦不同。如小儿生机旺盛，但脏腑娇嫩，气血未充，发病则易寒易热、易虚易实，病情变化较快。因而，治疗小儿疾病，药量宜轻，疗程多宜短，忌用峻剂。青壮年则气血旺盛，脏腑充实，病发则由于邪正相争剧烈而多表现为实证，可侧重于攻邪泻实，药量亦可稍重。老年人气血衰少，生机减退，患病多虚证或正虚邪实，治疗时，虚证宜补，而邪实须攻者亦应注意配方用药，以免损伤正气。

2. 性别 男女性别不同，各有其生理特点，特别是妇女有经期、怀孕、产后等情况，治疗用药尤须加以考虑。如妊娠期，禁用或慎用峻下、破血、滑利、走窜伤胎或有毒药物，产后又应考虑气血亏虚及恶露情况等。男子生理上则以精气为主、以肾为先天，病理上精气易亏而有精室疾患及性功能障碍等特有病证，如阳痿、阳强、早泄、遗精、滑精及精液异常等，宜在调肾基础上结合具体病机而治。

3. 体质 在体质方面，由于每个人的先天禀赋和后天调养不同，个体素质不仅有强弱之分，而且还有偏寒偏热及素有某种慢性疾病等不同情况，所以虽患同一疾病，治疗用药亦当有所区别。如阳旺之躯慎用温热，阴盛之体慎用寒凉。其他如患者的职业、工作条件等也与某些疾病的发生有关，在诊治时也应该注意。

因时、因地、因人制宜的治疗原则，充分体现了中医治疗疾病的整体观念和辨证论治在实际应用上的原则性和灵活性，必须全面地看问题，具体情况具体分析。

七、调理脏腑

人体是一个有机的整体，脏腑之间在生理上相互协调，在病理上也相互影响，当某一脏腑发生病变，往往会影响其他脏腑功能，甚至同时发生病变。因此，调理脏腑，可概括为调理某一脏或腑功能的失常，以及协调脏腑之间关系两个方面。

（一）调理脏腑功能

脏腑功能的失常，一般表现为亢进、障碍或衰退的实或虚证，其生理之性常受阻遏。所以，调理脏腑功能，亦当从补虚泻实、顺畅其性着手。

1. 损益脏腑虚实　脏腑的精气血阴阳不足和相应的功能减弱，表现为虚证；湿浊痰饮、积食、滞气、瘀血、结石等滞留于脏腑，或六淫邪气侵犯，导致脏腑功能障碍或亢进，则表现为实证。虚则补之，脏腑虚损应治以扶正，针对脏腑精气血阴阳的具体亏虚情况，选择益肾填精、补气养血、调理阴阳等方法。由于五脏以藏精气为主，而精气难成易亏，故脏病多虚。因此，治疗脏病时，补益之法的运用较为普遍。

实则泻之，脏腑实证当以祛邪为主，即祛除六淫外邪，以及水湿、痰饮、食积、气滞、瘀血、结石等有形实邪，抑制脏腑功能的病理性亢奋。六腑主受盛、传化水谷，其传化失常，则水谷糟粕常留滞于体内而形成实证，故腑病多实，治疗六腑病证，祛邪方法较为常用。

2. 顺畅脏腑特性　五脏六腑多有自己的生理特性，当其生理特性受到阻遏时，亦常表现为病态。因此，顺畅脏腑之性，也是调理脏腑功能的重要环节。就脏腑气机而言，肝喜条达而恶抑郁，故治疗肝病，重在疏肝解郁以畅其性，兼柔其体；脾宜升则健，胃宜降则和，其病变多表现为升降反作，故脾病之治，重在益气升提。如李东垣在《脾胃论》中强调，"唯当以辛甘温之剂，补其中而升其阳"，"以诸风药升发阳气"，以遂脾升之性。而胃病之治，当以和胃降逆为主。再如六腑之特性，大多以通为顺、以降为和，通降受阻，则成病态。顺畅其性，重在促其通降，故叶天士在《临证指南医案》中反复强调"六腑以通为补"，"以宣通为宜"。

就脏腑喜恶之性而言，脾喜燥恶湿，故对脾病的治疗，无论温阳益气、芳香化湿及燥湿、淡渗等，用药均宜温燥以顺其性；即使阴虚之证，补阴亦须用甘润气轻之品，阴柔滋腻的药物宜慎用。胃喜润恶燥，故对胃病的治疗，宜用甘润之品以顺畅其性，忌过用温燥之剂，以免有碍其性。

（二）调理脏腑关系

脏腑之间，在生理上互济、互用、互制，在病理上常相互影响和传变。因此，调理脏腑之间的关系，也是调理脏腑的重要原则。

1. 调理脏与脏的关系　脏与脏的关系，中医学常借用五行生克制化理论予以说明，所以在治疗上，可以依据五行的生克规律来调理五脏的病变。如滋水涵木、益火补土、培土生金、金水相生等，就是根据五脏相生规律而制订的治法，重在调理相生关系中两脏之间的虚损病证；对于实性病证，则可采用肝实泻心、肾实泻肝等"实则泻其子"的方法予以治疗。抑木扶土、培土制水、佐金平木、泻南补北等，则是根据相克规律制订的治法，重在调理相克关系中两脏间或乘或侮的病理情况。此外，不仅"虚则补其母"，也可助其子，如肺阴虚治肾、心气虚助脾等。

另外,人体许多生理功能是多脏协调完成的,因此,可以根据各脏生理上的协同性,以调理脏与脏的关系。如水液代谢涉及肺、脾、肾、肝四脏,故治疗水肿、痰饮等水液代谢障碍的病证,当协调肺、脾、肾、肝诸脏的功能。再如性与生殖功能主要取决于肝的疏泄与肾的闭藏之间的协调,故治疗其障碍当主要从协调肝肾功能着手。

2. 调理脏与腑的关系

(1)根据脏腑表里关系调理 五脏与六腑之间有特定的表里相合关系,即肺合大肠、心合小肠、脾合胃、肝合胆、肾合膀胱。表里相关的脏腑,大多具有某一功能方面的协同性,生理、病理联系密切,故在治疗上,除了"脏腑同治"方式外,还可根据这一理论施行间接治疗。如因心经有热,心火上炎所致口舌生疮,可用导赤散治疗;痰浊阻肺,以致肺失宣降的咳嗽咯痰,可用皂荚丸泻大肠以肃降肺气。

(2)根据脏腑间功能隶属关系调理 腑的功能常受脏的调节与控制,如大肠的传导功能除是胃的降浊延续外,还受脾的运化、肺的宣肃、肝的疏泄、肾的气化等调控,因此,调治大肠病证常需从脾、肾、肺、肝、胃等脏腑着手。又如肺与胃为子母脏腑,生理上相互依赖、相辅相成,肺主宣发肃降,输布气液以养胃,从气机升降角度而言,肺胃之气均以降为顺,况且肺金能制约肝木,以防肝旺乘脾犯胃,故胃病亦可从肺调治,如泻肺气以降胃气、滋肺阴以养胃阴、补肺气以益胃气、温肺化痰以蠲饮和胃、清肺活血以利胃与咽等。另外,通调肺金可疏肝达脾以安胃土。

(3)实则泻腑,虚则补脏 由于六腑主受盛、传化水谷并排泄糟粕,实邪常滞留于六腑,亦易从六腑排出。同时,邪客五脏常需借腑给邪以出路,故不仅腑实之证要泻腑,脏实之证也常借助泻腑而逐邪。如肝经湿热所致之黄疸,可借清泻肠道、渗利小便的治疗,使二便通利,湿热有出路,黄疸常可明显减轻或消退。又如巢元方《诸病源候论》说:"小便不通,由膀胱与肾俱有热也。"对于膀胱与肾的湿热病证,治疗多着眼于清利膀胱。由于五脏主藏精气,以藏为贵,虚证多关乎五脏,故虚证常可治脏,借助补脏以扶正。如小肠泌别清浊功能低下,可从健脾治疗;膀胱气虚不固,可从补肾固摄以治;胆气虚怯,可从补肝而治等。由于脾为后天之本,肾为先天之本,因而,脏腑虚证的重点在于补益脾肾。

3. 调理腑与腑的关系 六腑之间的关系,在生理上分工合作,共同完成对食物的消化、吸收和糟粕的排泄,而体现出以通为用、以降为顺的特性。故调理腑与腑的关系,关键在于通降,当着眼于六腑之间生理功能上的协同联系,以维持其正常的通降之性。如针对小肠的泌别清浊与大肠的传导糟粕关系失调,提出"利小便所以实大便"。又如胆有邪浊结石淤滞,在疏肝利胆的同时,可借通利肠道以促其排出。

项目四　康复原则

康复，《尔雅》谓"康，安也"，"复，返也"，即恢复健康或平安之意。中医康复学是在中医学理论指导下，研究运用调摄情志、运动、饮食、针灸推拿、药物等各种方法，对病残、伤残、老年病、慢性病及急性病缓解期进行辨证康复的综合学科。其目标在于促进和恢复病伤残者的身心健康，减轻功能障碍带来的影响，使其重返社会。

一、形神结合

形神结合，是指形体保养与精神调摄相结合。形神合一，形与神俱，才能保持生命的健康长寿。因此，在康复治疗中，要做到养形和调神两个方面。养形，可以通过补益精血、适当运动，以滋养形体，促进全身气血运行，增强抗病能力和康复能力；调神，可以通过清静养神、修性怡神等，以保持神气的清静，心情的舒畅，以乐观积极平和的心态进行康复治疗。总之，良好的精神状态能促进形体的恢复，使形体安康，精神健旺，形神协调，达到身心康复的目的。

二、内外结合

内外结合，是指内治法与外治法相结合。内治法主要是指药物内服的方法，通过调理脏腑气血阴阳，恢复和改善脏腑组织的功能活动。外治法包括针灸、推拿、气功、传统体育、药物外用等多种方法，能通过经络的调节作用，疏通气血运行，调整阴阳平衡。一般来说，病在脏腑者，以内治为主，配合外治；病在经络者，以外治为主，配合内治；若脏腑经络同病者，则内治与外治并重。如高血压常以药物内治为主，可配合针灸、推拿等外治之法；颈椎病多以牵引、针灸、推拿等外治之法为主，配合药物内治。

知 识 链 接

针刺康复法

以经络腧穴理论为基础，结合老、弱、病、残等康复对象的特点进行处方，通过不同的针刺方法，经过经络腧穴作用于脏腑，调整人体营卫气血和阴阳的盛衰，促进形神功能恢复，从而达到治疗疾病、康复身心的目的。

1.**毫针刺法**　以毫针作为针刺工具，在人体经络腧穴施以一定的操作方法，以调和气血、疏通经络、调整脏腑功能而治疗相关疾病的方法。

2.**耳疗法**　是指用短毫针及药物敷贴等方法，通过对耳郭穴位的刺激以诊治疾病的方法。

3. 头针疗法 即用毫针或其他方法刺激头部经络腧穴，以治疗全身疾病的方法。

4. 电针疗法 在针刺入腧穴得气后，在针具上通以接近人体生物电的微量脉冲电流，利用针与电两种刺激相结合，以防治疾病的方法。

5. 水针疗法 即穴位注射法，是选用某些中西药物注射液注入人体有关穴位，以防治疾病的方法。

三、药食结合

药食结合，即药物治疗与饮食调理相结合。药物治疗是康复治疗的主要措施，具有康复作用强、见效快的特点。但恢复期的患者大多病情复杂，病程较长，服药时间过长，既难以坚持，又可能损伤脾胃功能。饮食虽不能直接祛邪，但能调节脏腑功能，调整阴阳，促进疾病康复。饮食的优点在于简单味美，易于接受，如蜂蜜、大枣、豆类制品等，具有一定的药效。在康复治疗中，可以根据病情需要，选择服用一些有利于康复的食物，做到药物治疗与饮食调理相结合，不仅能增强疗效，还能减少药量，防止药物的副作用。

四、自然康复与治疗康复结合

自然康复法，是指借助自然因素对人体的影响，促进康复的方法，如日光疗法、森林疗法、温泉疗法、空气疗法、沙石疗法、花草疗法等。人与自然界是协调统一的关系，两者相互影响，因此不同的自然因素必然会对人体产生不同的影响。花草疗法可以美化环境，闻之清香怡神，使人心情舒畅，头脑清新；日光疗法可以温补体内阳气，促进气血运行；沙石疗法可以温经散寒、祛湿通络，特别适宜于风寒湿痹证等。因此，自然康复法可以有选择性和针对性地运用于康复治疗过程中，提高康复疗效，缩短康复周期。

复习思考

【A 型题】

1. 属于正治的是（ ）（2015 年中医执业助理医师试题）

A. 热因热用　　　　B. 以通治通　　　　C. 热者寒之

D. 用热远热　　　　E. 以补开塞

2. 素体阳虚又感受寒邪的患者，治以助阳解表法，应属于（ ）

A. 先治其表　　　　B. 先治其本　　　　C. 标本兼治

D. 虚则补之　　　　E. 实则泻之

扫一扫，看答案

主要参考书目

[1] 张元澧，鞠志江 . 中医学基础 . 北京：中国中医药出版社，2015.

[2] 孙广仁 . 中医基础理论 . 北京：中国中医药出版社，2002.

[3] 孙广仁 . 中医基础理论 .2 版 . 北京：中国中医药出版社，2011.

[4] 何晓辉 . 中医基础理论 .2 版 . 北京：人民卫生出版社，2010.

[5] 宋传荣，何正显 . 中医学基础概要 .2 版 . 北京：人民卫生出版社，2013.

[6] 郭霞珍 . 中医基础理论 . 北京：人民卫生出版社，2009.

[7] 何晓辉 . 中医基础理论 . 北京：人民卫生出版社，2005.

[8] 中医师资格考试专家组 . 中医执业助理医师资格考试应试指南 . 北京：中国中医药出版社，2009.

[9] 医师资格考试历年真题解析编写组 . 中医执业助理医师资格考试历年真题解析 .5 版 . 北京：中国医药科技出版社，2016.

[10] 印会河，童瑶 . 中医基础理论 .2 版 . 北京：人民卫生出版社，2013.